全国高等院校医学实验教学规划教材

医学细胞生物学实验教程

主 编 张雅青
副主编 苏 露
编 委 （按姓名拼音排序）
　　　董开忠　傅思武　苏　露　张雅青

科学出版社
北 京

内 容 简 介

本书按照医疗岗位胜任力要求，根据高等院校医学生的培养目标所需要的基本理论和基本技能，选编了 46 个实验。全书分为显微镜技术、细胞生物学技术、细胞形态的观察、细胞成分的显示技术、综合性实验 5 篇。内容包括经典实验、设计性实验和综合性实验。加强了三基训练，同时加强和充实了反映现代细胞生物学发展水平的高技术项目，培养和提高学生的动手能力和发现问题、分析问题、解决问题的能力。

本书适用于高等医学院校本科医学教学，也可作为临床检验工具书、科研参考书。

图书在版编目(CIP)数据

医学细胞生物学实验教程 / 张雅青主编. —北京：科学出版社，2015.10
全国高等院校医学实验教学规划教材
ISBN 978-7-03-045866-7

Ⅰ. ①医… Ⅱ. ①张… Ⅲ. ①人体细胞学–细胞生物学–实验–医学院校–教材 Ⅳ. ①R329.2-33

中国版本图书馆 CIP 数据核字(2015)第 231583 号

责任编辑：朱 华 / 责任校对：胡小洁
责任印制：徐晓晨 / 封面设计：范璧合

科学出版社 出版
北京东黄城根北街 16 号
邮政编码：100717
http://www.sciencep.com

北京科印技术咨询服务公司 印刷
科学出版社发行 各地新华书店经销
*
2015 年 10 月第 一 版　开本：787×1092　1/16
2017 年 1 月第三次印刷　印张：13 1/2
字数：340 000
定价：41.00 元
(如有印装质量问题，我社负责调换)

前　　言

医学细胞生物学是从显微水平、超微水平和分子水平等三个层次研究细胞结构、功能、代谢等的一门学科。医学细胞生物学实验课的目的，主要在于进行细胞生物学基本技能的训练，验证部分基本原理，训练科学思维方法，养成学习习惯，培养作风以及独立分析问题和解决问题的能力。细胞生物学是医学临床、口腔、护理以及检验技术专业本科生的一门重要基础课程。

为适应目前教学工作的需要，培养实用型人才，提高学生的动手能力，在校、院的组织和支持下，在全体编者的共同努力下，完成了这本细胞生物学实验教程，希望能借此提高学生的实验课质量，有助于学生对基本理论、基本知识和基本技能的掌握。本实验教程根据医药院校对本科生的教学要求，遵循适用性、科学性和启发性的原则，从实验目的、实验原理、实验材料、实验方法、实验结果等方面入手，较为系统地介绍了细胞生物学的实验内容和基本实验技术。根据本课程内容分掌握、熟悉和了解部分的三级要求，重点突出，详细编写了验证性实验、综合性实验和选择设计性实验内容，力求实用、简明、清晰。便于学生在有限的时间内抓住重点加深对理论知识的理解，掌握相应的基本技能，培养和训练手脑并用，学会发现问题、思索问题并启发学生解决问题，培养学生养成实事求是和科学求真的好习惯。本书在编写过程中，参考了大量书刊资料，第二篇和第三篇实验内容为张雅青编写，其余实验内容为苏露编写。

本书是西北民族大学"十二五"校级规划教材，适用于临床本科专业、口腔本科专业、医学检验技术本科专业及护理本科专业的实验教学使用。

由于编者水平有限，本书尚有缺点和不足，敬请同行专家批评指正。我们将在今后的教学工作中不断加以补充和完善。

作　者
2015 年 8 月

目　　录

绪 论 篇

第一节　实验室规则 ··· 1
第二节　细胞生物学实验绘图方法与要求 ··· 1
第三节　常用实验动物的了解和解剖器械的使用 ································· 2

第一篇　显微镜技术

实验一　显微镜技术介绍及应用 ·· 4
实验二　倒置显微镜的原理及使用 ·· 12
实验三　相差和暗视野显微镜的原理、使用及标本观察 ······················ 13
实验四　荧光显微镜原理及应用 ·· 19
实验五　电子显微镜的构造及使用方法 ··· 24

第二篇　细胞生物学技术

实验一　流式细胞技术介绍 ·· 27
实验二　细胞培养技术原理和方法 ·· 35
实验三　细胞活体染色技术 ·· 42
实验四　细胞固定染色法 ··· 45
实验五　酶联免疫吸附试验 ·· 49

第三篇　细胞形态的观察

实验一　细胞器的光镜观察 ·· 53
实验二　细胞的基本形态观察和显微测量 ·· 55
实验三　培养细胞的计数与死活鉴别 ·· 59
实验四　细胞周期的测定 ··· 63
实验五　植物细胞的有丝分裂标本的制备及观察 ······························· 66
实验六　减数分裂标本的制作与观察 ·· 69
实验七　细胞的有丝分裂和减数分裂观察 ·· 74
实验八　细胞染色体的制备与观察 ·· 78
实验九　植物染色体标本的制备与观察 ··· 83
实验十　正常细胞与肿瘤细胞常规核型的标本制备 ···························· 86
实验十一　染色体显带技术和带型分析 ··· 90
实验十二　细胞骨架的光学显微镜观察 ··· 94
实验十三　细胞中的微丝染色及观察 ·· 98
实验十四　细胞生长曲线的测定及绘制 ·· 101

实验十五　胞间连丝的观察 ... 103
实验十六　免疫荧光抗体法检查细胞表面抗原 ... 105

第四篇　细胞成分的显示技术

实验一　酸性磷酸酶的显示方法 ... 107
实验二　碱性磷酸酶的显示方法 ... 110
实验三　细胞内过氧化酶的显示 ... 112
实验四　细胞酸性蛋白与碱性蛋白的显示 ... 114
实验五　过碘酸雪夫反应（PAS）显示多糖类物质 ... 116
实验六　细胞组分的分离与观察 ... 119
实验七　真核细胞 DNA 的提取 ... 122
实验八　植物总 RNA 的提取 ... 127
实验九　观察细胞中 DNA 和 RNA 的分布 ... 131

第五篇　综合性实验

实验一　细胞融合 ... 134
实验二　应用细胞融合技术制备染色体提前凝集标本 ... 137
实验三　聚丙酰胺凝胶电泳分离蛋白质 ... 139
实验四　肿瘤细胞的软琼脂集落形成实验 ... 143
实验五　细胞吞噬现象的观察 ... 146
实验六　细胞膜的通透性观察 ... 150
实验七　细胞毒性实验 ... 152
实验八　细胞凝集反应实验 ... 156
实验九　细胞增殖的检测方法 ... 159
实验十　western 印迹技术 ... 162
实验十一　细胞凋亡的检测技术 ... 166

附　录

附录一　常用试剂的配制 ... 171
附录二　器械的清洗和消毒 ... 185
附录三　细胞培养用液的配制与消毒 ... 190
附录四　配置 SDS-PAGE 聚丙酰胺凝胶电泳分离胶 ... 194
附录五　实验设计的原理与方法 ... 196
附录六　细胞生物学实验设计与选题 ... 202

参考文献 ... 210

绪 论 篇

第一节　实验室规则

实验室是实验课教学的重要场所，为了使实验课能够在文明、安全、有序的条件下进行，师生们必须共同遵守以下实验室规则：

一、遵守实验纪律，按时到达实验室，不得迟到或早退。实验中途因故需外出应向任课教师请假。

二、进入实验室之前要换好白大衣。

三、进入实验室后，要保持安静，不准高声喧哗，按号入座，座位固定不变，以便于管理，实验过程中保持良好的实验秩序。

四、必须严肃认真地进行实验。实验期间不得进行任何与实验无关的活动。

五、实验室内各组仪器及器材由各组自己使用，不得互相调换。要爱护器材、标本和仪器设备，对贵重精密仪器如显微镜等，应做到细心操作，精心保管。如遇仪器损坏或不灵，应及时报告任课教师，主动登记，以便修理或更换，不要自行修理。损坏器材或设备者应按有关规定进行赔偿。

六、注意节约实验材料、药品试剂和水、电等，杜绝浪费现象。

七、实验时，应按照实验指导，认真操作，仔细观察，做好实验记录，以加深理解和记忆，培养分析问题和解决问题的能力，认真完成实验报告。

八、做完试验后，实验动物尸体、纸片及实验废物等应放到指定地点，不得随意丢放。

九、保持实验室内清洁整齐。实验结束后，各组必须认真清理各自的实验台面，将器材清洗后点清数目，然后摆放整齐。班级值日生负责清扫室内卫生，关好水、电开关和门、窗等，经教师或实验老师允许后方可离开实验室。

十、有不遵守上述要求者，任课老师将终止其实验，并取消其当堂实验成绩。

第二节　细胞生物学实验绘图方法与要求

实验报告是科学研究的记录，同学们必须学会客观地、真实地记载实验过程和结果：

一、在仔细观察切片或标本等，选择典型的形态结构进行描绘，要求真实、准确（注意各部结构的比例关系）。

二、用铅笔绘图，点线要清晰流畅，线条要明确清晰，粗细均匀，接头处无分叉和重线条痕迹，切忌重复描绘。图的深浅明暗一律以点的疏密来表示，点要圆而一致，不得涂暗影或进行其他美术加工，要根据所观察的实物作图。

三、比例要正确，绘图要按植物个器官、组织以及细胞等各部构造原有比例绘出，绘放大的解剖图或形态图时，应注明放大的倍数，也可以用短线表示出长度。倍数一般以长度的比例为准。

四、突出主要特征，植物学绘图中允许重点描绘植物的主要形态特征而其他部分可仅绘出轮廓，以表示完整性。

五、正确的标注，各部分结构名称一律用正楷书写，应尽量详细，并在右侧引直线注明，各引线要平行不得交叉。实验题目写在绘图报告纸的上方，图解、染色、放大倍数标注在图的下方。

六、每幅图的大小、位置在纸面上必须安排得当并注意纸面的整洁。

第三节 常用实验动物的了解和解剖器械的使用

一、常用实验动物

常用的实验动物有蟾蜍、小白鼠、大白鼠、豚鼠、猫、兔和狗等。在医学实验中，常常根据不同的实验目的而选用不同的动物进行实验研究。例如，蟾蜍可以用于观察离体心脏搏动情况的实验，小白鼠常用于样本很大的实验（如药物的半数致死量的测定等），猫常用于测定脑内电位的实验，而狗是局解手术中常用的实验动物。

在我们细胞生物学实验中，除应用培养细胞外，最常用的动物是蟾蜍和小白鼠，下面对其特点及基本处置做一简单的介绍。

（一）蟾蜍

蟾蜍是两栖类动物，由于其取材方便，常用于各种实验。其细胞较哺乳类动物的细胞大得多，因此常用于观察细胞形态的实验。

1. 雌雄鉴别

通常雄性蟾蜍较雌性的为小，且在其前肢的 1—3 趾基部有被称为"婚垫"的黑疣。

2. 捉拿及处死方法

常用捣髓法处死蟾蜍，即用解剖针捣毁其脑组织和脊髓。具体方法是，左手握住蟾蜍的身体和四肢，使其腹部贴着掌心，食指压住蟾蜍头部前端使其尽量腹屈。在头与躯干之间可触及一凹陷（即枕骨大孔所在处），右手持解剖针直插入此凹陷 1—2mm，随即将针尖转向头侧插入颅腔捣毁脑组织。然后将解剖针抽回并转向尾侧刺入脊椎管内捣毁其脊髓。如此直至其四肢松软，呼吸消失为止。

（二）小白鼠

小白鼠是哺乳动物，是最为常用的实验动物。

1. 捉拿方法

将小白鼠放在鼠笼盖铁网上，用右手持其尾巴向后拉，小鼠则会尽力向前蹬。用左手的拇指和食指抓住其头顶部皮肤，然后用左手小指与手掌之间夹住其尾巴。

2. 处死方法

处死应以安乐死为原则，即使之无痛苦而迅速死亡。常用的方法有颈椎脱位法，断头法和二氧化碳吸入法等。断头法需用特殊的断头器，二氧化碳吸入法则将小鼠放入盛有二氧化碳的容器内即可。颈椎脱位法的具体方法是：左手拇指和食指按住小白鼠的头部，左手捉住其尾巴迅速向后猛拉,使其颈椎脱位而立即死亡。

3. 给药方法

小白鼠的给药途径有经口给药、腹腔内注射、尾静脉注射、皮下注射、皮内注射和肌肉注射等。我们常用的是腹腔注射。具体方法是:左手捉住小鼠(如前所述),在其腹正中线稍外侧(避开膀胱和血管)用酒精消毒后,首先将注射针头向头部方向刺入皮下,进针 1—2mm 后,再以 45º 角刺穿腹部肌肉而进入腹腔(刺穿腹肌时有一落空感)。针头刺入腹腔后切勿左右摆动,以免损伤肠管或肝脏。注意每次注入的液体量应为 0.1—0.2mL/10g 体重。

二、常用手术器械及操作方法

1. 解剖针

用于挑、刺等。常用来捣髓处死蟾蜍,持法如执笔法。

2. 解剖刀(即外科手术刀)

用于各种皮肤切口和组织切除等。持法有执弓法与执笔法两种。前者用于较大力量切开较长距离的坚韧的组织,如大动物的皮肤切口等;后者则用于小力量的短距离切开,或分离皮肤和肌肉等。

3. 大剪刀

用于剪毛、皮肤、皮下组织和肌肉等。持法如图。

4. 眼科剪刀

用于剪断神经、血管、筋膜等细软组织。

5. 眼科镊子

用于提取神经、血管和筋膜等细软组织。

6. 钝头镊子

用于提取脏器、组织等。

7. 有钩镊子

用于提取皮肤切口等。

(张雅青)

第一篇　显微镜技术

实验一　显微镜技术介绍及应用

【实验目的】

(1) 熟悉普通光学显微镜的基本构造及其功能。
(2) 掌握低倍镜及高倍镜的使用方法。
(3) 初步掌握油镜的使用及维护方法。
(4) 了解电子显微镜技术的原理及用途。

【实验原理】

光学显微镜(light microscope)又称生物显微镜或光镜,是利用光线照明使微小物体形成放大影像的仪器。显微镜的主要部件是物镜和目镜,均为凸透镜。两者的乘积就是显微镜的放大倍数。物镜的焦距短,目镜的焦距较长。

物镜到被观察物 AB 的距离稍大于物镜的焦距,通过物镜得到倒立的放大的实像 A′B′。A′B′对目镜来说是物体,使 A′B′位于目镜的焦点以内,这样通过目镜就得到 A′B′的放大的虚像 A″B″。从图 1-1-1 上可以看出,A′B′的视角比眼睛直接看 AB 时的视角大得多,所以用显微镜可以看清非常微小的物体,如图 1-1-1 所示。

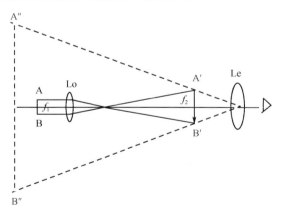

图 1-1-1　普通显微镜成像光路图

【器材与试剂】

(1) 普通光学显微镜。
(2) 擦镜纸。
(3) 香柏油或液状石蜡(石蜡油)、清洁剂(二甲苯)。
(4) 兔脊神经节切片(银染色,示高尔基复合体)。

(一) 光学显微镜的基本构造及功能

参见图 1-1-2。

1. 显微镜的机械部分

显微镜的机械装置包括镜座、镜臂、镜筒、物镜转换器、载物台、推动器、粗、细调节螺旋等部件。它起着支撑、调节、固定的作用。

(1) 镜座：镜座是显微镜的基本支架，稳定和支持整个镜体。

(2) 镜柱：镜座上面直立的短柱，连接镜座和镜臂。

(3) 镜臂：镜柱上面的弯曲部分，支持镜筒和载物台，取放显微镜时手握此臂。镜筒直立式光镜在镜臂和镜柱之间有可活动的倾斜关节，可使镜臂适当倾斜，便于观察；镜筒倾斜式显微镜的镜臂与镜柱连为一体，无倾斜关节。

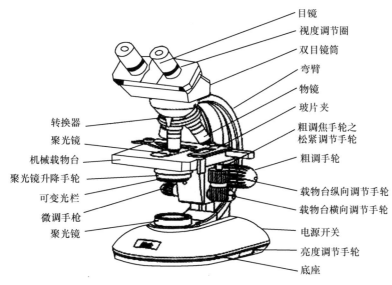

图 1-1-2　普通光学显微镜

(4) 镜筒：镜臂前上方的圆筒。镜筒上端安装目镜，下端安装物镜转换器，并且保护成像的光路与亮度。镜筒有单筒式和双筒式，单筒式又有直立和倾斜式两种，双筒式均为倾斜式。

从物镜的后缘到镜筒尾端的距离称为机械筒长。因为物镜的放大率是对一定的镜筒长度而言的。镜筒长度的变化，不仅放大倍率随之变化，而且成像质量也受到影响。因此，使用显微镜时，不能任意改变镜筒长度。国际上将显微镜的标准筒长定为 160mm，此数字标在物镜的外壳上。

(5) 物镜转换器：镜筒下方的圆盘状部件，盘上有 3—4 个圆孔，安装了不同放大倍数的物镜(低倍、高倍、油镜)，转动物镜转换器，可以按需要将其中的任何一个接物镜和镜筒接通，与镜筒上面的接目镜构成一个放大系统。

(6) 载物台：放置标本片的平台，中央有通光孔，光线通过此孔照射在标本片上，镜台上装有弹簧标本夹和推动器，其作用为固定或移动标本的位置，使得镜检对象恰好位于视野中心。

(7)推动器：是移动标本的机械装置，它是由一横一纵两个推进齿轴的金属架构成的，好的显微镜在纵横架杆上刻有刻度标尺，构成很精密的平面坐标系。如果需重复观察已检查标本的某一部分，在第一次检查时，可记下纵横标尺的数值，以后按数值移动推动器，就可以找到原来标本的位置。

(8)调节器：装在镜臂或镜柱两侧的粗细螺旋，用以调节焦距。

1)粗调节器(粗螺旋)：转动时可使载物台(镜筒倾斜式显微镜)或镜筒(镜筒直立式显微镜)大幅度升降，迅速调节物镜和标本间距离使物像出现在视野中。在使用低倍镜时，先用粗调节器找到物像。

2)细调节器(细螺旋)：转动时可使镜台或镜筒短距离升降，使用高倍、油镜时或低倍镜下为了得到更清晰的物像时使用。微调螺旋每转一圈镜筒移动 0.1mm(100μm)。新近出产的较高档次的显微镜的粗调螺旋和微调螺旋是共轴的。

(9)眼间距调整：使两目镜与两眼间距离一致，不同的人两眼间距离不同，应根据自己的情况加以调节。

(10)瞳距的调整：使两目镜与两眼间距离一致，不同的人两眼间距离不同，应根据自己的情况加以调节。

2. 显微镜的照明部分

安装在载物台下方，包括反光镜、聚光器、光圈。

(1)反光镜：较早的普通光学显微镜是用自然光检视物体，在镜座上装有反光镜。反光镜是由平、凹两面镜组成，可向任意方向转动，将投射在它上面的光线反射到聚光器的中央，照明标本。凹面镜聚光作用强，光线较弱的时候使用；平面镜聚光作用弱，光线较强时使用。电光源普通显微镜没有反光镜，一般在镜座内安装有照明装置，光线的强弱由底座上的光亮调节钮控制。

(2)聚光镜：聚光器在载物台下面，它是由聚光透镜、虹彩光圈和升降螺旋组成的，聚光器可分为明视场聚光器和暗视场聚光器。其作用是将光源经反光镜反射来的光线聚焦于样品上，以得到最强的照明，使物像获得明亮清晰的效果。聚光器的高低可以调节，使焦点落在被检物体上，以得到最大亮度。一般聚光器的焦点在其上方 1.25mm 处，而其上升限度为载物台平面下方 0.1mm。因此，要求使用的载玻片厚度应在 0.8—1.2mm，否则被检样品不在焦点上，影响镜检效果。聚光器前透镜组前面还装有虹彩光圈，它可以开大和缩小，影响着成像的分辨力和反差，若将虹彩光圈开放过大，超过物镜的数值孔径时，便产生光斑；若收缩虹彩光圈过小，分辨力下降，反差增大。因此，在观察时，通过虹彩光圈的调节再把视场光阑(带有视场光阑的显微镜)开启到视场周缘的外切处，使不在视场内的物体得不到任何光线的照明，以避免散射光的干扰。

3. 显微镜的光学部分

(1)目镜：安装在镜筒上端，通常备有 2—3 个，上面刻有 5×、10×或 16×符号表示放大倍数，一般用 10×目镜。目镜的作用是将物镜放大的标本像(实像)再放大成虚像。观察者可根据工作需要和标本的实际情况，恰当选择不同放大倍数的目镜。接目镜内常安放一指针，便于指示视野中的某一结构。目镜可旋转，目镜底部有相应的刻度，以供两眼度数不同的人调节。目镜放大倍数过大，反而会影响观察效果。

(2)物镜：安装在物镜转换器上，一般有 3—4 个物镜，分别是 4×、10×、40×(50×)

和100×，在每个接物镜的镜管上分别标有醒目的红色、黄色、蓝色和黑白相间线圈。标记4×和10×的称低倍镜，40(50)×称高倍镜，100×是油浸镜，从外形上观察不同放大倍数的物镜，可见油镜最长，高倍镜次之，低倍镜最短。通常在物镜上标有主要性能指标——放大倍数和数值孔径，如10/0.25、40/0.65和100/1.03，镜筒长度和所要求的载玻片厚度为：160/0.17(mm)(表1-1-1)。

表1-1-1 不同倍数物镜的比较

物镜	放大倍数	镜身	数值孔径	工作距离(mm)
低倍镜	10×	短	0.25	5.40
高倍镜	40×	较长	0.65	0.39
油镜	100×	最长	1.30	0.11

(3) 滤光片：在光阑下方有一金属圈，可安放滤光片，借以改变光源的色调和强弱，便于观察和摄影。常用滤光片有三种。

1) 毛玻片：减弱光强度、使光漫射而度柔和。

2) 蓝玻片：白炽灯光照明时用，将黄色灯光校正成白光。

3) 绿玻片：通常适用于黑白照片，显微摄影用。

(二) 显微镜的性能

显微镜分辨能力的高低决定于光学系统的各种条件。被观察的物体必须放大率高，而且清晰，物体放大后，能否呈现清晰的细微结构，首先取决于物镜的性能，其次为目镜和聚光镜的性能。

1. 数值孔径(numerical aperture，NA)

数值孔径是物镜和聚光器的主要参数，也是判断他们性能的最重要指标。数值孔径和显微镜的各种性能有密切的关系，它与显微镜的分辨力成正比，与焦深成反比，与镜像亮度的平方根成正比。

数值孔径计算方程为：$NA = n \cdot \sin(\alpha/2)$

NA为数值孔径，n为物镜与标本之间的介质折射率，α为物镜的镜口角，折射率大的介质辨率也大。

几种物质的介质的折射率如下：

空气为1.0，水为1.33，玻璃为1.5，甘油为1.47，香柏油为1.52。

2. 分辨率(resolution)

是指显微镜能够分辨物体上的最小间隔的能力，分辨率与物镜的数值孔径成正比，与光波波长成反比。因此，物镜的数值孔径愈大，光波波长愈短，则显微镜的分辨率愈大，被检物体的细微结构也愈能明晰地区别出来。因此，一个高的分辨率意味着一个小的分辨距离。显微镜的分辨率是用可分辨的最小距离(D)来表示的：

$$D = \lambda/2 \cdot NA$$

D为分辨率，λ为光波波长，可见光的波长为0.4—0.7μm，平均波长为0.55μm。若用数值孔为0.65的物镜，则$D = 0.55\mu m / 2 \times 0.65 = 0.42\mu m$。这表示被检物体在0.42μm以上时可被观察到，若小于0.42μm就不能视见。人的分辨率可达0.1mm，显微镜的分辨率能达到

0.2μm。

3. 工作距离

指物像调节清楚时物镜下表面与盖玻片上表面之间的距离，工作距离的大小和物镜的放大倍数与数值孔径有关。物镜放大倍数和数值孔径愈大，则工作距离愈小，反之则愈大。一般油镜的工作距离最短，约为 0.2mm。因此，要求盖玻片的厚度为 0.17—0.18mm。若盖玻片过厚，就不可能将被检物体聚焦，且易引起物镜的意外损坏。

4. 焦点距离(焦距)

是指平行光线经过单一透镜后集中于一点，由这一点到透镜中心的距离。一个物镜通常是由几个不同性质的透镜组成。因此，它的焦距的测定比较复杂。一般，显微镜的物镜上都注明焦距的长度。物镜的放大倍数愈大，焦距愈短。

5. 焦点深度

在使用显微镜时，当焦点对准某一物体时，不仅位于该点平面上的各点都可看得清楚，而且在此平面的上下一定厚度内，也能看得清楚，这个清晰部分的厚度就是焦点深度。焦深与总放大率和数值孔径成反比，因此，高放大率和高数值孔径的显微镜其焦深就浅，不能看到标本的全厚度。必须调节螺旋仔细地从上到下进行观察。另外，被检物体周围介质(封片剂)的折射率加大可增大焦深。尤其在显微照相时，更应考虑封片剂的使用。

(三) 光学显微镜的使用方法

1. 准备工作及观察要求

(1)将显微镜小心地从镜箱中取出(较长距离移动显微镜时应以右手握住镜臂，左手托住镜座)，放置在实验台的偏左侧，以镜座后端离实验台边缘约 3—6cm 为宜。

(2)检查显微镜的各个部件是否完整和正常，如果是镜筒直立式光镜，可使镜筒倾斜一定角度以方便观察。但倾斜角度一般不应超过 45℃，否则显微镜重心不稳，易发生倾倒。

(3)使用显微镜观察标本时，要求双眼同睁，双手并用，逐步养成左眼观察、右眼看图，左手调焦、右手移片或绘图记录的习惯。

(4)左右调整两个目镜之间的距离，使之适合两个眼睛的瞳距。

2. 低倍镜的使用方法

(1)调光：打开实验台上的工作灯，转动粗调螺旋，使镜筒略升高(或使载物台下降)，调节物镜转换器，使低倍镜转到工作状态(即对准透光孔)，当镜头完全到位时，可听到轻微的扣碰声音。

然后打开光圈并使聚光器上升到适当位置(以聚光镜上端透镜平面稍低于载物台平面的高度为宜)，双眼同睁(既防止眼睛疲劳又便于绘图)，用左眼向目镜内观察，同时调节反光镜的方向，使视野内的光线均匀、亮度适中。调光时应注意避免直射光源，以免损坏镜头，并损伤眼睛。

(2)放置玻片标本：取一张玻片标本，先对着光线用肉眼观察标本的全貌和位置，再将玻片标本放置到载物台上用标本移动器上的弹簧夹固定好，注意使有盖玻片或标签的一面朝上。然后转动移片器的螺旋，使需要观察的标本部位对准物镜。

(3)调焦：用眼睛从侧面注视低倍镜，同时用粗调螺旋使镜头下降(或载物台上升)，直至低倍镜头距玻片标本的距离小于 6mm(注意操作时必须从侧面注视镜头与玻片的距离，以免镜头碰破玻片）。然后用左眼在目镜上观察，同时用左手慢慢转动粗调螺旋使镜头上升（或使载物台下降）直至视野中出现物像为止，再转动细调螺旋，使视野中的物像最清晰。

如果需观察的物像不在视野中央，甚至不在视野内，可用标本移动尺上下左右移动标本的位置使物像进入视野并移至中央。在调焦时如果镜头与玻片标本的距离已超过了 1cm 还未见到物像，应严格按上述步骤重新操作。

双目显微镜调焦步骤：

1) 根据观察者的双眼间距调节目镜筒间距。用两只手抓住观察镜面板，调节目镜筒间距，直到通过两目镜筒同时看到完整的视场。眼间距不对，操作时容易感到疲劳，并影响物镜对焦。

2) 调到适当位置时，注意读出双目间距刻度值，将右目镜筒刻度圈转到与双目间距相同的数值，闭上左眼或用不透明物遮盖左眼，用微调手轮仔细调焦显微镜，直到标本对右眼清晰成像，说明右目镜调好。

3) 再闭上右眼，不需调焦，旋转左目镜筒刻度圈，直到标本对左眼清晰成像。

4) 如果双目镜间距和刻度圈已调节适合，将得到最佳的效果。调到最佳效果。如需换到另一个物镜时，只要稍微调手轮，即可获得清楚图像。

5) 为了避免每次使用显微镜都要重复这些调节，应记住各人已调好的各自的刻度值。

3. 高倍镜的使用方法

(1) 在使用高倍镜前，应先用低倍镜寻找到需观察的物像，并将其移至视野中央，同时调准焦距，使被观察的物像最清晰。

(2) 转动物镜转换器，直接使高倍镜转到工作状态（对准通光孔），此时，视野中一般可见到不太清晰的物像，只需调节细调螺旋便可使物像清晰。

有些显微镜在低倍镜准焦的状态下，直接转换高倍镜时会发生高倍物镜碰擦玻片而不能转换到位的情况。此时，不能硬转，应检查玻片是否放反、玻片是否过厚以及物镜是否松动等情况后重新操作。如果调整后仍不能转换，则属高倍镜过长，此时应将载物台下降或使镜筒升高后再转换，然后在眼睛的注视下使高倍镜贴近盖玻片，再边观察目镜视野边用粗调螺旋极缓慢地使载物台下降或镜筒上升，看到物像后再用细调螺旋准焦。

4. 油镜的使用方法

(1) 用高倍镜找到所需观察的标本物像，并将需要进一步放大的物镜移至视野中央。

(2) 将聚光器升至较高位置并将光圈开至最大（油镜所需光线较强）。

(3) 转开高倍镜，往玻片标本上需观察的部位滴一滴香柏油或液状石蜡作为介质，然后在眼睛的注视下，使油镜转至工作状态，此时油镜的下端镜面一般应正好浸在油滴中或与油滴接触。也可先稍稍下降载物台或上升镜筒，使油镜对准通光孔，再使油镜下端浸入油滴中并贴近盖玻片。

(4) 左眼注视目镜，同时小心而缓慢地转动细调螺旋使载物台下降或使镜头微微上升，直至视野中出现清晰的物像。操作时不要反方向转动细调螺旋，以免镜头下降压碎标本或损坏镜头。细螺旋原则上不应超过 3 圈。

在观察时，如发现视野中的某标本不知是何物而需要老师或同学帮助观察确定时，可将视野中的指针（装在目镜中的头发丝或细铜丝）对准有疑问的标本。如果镜中未装指针，

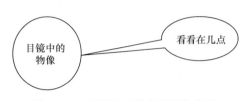

图 1-1-3　显微镜目镜中指针的位置

可将视野看成一个带有时间标记(如 3、6、9、12)的钟面,指出有疑问标本位于几点钟的所在位置(图 1-1-3)。

(5)油镜使用完后,必须及时将镜头上的油擦拭干净。操作时先将油镜升高 1cm 并将其转离通光孔,直接用擦镜纸顺时针方向擦拭一次,把大部分的油擦掉后,再用蘸有少许二甲苯的擦镜纸或脱脂棉球顺时针方向擦一次,最好再用擦镜纸擦一次。

置于玻片标本上的油,如果是有盖玻片的永久制片,可直接用上述方法擦干净;如果是无盖玻片的标本,则载玻片上的油可用拉纸法揩擦,即先把一小张擦镜纸盖在油滴上,再往纸上滴几滴清洁剂或二甲苯,趁湿将纸往外拉,如此反复几次即可干净。

显微镜使用完毕后,应取下玻片,将标本放回片盒。再将镜头转离通光孔并将镜体擦拭干净,关闭电源,最后罩上防尘罩归位摆整齐。

(四) 使用显微镜应注意的事项

(1)取用显微镜时,应轻拿轻放,较长距离移动显微镜时,应一手紧握镜臂,一手托住镜座,不要用单手提拿,以避免目镜或其他零部件滑落。

(2)在使用镜筒直立式显微镜时,镜筒倾斜的角度不能超过 45º,以免重心后移使显微镜倾倒。在观察带有液体的临时装片时,不要使用倾斜关节,以避免由于载物台的倾斜而使液体流到显微镜上。

(3)不可随意拆卸显微镜上的零部件,以免丢失或损坏,目镜也不要随便取出以免灰尘落入镜内。

(4)显微镜的光学部件不可用纱布、手帕、普通纸张或手指揩擦,以免磨损镜面,需要时只能用擦镜纸轻轻擦拭。机械部分可用纱布等擦拭。

(5)在任何时候,特别是使用高倍镜或油镜时,都不能一边在目镜中观察,一边上升载物台或下降镜筒,以避免镜头与玻片相撞,损坏镜头或玻片标本。

(6)显微镜使用完后应及时复原。先下降载物台或升高镜筒,取下玻片标本,使物镜转离通光孔,成骑跨状或"八"字形放置。如镜筒、载物台是倾斜的,应恢复直立或水平状态,然后上升载物台或下降镜筒,使物镜与载物台相接近。垂直反光镜,下降聚光器,关小光圈,最后放回镜箱中锁好。

(7)在利用显微镜观察标本时,要养成两眼同睁、双手并用(左手操纵调焦螺旋,右手操纵移片器)的习惯,必要时应一边观察一边计数或绘图记录。如果两眼同睁观察不习惯,可先用手挡住右眼,等左眼看清视野后逐渐放开右眼,反复练习后便可达到要求。观察时双眼同睁既可防止眼睛疲劳又方便绘图。

(五) 操作练习

以脊神经节(高尔基体)切片为材料,严格按照上述操作程序反复练习低倍镜、高倍镜和油镜的使用方法。结果如图 1-1-4。

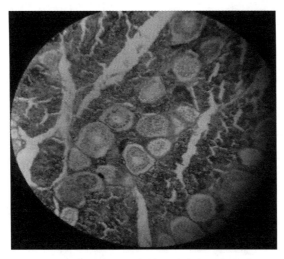

图 1-1-4 显微镜下脊神经节高尔基复合体

(六) 电子显微镜的原理及用途

VCD 示教。

【实验报告及作业】

(1) 简述显微镜的主要组成部分。

(2) 电子显微镜在医学领域有哪些用途？

(张雅青)

实验二　倒置显微镜的原理及使用

【实验目的】

(1)了解倒置显微镜的原理及用途。

(2)熟悉倒置显微镜的使用方法。

【实验原理】

倒置显微镜是一种用于生物组织细胞离体培养观察的光学显微装置,能直接对培养皿、培养瓶的标本进行显微观察。由于它的物镜、物体和光源的位置刚好与普通光学显微镜颠倒,被称为倒置显微镜,倒置显微镜组成和普通显微镜一样,主要包括三部分:机械部分、照明部分、光学部分。倒置显微镜系统是在透镜成像原理基础上发展起来的显微观察系统,利用卤素灯为光源,光线经过聚光镜汇聚后透过标本,通过物镜对标本进行聚焦放大成像,最后通过目镜把物镜所成的像再次放大,从而使实验者能够清晰地分辨体外培养的细胞的形态以及内部结构,主要用于体外活细胞培养形态观察,根据实验需求配置了明场、暗场、相差、荧光等技术模块。

【器材与试剂】

(1)器材:倒置显微镜、CO_2 培养箱、超净工作台、酒精灯、细胞瓶、吸管。

(2)试剂:RMPI-1640 培养液。

(3)材料:小鼠骨髓瘤细胞。

【实验方法与步骤】

(1)开机,接通电源,打开镜体下端的电控开关。

(2)将待观察的对象置于载物台上。旋转三孔转换器,选择 10× 的物镜,观察,并调节双目目镜,舒适为宜。

(3)调节光源,通过调节聚光镜下面的光栅来调节光源的大小。

(4)调节像距,转三孔换器,选择合适倍数的物镜,同时升降载物台,已消除或减少图像周围的光晕,提高图像的相衬度。

(5)观察细胞。

(张雅青　董开忠)

实验三 相差和暗视野显微镜的原理、使用及标本观察

一、相差显微镜

【实验目的】

了解相差和暗视野显微镜的基本原理和使用方法。

【实验原理】

人眼仅能观察到波长(颜色)及振幅(亮度)的差别。活细胞往往是无色透明的,通过活细胞的光线波长及振幅都无明显的改变。因此,在普通显微镜下我们难以观察到活细胞及结构。在实际工作中,许多的工作要求我们观察活细胞,人们设计了适合上述目的的观察工具,相差显微镜就是其中一种。

(一) 相差显微镜的原理

当照明光线通过活细胞时,虽然波长及振幅没有明显的变化,但由于细胞的各部分及细胞与周围介质之间折射率有所差别,光线通过各种界面时,一部分直接通过细胞称为直射光。另一部分变为衍射光,衍射光与直射光的波长一致,但衍射光的相位比直射光大约推迟约1/4个波长,从标本某一点发出的直射光和衍射光经物镜会聚以后,在物镜的像场交于一点,衍射光与直射光就会发生干涉,而形成合成光波。合成光的波长仍和原来相同,但振幅为两束光的几何叠加。在普通显微镜下,叠加结果没有明显变化,故我们观察不到标本及其细微结构(图 1-3-1A)。在相差显微镜中通过改变衍射光或直射光的相位,将直射光和衍射光的相位差变成振幅差。于是就可以在相位显微镜中观察到标本各部分的差别了。改变相位由调节相板来完成。如果推迟直射光的相位 1/4λ,则直射光和衍射光的相位相同,发生相长干涉,合成干涉比直射光明亮,称负反差(图 1-3-1B)。如果推迟衍射光的相位 1/4λ,则直射光比衍射光超前 1/2λ,这时发生相消干涉,合成光比直射光暗,称正反差。(图 1-3-1C)。

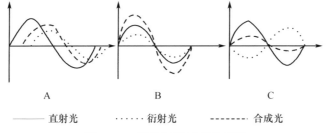

A   B   C

—— 直射光   ······ 衍射光   ------ 合成光

图 1-3-1 相差显微镜成像原理
A. 普通镜;B. 负反差;C. 正反差

(二) 相差显微镜的基本构造

相差显微镜的主要装置有两个:环状光阑和相板。

1. 环状光阑

见图 1-3-2A 装在聚光镜中的环状通光孔,随着物镜倍数的改变,要改变其大小。通常将 10×、20×、40×、100×(或 90×)四种配合物镜的环状光阑安装在一个软盘内,与聚光器一起组成转盘聚光器。当用不同放大倍数的相差物镜时,必须配合相应的环状光阑。

2. 相差物镜(phase contrast objective)

在后焦平面上装有相板的物镜称为相差物镜。相差物镜是相差显微镜的主要装置。通常在相差物镜的镜筒上刻有"Ph"(phase 的缩写)字样,也有的用红圈表示。相板上涂一层物质(多用氯化镁喷涂而成),当直射光通过相板时使光波相对地提前或延迟 1/4 波长,于是直射光与衍射光发生干涉,造成振幅的差异。由于直射光的强度远远大于衍射光,即使是两者反相发生干涉作用,其效果还是不明显,所以要降低直射光的透光度,使相板上的环呈暗环,当直射光从这部分通过时,只允许其中大约 20%的直射光通过,而从物体衍射的光则分布在整个相板上。一般情况下,环状相板上的暗环与环状光阑上的亮环大小是配合的。通过透明标本的直射光一定要准确地经过环状相板的暗环,以减弱视野亮度,收到好的观察效果。

3. 相板

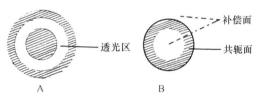

图 1-3-2 相差显微镜的主要装置
A. 环状光阑;B. 相板

见图 1-3-2B,安装在物镜后焦面上的,带相板的物镜称相差物镜,以 Ph 标记,相板可以氛围两个部分:一为共轭面,为环状,通过环状光阑的直射光经物镜会聚后,正好落在共轭面上;另外一部分为补偿面,大量衍射光透过这一区域,相板上镶有相位膜,通常为金属电解质 MgO,它能推迟光线的相位(常为 1/4λ),如涂在共轭面上,则推迟直射光的相位,形成明反差。如涂在补偿面,则推迟衍射相位,形成暗反差(正反差),即标本比周围介质暗,在相板上还覆盖有吸收膜,吸收掉一部分的光线,多数是镶在共轭面上,以吸收一部分直射光使其振幅与衍射光相近,这样合成光与直射光反差才明显。

镜检时,为使效果达到最佳,要求环状光阑的像正落在共轭面上,两者大小也正好相符,这样才能使应被吸收的光被吸收。为了检查是否达到上述要求,拔出物镜就可以看到环状光阑像和相板相反,但因其太小,需用合轴调整望远镜加以放大,有的相差显微镜不是使用合轴望远镜,而用补偿透镜加在目镜中。为了使光线的相干性好,最好使用单色光照明,常用绿色滤色镜。获得绿光,还兼有吸热作用,由于相差显微镜的环状光阑通光孔较小故需较强的照明光源,一般均用人工光源。

4. 合轴调节望远镜(centering telescope)

也称辅助目镜,这是一种工作距离较长、特制的低倍(4—5 倍)望远镜,用以调节环状光阑和相板环的重合。使用时拔出目镜,将其安装在目镜镜筒的两端,调节环状光阑的中心与物镜的光轴完全在同一直线上。有的相差物镜不装这种望远镜,而在镜筒的插入孔中插入补偿透镜。

5. 绿色滤光片(green filter)

相差物镜的种类,从色差消除情况来分,多属消色差物镜(achromatic objective)或 PL

物镜。消色差物镜的最佳清晰范围的光谱区为 510—630nm。欲提高相差显微镜的性能最好以波长范围小的单色光照明，即接物镜最佳清晰范围的波长的光线进行照明。所以，使用相差物镜时，在光路上加用透射光线波长为 500—600nm 左右的绿色滤色镜，使照明光线中的红光和蓝光被吸收，只透过绿光，可提高物镜的分辨能力。该滤色镜兼有吸热的作用，以利活体观察。

下面以 Olympus 显微镜为例，讲述相差显微镜的使用。

【实验方法与步骤】

1. 安装相差装置

取下普通光学显微镜的聚光器和物镜，分别装上相差聚光器和相差物镜。安装转盘聚光器后，再插入反光镜。最后，把蓝色或黄绿色滤光片放在滤光镜托架下。

2. 光路调中

光路中心和照明光束的中心无比合一，聚光器调中的步骤为：

(1) 把聚光器调到最高位置。

(2) 开启光源。

(3) 转动转盘，使"0"的位置进入标示孔。

(4) 将被检样品放在载物台上，用低倍镜聚焦。

(5) 缩小视野光阑，在显微镜的视野再可见视场光阑的模糊图像。

(6) 微降聚光器使视场光阑的像清晰。

(7) 双手调节聚光器的两个调中螺杆，使视场中心移至视野中央。

(8) 开放视场光阑，使其周边与视野周边相接，形成视野的内接多边形，如不能内接，则重复(7)、(8)的操作。

(9) 使聚光器升至顶点，光路调中即告完成。

3. 合轴调整

在设计上，相差显微镜的共轭面的直径和宽度与环状光阑与相板共轭面的透光环一致，使用时，每一相差物镜必与环状光阑相匹配，例如，使用 10× 的相差物镜，就要在表示孔标示 10× 的位置停止旋转。此外，还要调节两环，使其合轴（图 1-3-3 所示）。

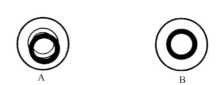

图 1-3-3　合轴调节

A. 环状光阑与相板不重合；B. 环状光阑与相板完全重合

调节方法如下：

(1) 从目镜筒中拔出目镜。

(2) 插入合轴调整望远镜，转动望远镜上面的螺旋，使其升降（不要从目镜筒中拔出望远镜），直到能看到清晰的亮环和暗环为止。

(3) 双手轻按环状光阑调中螺杆（有的是临时时插入），并转动，使环状光阑移到环状光阑与相板共轭面完全重合为止，对于 Olympus，调节好一种物镜，其余则全业合轴。

(4) 如果环状光阑的大小与相板的大小不全一致，升降聚光器，使之一致。

(5) 拔出望远镜，换入目镜即可开始做镜检观察，环状光阑也应做相应转换。

【器材和试剂】

(1) 器材：相差显微镜、镊子、载片、盖片、擦镜纸、二甲苯。
(2) 材料：紫鸭草花。

【实验方法与步骤】

利用相差显微镜观察标本。

1. 观察紫鸭原生质环流用镊子小心从基部摘取一先活紫鸭草花丝，置于载片上，滴一滴生理盐水，加盖玻片，相差显微镜下观察。花丝绒毛为发、多个细胞组成的念珠状结构，每个为细胞椭圆形，可见细胞中有管网状结构，管网中有许多颗粒在不听的运动，管网本身也有不断变化。

2. 观察未染色的染色体制片标本

染色体标本是利用哺乳动物的外周血培养，空气干燥法制片获得，观察中染色体和淋巴母细胞核。

二、暗视野显微镜

暗视野显微镜，由于能观察到普通光镜下观察不到的微粒，所以又称超显微镜，暗视野显微镜还可以用来观察活细胞线粒体的运动，也可以观察介质中的微生物等。

【实验原理】

暗视野显微镜的设计原理是以 Tyndal 效应为基础的，光线通过胶体介质时，介质会对光发生强烈的散射，如房间中的细小尘埃本不能被看见，但当一束强光照进房间时，我们从照明光束的侧面观察时，就可以看见尘埃。暗视野显微镜应用了特殊的聚光器，不让照明灯光直接进入物镜造成视野。而是让照明灯光倾斜的照在标本上。标本对光线发生反射或散射，反射光和散射光进入物镜，而观察到标本的状况。

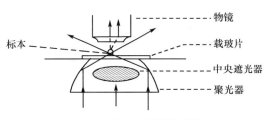

图 1-3-4 暗视野显微镜结构图

暗视野显微镜和普通光学显微镜相比，在于它所使用的聚光器是暗视野聚光器，聚光器的中央照明光束完全被挡住，形成暗视野，如图 1-3-4 所示。

由于暗视野显微镜的照明方法主要是利用被物体表面散射光来观察物体，所以能看见物体的存在和运动，不能辨清物体的内部结构。如果被检测物质为透明的非均质，并且直径大于 $1/2\lambda$ 时，各级衍射光进入物镜，就可以观察到物体的结构。

普通显微镜在明视野照明观察物体时，分辨力只有 $0.2\mu m$，但是在暗视野照明条件下，可以分辨 $0.004\mu m$ 的粒子。就是说暗视野显微镜可以观察到在普通光学显微镜下观察不到的 $0.2—0.004\mu m$ 的粒子。

【器材与试剂】

普通显微镜、暗视野聚光器、香柏油、二甲苯、载玻片、盖玻片、擦镜纸。

【实验方法与步骤】

(一) 简易暗视野聚光器的安装

(1) 取下聚光器,并将聚光器的上、下透镜旋开。

(2) 按聚光器下透镜的上表面直径 ϕ 剪下一黑纸,并一将边缘 1/5 剪去,剪成如图所示的形状。

(3) 将剪好的黑纸置于聚光器下透镜的上表面,将两透镜重新旋好,装上显微镜,简易暗视野显微镜就做好了。

(二) 实验步骤

(1) 装暗视野聚光器:取下原有聚光器,换上暗视野聚光器。

(2) 对光、调焦:调节光源,上升聚光器,把聚光器的光轴与物镜的光轴严格调在一直线上,使聚光镜焦点对准标本,选用弱光源照明,彩虹光阑孔径调至最大,聚光镜的光圈调至 1.4。

(3) 观察标本。

1) 用吸管吸一滴糖水滴于载玻片上,加盖厚度为 1.10—1.17 mm 的盖玻片(注意切勿有气泡)。如水太多,用滤纸吸干。

2) 将聚光器上滴加一滴香柏油,然后降下聚光器,将玻片标本置于载物台上,把聚光器升起,让聚光器和载片之间浸满香柏油。

3) 先用低倍镜观察,调节聚光器的高度,视野中首先出现一圆形光环,如果光环不在视野中央,可以进行合轴调整,使圆形光环移向视野中心,再进行调焦。调焦时上下移动聚光器,使视野呈现一个圆形光点,光点愈小愈好。光点最小时将聚光器上下移动,均能使光点增大。当聚光器调至准确时,圆形光点在视野中心,观察原生动物如草履虫、棘尾虫等的形态特征。

4) 自制中央遮光板:无暗视野聚光器时,可用较厚的黑纸片自制中央遮光板,放在普通光学显微镜聚光器下方的滤光片框上,也能得到暗视野效果。具体方法如下。

A. 将显微镜聚光器调至最高位置,用低倍镜对好焦距。

B. 取下目镜,从镜筒中观察并调节彩虹光阑大小,使其与镜筒中所看见的物镜视野相等。

C. 用黑色厚纸剪制中央遮光板,外圈直径与滤光片框架相同,中央部分的大小与调节好的彩虹光阑孔径一样(可用半透明小纸片放在通光孔处聚光器上面,纸片上显示的光斑即为光阑的孔径)。

D. 将中央遮光板放在滤光片框架上,开大光阑进行样品观察。若需用高倍镜作暗视野观察,应按高倍镜对焦后的视野大小重新制作中央遮光纸。

【注意事项】

(1) 用相差显微镜镜检时,可用新鲜的活体材料,也可用固定材料,不论哪种材料都不宜过厚，一般不应超过 20μm。载玻片和盖玻片也不要太厚，其厚度应分别在 1.0 mm 以下和 0.16—0.17mm 以下为宜，且厚度要求均匀一致。

(2) 使用暗视野显微镜时，通常在聚光器透镜和载玻片之间必须浸油，否则，照明光线在聚光器上表面发生全反射，不能得到照明，而看不清物体。

(3) 照明光线要强，因此应用显微镜灯而不用自然光。

(4) 为防止照明进入物镜，可适当调节聚光器上下的位置。

(5) 暗视野照明时，注意物镜一定不能高于 0.85，否则会应因镜口率（数值孔径）太大而达不到暗视野照明效果。

(6) 载玻片不能太厚，以 0.1mm 左右为益，且无裂痕而清洁，以免反射光线。

(7) 虹彩光阑必须开到最大。

【实验报告及作业】

(1) 简述相差显微镜的主要用途。

(2) 在使用暗视野显微镜时，反复调焦都不能看见被检物，有什么可能的原因。

(3) 绘制紫鸭草花丝绒毛细胞原生质环流草图。

(4) 绘制暗视野显微镜下的原生动物图。

（张雅青　苏　露）

实验四 荧光显微镜原理及应用

【实验目的】

学会使用相差和暗视野显微镜观察标本。
(1) 了解荧光光显微镜的构造和原理。
(2) 学会使用荧光显微镜观察。

【实验原理】

1852 年 Stokens 发现当以短波光照射某些物质时，这些物质就会发出较长的光波，称之为荧光。当某一物质的外层电子接收到能量相当时的光量子后，这个电子就会从能级较低的电子层跃迁到能级较高的电子层（激发态），但激发态是不稳定的，大约经过 10^{-8} 秒，电子就会以辐射光量子的形式释放能量而回到原来的稳定状态，辐射的光量子就是光（如图 1-4-1），因为能量还有一部分是以热能的形式散发的，所以荧光光波比激发的光波波长长。

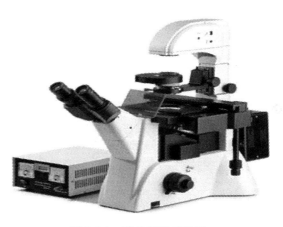

图 1-4-1 荧光倒置显微镜

动物细胞内的大部分成分经激发光波激发后，可以发出淡蓝色的荧光，植物叶绿素等经激发光照射后发出血红色荧光。这种现象称为自发式荧光，或直接荧光。有些细胞成分与发荧光的有机物——荧光染料结合后，而具有发荧光发能力，这种荧光成为间接荧光或次生荧光。

除少数物质具有较强的自发荧光外，大多数细胞的自发荧光都很弱，不能满足实际工作的要求，现在比较广泛利用的是间接荧光，获得间接荧光的方法有两种：

1. 荧光染色法

利用荧光染料使细胞或组织着色，它和细胞内不同成分结合后可发出一定波长的荧光。对于不同的组织或细胞组分，目前已成立了一些有效的荧光染色方法，如显示黏蛋白成分的荧光 RAS 反应显示类脂质磷化氢 3R 荧光染色法，显示染色体分带的 Q 带技术等，可选用不同的荧光染料（表 1-4-1）方法研究不同的细胞成分。

表 1-4-1 荧光染料的种类

名称	浓度(%)	处理时间(min)
吖啶橙	0.1—1.0	0.5—3
荧光红	0.1—1.0	0.5—3
伊红 Y	0.1	1—2
金色胺	0.1—1.0	0.5—3
酸性品红	0.1	1—2

续表

名称	浓度(%)	处理时间(min)
玫瑰红 B	0.1	1—10
瑰红 G	0.1—0.001	1—3
甲基绿	0.1—0.01	1—3
刚果红	0.1	1—2
中性红	0.1—0.005	5—数小时
硫酸黄连素	0.1—0.002	1—数小时

注：被检物经荧光染料处理后，荧光的颜色基本与染料的颜色相似，但在不同波长紫外线的激发下，其颜色也有差异

2. 免疫荧光技术

又叫荧光抗体方法，它是利用抗体的特异结合现象。将抗体标记上荧光色素成为荧抗体。以确定细胞或组织内的相应抗原或抗体的存在及分布上，由于该法是免疫学技术和荧光染色技术结合起来的一种方法，它具有免疫学的特异性和荧光方法的敏感性，作为一种研究方法或实验手段，已经得到了广泛的应用，例如显示膜的流动性的方法，显示细胞骨架的方法等。

（一）荧光显微镜的基本结构

荧光显微镜和普通光学显微镜的基本结构相同，不同的地方如下。

1. 荧光光源

荧光显微镜的光源是紫外光或蓝紫光，通常用弧光灯、高压汞灯或氙灯作为荧光激发光源。高压汞灯在 366nm、405nm、436nm 和 577nm 处有很强的发射线。

2. 吸热装置

由于弧光灯或高压汞灯在发生紫外线时放出很多热量，故应使光线通过吸热水槽（内装 10% $CuSO_4$ 水溶液）使之散热。

3. 滤色系统

滤色系统由激发滤光片和阻断滤光片组成。

激发滤光片放置于聚光镜与光源之间，其作用是选择激发光的波长范围，使波长不同的可见光被吸收。激发滤光片可分为两种，一种是只让 325—500μm 波段光通过的光为蓝-紫光，这种滤光片的国际代号为（BG），另一种是只让 275—400μm 波段光通过，其中最大透光度为 365μm，通过的主要是紫外光。

阻断滤光片装在物镜的上方或目镜的下方。其作用是吸收和阻挡激发光进入目镜，防止激发光干扰荧光和损伤眼睛，并可选择特异性的荧光通过，从而表现出专一性的荧光色彩。阻断滤光片透过波长范围 410—650μm。透过阻断滤光片的紫外线，再经过集光器射到被检物体上使之发生荧光，该荧光就可以通过普通光学显微镜观察到。

荧光显微镜，根据其光路不同，可以分为两种类型：透射式荧光显微镜和落射式荧光显微镜。

（1）透射式荧光显微镜是比较旧式的显微镜。它是由激发光穿过聚光透镜和标本来激发荧光，优点是低倍荧光强，价格低廉，使用方便，对大材料较好，缺点是放大倍数增大时荧光减弱。

(2) 落射式荧光显微镜让激发光照射在待测材料上，也叫表面荧光显微镜，是近年来研究发展起来的一种新式显微镜，优点是放大倍数越大荧光越强，益于高倍研究。常用的有日本的 Olympus、Nikon 以及德国的 Opton 及 Leitz 等荧光显微镜。

荧光显微镜的光源一般为超高压汞灯，少数用疝灯或高色温溴、钨灯，前两者可获得较强的紫外线，后者产生紫蓝光。但真正有用的激发光主要经过滤片滤过获得。这些激发滤片有各种型号，每种型号允许一定波长的光通过。本实验中采用的是 QB24，其透过波长为 3500—4800Å，高峰为 4200Å 左右。荧光显微镜中还安有吸收滤片，以获得清楚的荧光映像及保护观察者的眼睛。阻断滤片要选择与激发滤片相匹配的，如本实验就使用 CB3。

(二) 荧光色素

荧光色素可用做染料，当它与动物或植物细胞内某些成分结合后，发生一定波长的荧光。荧光对光的吸收有高度的选择性，其荧光发散也有一定的范围，如吖啶橙的吸收峰在 405nm，发散波长在 530—630nm，最高峰在 565nm，如果获得比较强的荧光，需选用与之匹配的滤片系统。荧光色素的荧光强弱与色素的分子结构有密切的关系，直接受环境条件的影响，所以了解荧光色素的各种性质，选用适当材料，以获得良好的观察效果。不同的染料有不同的适用范围，如吖啶橙适用于染核酸，荧光增白剂用于染植物的细胞壁。pH 的改变将会明显改变荧光色素的光谱，并且明显影响荧光色素的吸光能力和荧光效率，每一种荧光色素均有其最适 pH。另外过碱过酸都可能引起色素的破坏。荧光色素液的浓度对染色影响也很大，绝大多数荧光染料在固体状态下不发生荧光或荧光很弱，只有在溶液中才能显现荧光，当浓度极稀时，浓度增加，荧光增加，但到达某一极限后，继续提高浓度，荧光反而下降。这是因为浓度过大时，色素分子之间缔合，缔合分子会熄灭荧光。吖啶橙的浓度在 0.5%—0.001% 时染色活细胞为绿色，死细胞为红色，超出该范围便失去红-绿效应。在 20℃ 时即开始荧光的温度猝灭作用，温度高作用越强，故应在适当温度下染色。

许多物质对荧光也有猝灭作用，如卤酸盐，以碘盐为最强，具氧化作用的物质如硝基苯等，铁、银离子等也具有猝灭作用。如果激发光过强，荧光会很快褪色，这是因为过强时光能将会超过荧光物质的结合键的结合力，使键断裂而不发出荧光。

【器材及试剂】

(1) 器材：普通光学显微镜、荧光光源、激发滤片、吸收滤片、染液缸、手术镊、载玻片、盖玻片、手术刀片、吸管等。

(2) 材料：新鲜叶片、外周血、染色体标本。

(3) 试剂：50%、80%、100% 的乙醇、pH 6.8 (1/15mol/L) PBS、吖啶橙染液。

(4) 试剂配制

pH 6.8 磷酸缓冲液 (PBS)：

$NaH_2PO_4 \cdot 2H_2O$	5.92g
(或 $Na_2HPO_4 \cdot 12H_2O$)	11.8g
KH_2PO_4	4.6g

加蒸馏水至 1000mL

【实验方法与步骤】

(一) 荧光显微镜标本制作要求

1. 载玻片

载玻片厚度应在 0.8—1.2mm，太厚的载玻片，一方面吸收的荧光多，另一方面不能使激发光聚焦在标本上。而且载玻片必须干净光洁，厚度均匀，无明显自发荧光。有时需用石英玻璃载玻片。

2. 盖玻片

盖玻片厚度在 0.17mm 左右，光洁，为了加强激发光，也可用干涉盖玻片，这是一种特制的表面镀有若干层对不同波长的光起不同干涉作用的物质的盖玻片，它可以使荧光顺利通过，而反射激发光，这种反射的激发光还可激发标本。

3. 标本

组织切片或其他标本不能太厚，应控制在 10μm 左右为好，如太厚激发光大部分消耗在标本下部，而物镜直接观察到的上部不充分激发。另外，细胞重叠或杂质掩盖，影响判断。采用石蜡制片时，必须彻底脱蜡，因为石蜡本身可发青色荧光。玻片最好用萤石玻璃制成的。

4. 封裱剂

常用甘油作为封裱剂，必须无自发荧光，无色透明，荧光的亮度在 pH8.5—9.5 时较亮，不易很快褪去，所以，常用丙三醇(甘油)和 0.5mol/L pH 9.0—9.5 的碳酸盐缓冲液的等量混合液作封裱剂。

5. 镜油

一般暗视野荧光显微镜和用油镜观察标本时，必须使用油镜，最好使用特制的无荧光镜油，也可用上述丙三醇代替，液状石蜡也可用，只是折光率较低，对图像质量略有影响。

(二) 荧光显微镜的使用方法

1. 调光源

(1)打开灯源将变阻器由小调大，高压汞要预热几分钟，方能达到最亮。

(2)调节灯源的激光透镜调节环，使光线平行的投射到反光镜上(用平面镜反光)，并调整反光镜的方向使视野达到最佳亮度效果。

(3)用低倍镜观察待测标本，调节其亮区在视野中央。

(4)放置标本片，对焦后即可进行观察。用油镜观察标本时，必须用无荧光的特殊油镜，高压汞灯关闭后不能立即重新打开，需待汞灯完全冷却后才能再启动，否则会不稳定，影响汞灯寿命。

2. 观察

(1)叶绿素自发荧光，取一叶片，以刀片横切一尽量薄的小片，滴一滴生理盐水观察叶绿素为红色荧光。

(2)活细胞染色，取一小滴血液于载玻片上，滴一滴吖啶橙生理盐水溶液染色 5min，盖上盖得观察结果：淋巴细胞核为绿色，胞质为淡红色，核仁为橘红色，颗粒细胞核为黄-黄绿色，颗粒为橘红色，死细胞为红色，红细胞无荧光。

(3)固定标本染色：到一染色体制片在 100%、80%、50%乙醇中依次 2min，在 0.01% 吖啶橙-PBS 中 1min，以 PBS 封片观察，核及染色体为绿色荧光，质为红色荧光。

【注意事项】

(1)高压汞灯要预热几分钟，关灯后不能立即重新打开，需 5min 后才能启动。

(2)未装滤光片时，不要用眼睛观察，避免损伤眼睛。

(3)进行荧光显微镜检查时，如果采用暗视野聚光器，使视野保持黑暗，暗视野中的荧光物像更加明显，还可能发现明视野显微镜分辨不出来的细微结构。

【实验报告及作业】

(1)如何才能得到较好的观察效果？

(2)绘制血细胞荧光染色草图标明细胞种类以及染色结果。

（张雅青　苏　露）

实验五　电子显微镜的构造及使用方法

【实验目的】
(1) 了解电镜的基本结构和原理。
(2) 熟悉电镜生物标本制备及观察方法。

【实验原理】

电子显微镜（electron microscope）（图 1-5-1），简称电镜，是以电子束作为"光源"，利用电磁透镜成像，并与一定的机械装置、电子和高真空技术相结合，所构成的现代化、综合性精密电子光学仪器。

根据电子束和样品之间作用方式的不同，可将电镜分为 4 类：

(1) 透射式电子显微镜(transmission electron microscope，TEM)。

(2) 扫描式电子显微镜(scanning electron microscope，SEM)。

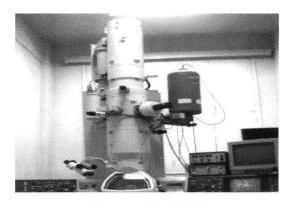

图 1-5-1　电子显微镜

(3) 分析型电子显微镜(analysis electron microscope，AEM)。

(4) 其他：超高压电镜、电子探针等。

(一)透射式电子显微镜

工作原理以高速电子束作为光源，利用电子流的波动性，经电磁场的作用改变电子前进轨迹，产生偏转、聚焦，因此当电子束透过样品经电磁透镜的作用可放大成像。当电子束中额电子与被检物体的原子核和核外轨道上的电子繁盛碰撞后会应引发散射和干涉现象，从而使得透过物体的电子数目及电子相位产生变化，在荧光屏上会出现亮暗区，即可观察到物体的电子显微镜图像。透射式电子显微镜可用于观察细胞超微结构、细菌、病毒及化学组分等。

透射式电子显微镜的分辨率为 0.1—0.2nm，放大倍数为几万到几十万倍。由于电子易散射或被物体吸收，故穿透力低，必须制

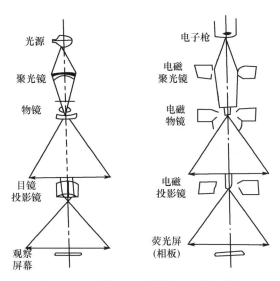

图 1-5-2　透射电子显微镜与光学显微镜

备更薄的超薄切片（通常为 50—100nm）的结构及成像原理对比简图（图 1-5-2）主要由电子光学系统、真空系统和供电系统三大部分组成。

(二) 扫描式电子显微镜

由电子枪发射出的电子，在加速电压的作用下，形成高速电子流，经聚光镜和物镜汇聚成电子探针，在样品表面进行扫描。电子束可激发样品表面是原子外层电子逸出，形成二次电子（同时也产生其他信号）。由于样品表面样貌不同，致使二次电子信号电流强弱发生变化，在荧光屏上呈现出一幅放大的立体感很强的图像。扫描式电子显微镜主要用于观察样品表面的立体结构或断面结构。观察时只需对样品进行固定、脱水、干燥等处理。

扫描式电子显微镜的分辨率主要决定于信噪比、电子束斑的直径（一般为 3—7nm）和入射电子束在样品中的散射。一般扫描电镜的分辨率为 7nm 左右。放大倍数是显像管上扫描幅度与样品上扫描幅度之比，可从几十倍连续地变化到几十万倍。

【实验方法与步骤】

电子显微镜样品制备技术和方法

1. 透射式电镜样品制备

(1) 超薄切片取材：从生物体中去的所需材料。取材操作要以尽可能快的速度进行，以减少组织自溶作用造成的结构破坏。

(2) 固定：选用适宜的物理或化学的方法迅速杀死组织和细胞，力求保持组织和细胞的正常结构，并使其中各种物质的变化尽可能减小。

(3) 脱水：化学固定后，将材料浸于乙醇、丙酮等有机溶剂中以除去组织的游离水。为避免组织收缩，所用溶剂需从低浓度逐步提高到纯有机溶剂，逐级脱水。常规使用梯度脱水法：按 30%—50%—70%—80%—95%—100%。

(4) 包埋：脱水之后，用适当的树脂单体与硬化剂的混合物即包埋剂，逐步替换组织块中的脱水剂，直至树脂均匀地浸透到细胞结构的一切空隙中。

(5) 切片：先将树脂包埋块中含有生物材料的部分，用刀片在立体显微镜下修整成细小的金字塔形，再用超薄切片机切成厚度适中（500Å 左右）的超薄片，切片应依次相互连接成切片带。超薄切片的整个过程为修块、制刀、切片、捞片等步骤。

(6) 染色：将捞到支持铜网上的切片进行染色。

1) 单染色：使用一种染液染色，一般使用铅染色，效果较好，又是为了避免铅干扰，则单独使用铀染色。

2) 双染色：目前最常用的方法是，先用乙酸铀染色，然后再用枸橼酸铅染色，染色效果好。染完后用蒸馏水反复冲洗，除去多余的染色液，待干燥后，即可镜检。

2. 扫描电镜以观察样品的表面形态为主。 扫描电镜样品的制备，必须满足以下要求：①保持完好的组织和细胞形态；②充分暴露欲观察的部位；③良好的导电性和较高的二次电子产额；④保持充分干燥的状态。

某些含水量低且不易变形的生物材料，可以不经固定和干燥而在较低加速电压下直接观察，如动物毛发、昆虫、植物种子、花粉等，但图像质量差，而且观察和拍摄照片时须尽可能迅速。对大多数的生物材料，则应首先采用化学或物理方法固定、脱水和干燥，然后喷镀碳与金属以提高材料的导电性和二次电子产额。

化学方法制备样品的步骤：

(1)清洗：用5%碳酸钠冲洗或酶消化法去除某些生物材料表面常附血液、细胞碎片、消化道内的食物残渣、细菌、淋巴液及黏液等异物，掩盖着欲观察的部位。

(2)固定：通常采用醛类(主要是戊二醛和多聚甲醛)与四氧化锇双固定，也可用四氧化锇单固定。

(3)干燥：固定后通常采用临界点干燥法。通常用乙醇或丙酮等使材料脱水，再用一种中间介质，如乙酸戊酯，置换脱水剂，然后在临界点干燥器中用液体或固体二氧化碳、氟利昂13以及N_2O等置换剂置换中间介质，进行临界干燥。

(4)喷镀金属：将干燥的样品用导电性好的粘合剂或其他粘合剂粘在金属样品台上，然后放在真空蒸发器中喷镀一层50—300Å厚的金属膜，以提高样品的导电性和二次电子产额，改善图像质量，并且防止样品受热和辐射损伤。

【实验报告及作业】

(1)简述电子显微镜的工作原理。

(2)比较透射电镜和扫描电镜的特点及适用范围。

(张雅青　傅思武)

第二篇 细胞生物学技术

实验一 流式细胞技术介绍

【实验目的】

(1) 掌握流式细胞技术的原理。

(2) 了解流式细胞技术在医学中的应用。

【实验原理】

(一) 概述

流式细胞术(flow cytometry, FCM)是七十年代发展起来的高科学技术,是对细胞进行自动分析和分选的装置,它集计算机技术、激光技术、流体力学、细胞化学、细胞免疫学于一体,流式细胞术主要包括了样品的液流技术、细胞的分选和计数技术,以及数据的采集和分析技术等。同时具有对细胞或亚细胞结构进行快速测量的新型分析技术和分选技术。它不仅可测量细胞大小、内部颗粒的性状,还可检测细胞表面和细胞质抗原、细胞内DNA、RNA含量等,可对群体细胞在单细胞水平上进行分析,在短时间内检测分析大量细胞,并收集、储存和处理数据,进行多参数定量分析;能够分类收集(分选)某一亚群细胞,分选纯度>95%。在血液学、免疫学、肿瘤学、药物学、分子生物学等学科广泛应用。FCM主要可定量分析细胞表面和细胞内抗原,以及对细胞分子水平的核酸含量的测量,这些参数的定量变化已被用于确定正常和异常细胞的分化和生长,预示各种病理状态下细胞的生物行为。FCM既是细胞分析技术,又是精确的分选技术。

(二) 流式细胞仪的基本结构

流式细胞仪是对细胞进行自动分析和分选的装置。它可以快速测量、存储、显示悬浮在液体中的分散细胞的一系列重要的生物物理、生物化学方面的特征参量,并可以根据预选的参量范围把指定的细胞亚群从中分选出来。多数流式细胞仪是一种零分辨率的仪器,它只能测量一个细胞的诸如总核酸量,总蛋白量等指标,而不能鉴别和测出某一特定部位的核酸或蛋白的多少。也就是说,它的细节分辨率为零。国外又把流式细胞仪称作荧光激活细胞分选器(fluorescence activated cell sorter, FACS)。美国Becton Dickinson公司生产的流式细胞仪系列均冠以FACS字头。目前国内使用的仪器多为美国、西欧及日本等国的产品,国内有些单位也已研制成功,但尚无定型产品面市。

流式细胞仪的基本结构:流式细胞仪主要由四部分组成。即:流动室和液流系统;激光源和光学系统；光电管和检测系统；计算机和分析系统。

1. 流动室和液流系统

流动室由样品管、鞘液管和喷嘴等组成，常用光学玻璃、石英等透明、稳定的材料制作。设计和制作均很精细，是液流系统的心脏。样品管贮放样品，单个细胞悬液在液流压力作用下从样品管射出；鞘液由鞘液管从四周流向喷孔，包围在样品外周后从喷嘴射出。为了保证液流是稳液，一般限制液流速度 $v<10m/s$。由于鞘液的作用，被检测细胞被限制在液流的轴线上。流动室上装有压电晶体，受到振荡信号可发生振动。

2. 激光源和光学系统

经特异荧光染色的细胞需要合适的光源照射激发才能发出荧光供收集检测。常用的光源有弧光灯和激光；激光器又以氩离子激光器为普遍，也有配和氪离子激光器或染料激光器。光源的选择主要根据被激发物质的激发光谱而定。汞灯是最常用的弧光灯，其发射光谱大部分集中于 300—400nm，很适合需要用紫外光激发的场合。氩离子激光器的发射光谱中，绿光 514nm 和蓝光 488nm 的谱线最强，约占总光强的 80%；氪离子激光器光谱多集中在可见光部分，以 647nm 较强。免疫学上使用的一些荧光染料激发光波长在 550nm 以上，可使用染料激光器。将有机染料作为激光器泵浦的一种成分，可使原激光器的光谱发生改变以适应需要即构成染料激光器。例如用氩离子激光器的绿光泵浦含有 Rhodamine 6G 水溶液的染料激光器，则可得到 550—650nm 连续可调的激光，尤在 590nm 处转换效率最高，约可占到一半。为使细胞得到均匀照射，并提高分辨率，照射到细胞上的激光光斑直径应和细胞直径相近。因此需将激光光束经透镜会聚。光斑直径 d 可由下式确定：$d=4\lambda f/\pi D$。λ 为激光波长；f 为透镜焦距；D 为激光束直径。色散棱镜用来选择激光的波长，调整反射镜的角度使调谐到所需要的波长 λ。为了进一步使检测的发射荧光更强，并提高荧光信号的信噪比，在光路中还使用了多种滤片。带阻或带通滤片是有选择性地使某一滤长区段的光线滤除或通过。例如使用 525nm 带通滤片只允许异硫氰荧光素(fluorescein isothiocyanate，FITC)发射的 525nm 绿光通过。长波通过二向色性反射镜只允许某一波长以上的光线通过而将此波长以下的另一特定波长的光线反射。在免疫分析中常要同时探测两种以上的波长的荧光信号，就采用二向色性反射镜，或二向色性分光器，来有效地将各种荧光分开。

3. 光电管和检测系统

经荧光染色的细胞受合适的光激发后所产生的荧光是通过光电转换器转变成电信号而进行测量的。光电倍增管(PMT)最为常用。PMT 的响应时间短，仅为 ns 数量级；光谱响应特性好，在 200—900nm 的光谱区，光量子产额都比较高。光电倍增管的增益从 103 到 108 可连续调节，因此对弱光测量十分有利。光电管运行时特别要注意稳定性问题，工作电压要十分稳定，工作电流及功率不能太大。一般功耗低于 0.5W；最大阳极电流在几个毫安。此外要注意对光电管进行暗适应处理，并注意良好的磁屏蔽。在使用中还要注意安装位置不同的 PMT，因为光谱响应特性不同，不宜互换。也有用硅光电二极管的，它在强光下稳定性比 PMT 好。

从 PMT 输出的电信号仍然较弱，需要经过放大后才能输入分析仪器。流式细胞仪中一般备有两类放大器。一类是输出信号幅度与输入信号呈线性关系，称为线性放大器。线性放大器适用于在较小范围内变化的信号以及代表生物学线性过程的信号，例 DNA 测量等。另一类是对数放大器，输出信号和输入信号之间成常用对数关系。在免疫学测量中常使用对数放大器。因为在免疫分析时常要同时显示阴性、阳性和强阳性三个亚群，他们的荧光强度相差 1—2 个数量级；而且在多色免疫荧光测量中，用对数放大器采集数据易于解释。此外还有调节便利、细胞群体分布形状不易受外界工作条件影响等优点。

4. 计算机和分析系统

经放大后的电信号被送往计算机分析器。多道的道数是和电信号的脉冲高度相对应的，也是和光信号的强弱相关的。对应道数年纵坐标通常代表发出该信号的细胞相对数目。多道分析器出来的信号再经模-数转换器输往微机处理器编成数据文件，或存储于计算机的硬盘和软盘上，或存于仪器内以备调用。计算机的存储容量较大，可存储同一细胞的 6—8 个参数。存贮于计算机内的数据可以在实测后脱机重现，进行数据处理和分析，最后给出结果。除上述四个主要部分外，还备有电源及压缩气体等附加装置。

（三）流式细胞仪的基本工作原理

1. 参数测量原理

流式细胞仪可同时进行多参数测量，信息主要来自特异性荧光信号及非荧光散射信号。测量是在测量区进行的，所谓测量区就是照射激光束和喷出喷孔的液流束垂直相交点。液流中央的单个细胞通过测量区时，受到激光照射会向立体角为 2π 的整个空间散射光线，散射光的波长和入射光的波长相同。散射光的强度及其空间分布与细胞的大小、形态、质膜和细胞内部结构密切相关，因为这些生物学参数又和细胞对光线的反射、折射等光学特性有关。未遭受任何损坏的细胞对光线都具有特征性的散射，因此可利用不同的散射光信号对不经染色活细胞进行分析和分选。经过固定的和染色处理的细胞由于光学性质的改变，其散射光信号当然不同于活细胞。散射光不仅与作为散射中心的细胞的参数相关，还跟散射角、及收集散射光线的立体角等非生物因素有关。

在流式细胞术测量中，常用的是两种散射方向的散射光测量：①前向角（即 $0°$ 角）散射（FSC）；②侧向散射（SSC），又称 $90°$ 角散射。这时所说的角度指的是激光束照射方向与收集散射光信号的光电倍增管轴方向之间大致所成的角度。

一般说来，前向角散射光的强度与细胞的大小有关，对同种细胞群体随着细胞截面积的增大而增大；对球形活细胞经实验表明在小立体角范围内基本上和截面面积大小呈线性关系；对于形状复杂具有取向性的细胞则可能差异很大，尤其需要注意。侧向散射光的测量主要用来获取有关细胞内部精细结构的颗粒性质的有关信息。侧向散射光虽然也与细胞的形状和大小有关，但它对细胞膜、胞质、核膜的折射率更为敏感，也能对细胞质内较大颗粒给出灵敏反映。

在实际使用中，仪器首先要对光散射信号进行测量。当光散射分析与荧光探针联合使用时，可鉴别出样品中被染色和未被染色细胞。光散射测量最有效的用途是从非均一的群体中鉴别出某些亚群。

荧光信号主要包括两部分：

1）自发荧光，即不经荧光染色细胞内部的荧光分子经光照射后所发出的荧光；

2）特征荧光，即由细胞经染色结合上的荧光染料受光照而发出的荧光，其荧光强度较弱，波长也与照射激光不同。自发荧光信号为噪声信号，在多数情况下会干扰对特异荧光信号的分辨和测量。在免疫细胞化学等测量中，对于结合水平不高的荧光抗体来说，如何提高信噪比是个关键。一般说来,细胞成分中能够产生的自发荧光的分子(例核黄素、细胞色素等)的含量越高,自发荧光越强;培养细胞中死细胞/活细胞比例越高,自发荧光越强;细胞样品中所含亮细胞的比例越高,自发荧光越强。

2. 样品分选原理

流式细胞仪的分选功能是由细胞分选器来完成的。总的过程是:由喷嘴射出的液柱被分割成一连串的小水滴,根据选定的某个参数由逻辑电路判明是否将被分选,而后由充电电路对选定细胞液滴充电,带电液滴携带细胞通过静电场而发生偏转,落入收集器中;其他液体被当作废液抽吸掉,某些类型的仪器也有采用捕获管来进行分选的。

3. 数据处理原理

FCM 的数据处理主要包括数据的显示和分析,至于对仪器给出的结果如何解释则随所要解决的具体问题而定。FCM 的数据显示方式包括单参数直方图(histogram)、二维点图(dot plot)、二维等高图(contour)、假三维图(pseudo 3D)和列表模式(list mode)等分。

(四) 流式细胞仪的技术参数

为了表征仪器性能,往往根据使用目的和要求而提出几个技术参数或指标来定量说明。对于流式细胞仪常用的技术指标有荧光分辨率、荧光灵敏度、适用样品浓度、分选纯度、可分析测量参数等。

1. 荧光分辨率

强度一定的荧光在测量时是在一定道址上的一个正态分布的峰,荧光分辨率是指两相邻的峰可分辨的最小间隔。通常用变异系数($C.V$ 值)来表示。$C.V$ 的定义式为:分 $C.V=\sigma/\mu$ 式中,σ 为标准偏差,μ 是平均值。目前仪器的荧光分辨率均优于 2.0%。

2. 荧光灵敏度

反映仪器所能探测的最小荧光光强的大小。一般用荧光微球上所标可测出的 FITC(fluorescein isothiocyanate 异硫氰基荧光素)的最小分子数来表示。目前仪器均可达到 1000 左右。

3. 分析速度/分选速度

仪器每秒钟可分析/分选的数目。一般分析速度为 5000—10 000;分选速度掌握在 1000 以下。

4. 样品浓度

主要给出仪器工作时样品浓度的适用范围。一般在 10^5—10^7 细胞/mL 的数量级。

其他技术参数尚多,不再一一介绍。

(五) 流式细胞仪操作程序

下面以美国 BACKMAN 公司生产的小型流式细胞仪为例,介绍其操作程序。

1. 开机程序

(1) 检查稳压器电源,打开电源,稳定 5 min。

(2) 开储液箱,倒掉废液,并在废液桶中加入 400mL 漂白水原液。打开压力阀,取出鞘液桶,将鞘液桶加至其容积的 4/5(一般可用三蒸水,做分选必须用 PBS 或 FACS Flow),合上压力阀。确实盖紧桶盖,检查所有管路是否妥善安置。

(3) 将 FACS Calibur 开关打开，此时仪器功能控制钮的显示应是 STANDBY，预热 5～10 min。排出过滤器内的气泡。

(4) 如果需要打印，打开打印机电源。

(5) 打开电脑，等待屏幕显示出标准的苹果标志。

(6) 执行仪器 Prime 功能一次，以排除 Flow Cell 中的气泡。

(7) 分析样品时，先用 FACA Flow 或 PBS 进行 HIGH RUN 约 2min。

做过分选后，每次开机后需冲洗管道：向分选装置上装上两个 50ml 离心管，不接通浓缩系统，摁下右下角白色按钮开始冲洗。待自动停止后接通浓缩装置，同上法冲洗一次。

2. 预设获取模式文件

(1) 从苹果标志中选择 CELL Quest 建一个新视窗，可利用此视窗编辑一个获取模式文件 (acquisition template files)。

(2) 选取屏幕左列绘图工具中的 Dot Plot，绘出一个或多个 Dot Plots（点图）。从 Dot Plot 对话框中选取 Acquisition 作为图形资料来源，并确定适当的 X 轴和 Y 轴参数。

(3) 取屏幕左列绘图工具中的 Histogram，同上法可绘出 Histogram（直方图）。

(4) 将此视窗命名后储存于 FACStation G3\BD Applications \CELL Quest Folder \EXP 文件夹中，下次进行相同实验时可直接调用。

3. CELL Quest 进行仪器的设定和调整

(1) 从苹果画面中选取 CELL Quest，进入 CELL Quest 后在 File 指令栏中打开合适的获取模式文件。

(2) 从屏幕上方 Acquire 指令栏中，选取 Connect to Cytometer 进行电脑和仪器的连机。将出现的 Acquisiton Control 对话框移至合适位置。

(3) 从 Cytometer 指令栏中，开启 Detectors/Amps、Threshold、Compensation、Status 等四个对话框，并将它们移至屏幕右方，以便获取数据时随时调整获取条件。

(4) 在 Detectors/Amps 对话框中，先为每个参数选择适当的倍增模式 (amplifier mode)：线性模式 Lin 或对数模式 Log。一般进行细胞表面抗原分析如分析外周血的淋巴细胞亚群时，FSC 和 SSC 多以线性模式 Lin 测量，且 DDM Param 选择 FL2，而 FL1、FL2 与 FL3 则以对数模式 Log 测量；分析细胞 DNA 含量时，FSC、SSC、FL1、FL2 和 FL3 皆以 Lin 进行测量，且 DDM Param 选择 FL2；分析血小板表型时，FSC、SSC、FL1、FL2 和 FL3 等均以 Log 进行测量。

(5) 放上待检测的样品（待测细胞须 400 目滤网过滤），将流式细胞仪设定于 RUN，流速可在 HIGH 或 LOW 上。

(6) 在 Acquisiton Control 对话框中，选取 Acquire，开始获取细胞。在以下的仪器调整过程中随时选取 Pause 或 Restart 以观察调整效果。

(7) 在 Detectors/Amps 对话框中，调整 FSC 和 SSC 探测器中的信号倍增度：PMT voltages（粗调）与 Amp Gains（细调），使样品信号出现在 FSC-SSC 点图内，且三群细胞合理分布。

(8) 在 Threshold 对话框中选择适当的参数设定 Threshold，并调整 Threshold 的高低，以减少噪声信号（细胞碎片）。一般做细胞表型时用 FSC-H 而做 DNA 时用 FL2-H。Threshold 并不影响检测器对信号的获取，但可改善画面质量。

(9)从屏幕左列绘图工具中选取 Region(区域),并在靶细胞周围设定区域线,即通常所说的门。圈定合适的细胞群可使仪器调整更为容易。

(10)在 Detectors/Amps 对话框中,调整荧光检测器(FL1、FL2、FL3 和 FL4 等)的倍增程度。根据所用的荧光阴性对照样品调整细胞群,使之分布在正确的区域内。

(11)Ompensation 对话框中,根据所用的调补偿用标准荧光样品调整双色(或多色)荧光染色所需的荧光补偿。

(12)Status 对话框中可见:Laser Power(正常值:Run/Ready 为 14.7mW,Standby 为 5mW)和 Laser current(正常值为 6Amps 左右)。

(13)好的仪器设定可在 Instrument Settings 对话框中储存,下次进行相同实验时可调出使用,届时只需微调即可。

4. 通过预设的获取模式文件进行样品分析

(1)从苹果标志中选择 CELL QUEST,新视窗出现后从 File 指令栏中选择 Open,打开预设的获取模式文件。

(2)从屏幕上方 Acquire 指令栏中,选取 Connect to Cytometer 进行电脑和仪器的联机。将出现的 Acquisiton Control 对话框移至合适位置。

(3)从 Cytometer 指令栏中选取 Instrument Settings,在其对话框中选择 Open 以调出以前存储的相同实验的仪器设定,按 Set 确定。

(4)在 Acquire 指令栏中,选择 Acquisition&Storage 决定储存的细胞数、参数和信号道数。其中 Resolution 在做细胞表面标志时选择 256,做 DNA 时选择 1024。

(5)在 Acquire 指令栏中,选择 Parameter Description,以决定文件存储位置(folder),文件名称(file),样品代号以及各种参数的标记(panel),即安排 tube1、2、3 等的检测参数。

(6)在 Cytometer 指令栏中,选择 Counters,将此对话框移至合适位置,以便于随时观察 Events 计数。

(7)将样品试管放至检测区,在 Acquire Control 对话框中选取 Acquire 以启动样品分析测定。

(8)微调仪器设定,待细胞群分布合适后选择 Acquire Control 对话框中 Pause,Abort,开始正式获取信号,存储数据。

(9)当一定数目的细胞被测定后,获取会自动停止,并会自动存储数据。重复步骤(7),继续分析下一个样品,直到所有的样品数据分析完毕。

当所有样品分析分析完毕,即换上三蒸水,并将流式细胞仪置于"STANDBY"状态,以保护激光管。

5. 关机程序

(1)从 File 中选择 Quit,退出软件,选择 Don't Save 至苹果屏幕。

(2)用 4mL 1:10 稀释的漂白水作样品,将样品置于旁位(Vacuum is on),以外管吸去约 2ml,在将样品架置于中位(Vacuum is off),再 HIGH RUN 5min(内管吸去 2ml)。

(3)改用三蒸水 4ml 作样品,同上处理。

(4)按 Prime 三次。

(5)此时仪器自动转为 STANDBY 状态,换 2ml 三蒸水。必须在仪器处于"STANDBY"状态 10min 后依次关掉计算机、打印机、主机和稳压电源,以延长激光管寿命,并确保应用软件的正常运行。

6. 流式细胞术的技术

(1) 测量速度快，最快可在 1 秒钟内计测数万个细胞。

(2) 可进行多参数测量，可以对同一个细胞做有关物理、化学特性的多参数测量，并具有明显的统计学意义。

(3) 是一门综合性的高科技方法，它综合了激光技术、计算机技术、流体力学、细胞化学、图像技术等从多领域的知识和成果。

(4) 既是细胞分析技术，又是精确的分选技术。概要说来，流式细胞术主要包括了样品的液流技术、细胞的分选和计数技术，以及数据的采集和分析技术等。

7. 流式细胞术的应用

(1) 细胞生物学研究：流式细胞术可用于测定细胞周期各时相细胞的百分比。通过测定细胞群体中每个细胞的 DNA 含量，得出 DNA 含量分布曲线。例如，在测定 Hela 细胞 DNA 含量分布曲线上，第一个峰是含有 2CDNA 含量的 G1/G0(DNA 合成前期/静止期)细胞，其次一个峰是 4CDNA 含量的 G2+M(DNA 合成后期＋有丝分裂期)细胞，从 2C-4C 间的区域为 S 期(DNA 合成期)细胞。采用绘图法或计算机拟合法可计算出细胞周期各时相细胞占整个细胞群体的百分数。用流式细胞术可进行多参数分析，即同时测定一个细胞的多种性质。如散射光和荧光，或多种不同颜色的荧光。例如细胞经吖啶橙染色后，DNA 发绿色荧光，RNA 发红色荧光。测定这两种荧光就能同时得知一个细胞内的 DNA 和 RNA 含量。测定结果可用二维散点图或三维立体图表示。用这种方法可根据 DNA 和 RNA 含量而鉴别出 G0 与 G1、M 期和 G2 期细胞。用流式细胞术与液体闪烁技术相配合，还可求得细胞通过 G1、S 和 G2+M 期的时间(T、Ts、T+M 及其变异系数。近年利用抗溴脱氧尿苷(Brdurd)单克隆抗体能发现渗入到细胞 DNA 内的溴脱氧尿苷。将此种荧光抗体技术与测定细胞 DNA 含量相结合，是研究 DNA 合成和细胞周期的一种非常有用的技术。此外，流式细胞术还可测定细胞群体同步化的程度和所处的时期，鉴别死细胞和活细胞，利用荧光标记配体，还可定量测定细胞表面和内部的受体等。

(2) 遗传学研究：用流式细胞术测定染色体 DNA 含量，可得到染色体频率分布图，称为流式染色体核型分析。同类型染色体出现一个峰，峰的面积代表这种类型染色体的丰度。流式染色体核型分析技术不仅能快速分析核型，而且能分选出不同类型的染色体，做成人类每条染色体的 DNA 文库，可用于人类基因组研究、遗传病和癌症的诊断的研究。

(3) 免疫学研究：结合免疫荧光方法，流式细胞术可辨认和计数带有不同表面特异性抗原的细胞，例如用荧光素标记的免疫球蛋白鉴别 T 和 B 淋巴细胞，根据细胞表面抗原的不同，进一步分辨出不同的 T 和 B 淋巴细胞亚群，以及测定每个细胞所带抗原的数量、密度及其动力学参数等。也可用流式细胞分选技术将带有"＋"和不带有"－"的某种特异抗原的细胞群体分类收集，供研究其功能特性。流式细胞术对于判断免疫缺陷症，如艾滋病(获得性免疫缺损综合征)的重要特征，即 T4 和 T8 淋巴细胞比例改变(T4 细胞大量减少)以及判断自身免疫病和确定白血病、淋巴癌的表型等，都是非常有用的。此外，流式细胞术还可用于定量分析结合于细胞上的荧光素标记的外源凝集素，测定细胞表面积和荧光素结合位点的相对密度，结合细胞动力学测定每个细胞结合位点的数目，以及研究各种外源凝集素与细胞表面结合的竞争性等。

(4)肿瘤学研究：肿瘤细胞一般都含有异常数量的 DNA。在大多数实体瘤和急性白血病中都发现有非整倍体的细胞，由于流式细胞术样品制备方法简单，测定结果精确，能快速得到有关 DNA 倍性的信息，因而能提供有价值的诊断数据。如果在测量 DNA 含量的同时，再测定其他参数(如不同类型的中等纤维蛋白、蛋白质含量、细胞大小、核质比等)则可进一步提高诊断的可靠性。流式细胞术可在实验和临床中评价肿瘤化疗和放疗的作用，现在根据流式细胞术和细胞动力学数据来监视肿瘤治疗的工作已经在实际工作中开展起来。

此外，流式细胞术在血液学、微生物学、分子生物学等领域中也得到广泛的应用。流式细胞术正在向高灵敏、高速度、多参数测量、获取形态学信息等方面发展。

【实验报告及作业】

试述流式细胞术在医学中的应用。

（张雅青）

实验二　细胞培养技术原理和方法

【实验目的】

(1) 熟悉细胞培养过程中的无菌操作技术。
(2) 了解细胞原代培养和传代培养的基本方法和主要操作步骤。
(3) 了解体外培养细胞的液氮冻存与复苏技术。
(4) 进一步掌握光学显微镜的使用方法。

【实验原理】

细胞培养(cell culture)是指从机体内取出某种组织或细胞，模拟机体内的生理条件使其在体外生存、生长和繁殖的过程。细胞的体外培养在细胞生物学和医学研究领域有着极为广泛的用途，这一技术已成为研究细胞生理、细胞增殖、细胞遗传、细胞癌变和细胞工程等课题的一项不可缺少的手段。细胞培养技术的突出优点在于能为研究者提供大量的生物性状相同的细胞作为研究对象，便于人们在体外利用各种不同的方法从不同的角度研究细胞生命活动的规律。另外，利用细胞培养技术还可使人们较为方便地研究各种物理、化学和生物因素对细胞结构和功能的影响。

细胞培养可分为原代培养和传代培养 2 种情况。所谓原代培养(primary culture)是指直接从机体取出组织或细胞后所进行的首次培养，也叫初代培养，原代培养的细胞由于刚刚离体，生物学特性与在体活细胞相似，适于做细胞形态、功能和分化等研究。

一般动物和人的所有组织都可以用于培养，但幼体组织和细胞(如胚胎组织、幼仔的脏器等)更容易进行原代培养。传代培养(subculture)是指当原代培养的细胞增殖到一定密度后，将其从原培养容器中取出，以 1∶2 或其他比例转移到另一个或几个容器中所进行的再培养。传代培养可简称传代。在体外培养过程中，要使细胞能正常地生长、繁殖，需经常对其进行传代。传代的累积次数就是细胞的代数。

在从事细胞培养工作时常常会接触到细胞系(cell line)和细胞株(cell strain)这两个容易混淆的概念。一般认为，细胞系指通过原代培养并经传代后所形成的细胞群体，由于细胞系来源于原代培养，而原代培养物中所含的细胞种类较多，故一个细胞系往往由多个生物学性状不同的细胞群体所组成；而细胞株是利用单细胞分离培养法或克隆形成法从原代培养物或细胞系中选择出的细胞群体，一个细胞株往往具有特殊的生物学性状或标记并可持续存在。细胞培养是一种程序复杂、条件较多且要求严格的实验性工作。由于细胞在体外的生长、繁殖会受到温度、营养物质、酸碱度、渗透压及微生物等多种因素的显著影响，故细胞培养工作的各个环节如培养器皿的清洗消毒、营养液的配制以及除菌、pH 值调整、温度调节等操作都有严格的要求和规定，特别要注意无菌操作，这是细胞体外培养成败的关键。

细胞的一代是指细胞从接种到分离再培养的一段时间，与细胞世代或倍增不同，在一代中细胞倍增 3—6 次。细胞传代后一般经过三个阶段：游离期、指数生长期和停止期。原代培养和传代培养的细胞依据其生长状态，可分为贴壁生长细胞与非贴壁生长细胞。一般说来，来自外周血的细胞，如红细胞、白细胞、白血病细胞等都是非贴壁细胞；而来自其他组织的细胞则多为贴壁细胞。

贴壁细胞依照其镜下特征，可分为以下4种类型。

(1)成纤维型细胞：心肌细胞，血管内皮细胞等。
(2)上皮型细胞：消化管外皮细胞，肝脏上皮细胞等。
(3)游走型细胞：神经胶质细胞。
(4)多形型细胞：神经组织细胞。

【器材与试剂】

(1)器材：恒温培养箱、超净工作台、恒温水浴箱、普通离心机、倒置相差显微镜、真空泵、电热高压蒸汽灭菌锅、解剖剪、眼科剪、解剖镊、培养瓶(15mL或25mL)、表面皿、培养皿、吸管、玻璃除菌滤器(G5或G6)、小烧杯、离心杯、青霉素小瓶、血球计数板、吸管橡皮头、橡皮瓶塞、酒精灯、试管架、记号笔、75%乙醇棉球、口罩、袖套。

(2)材料：新生乳鼠。

(3)试剂：1640培养液(含20%小牛血清)、0.25%胰蛋白酶液、磷酸缓冲液(PBS)、小牛血清、青霉素、75%乙醇、5% $NaHCO_3$ 液、0.85% NaCL液、三蒸水或双蒸水、二甲基亚砜(DMSO)、丙三醇(甘油)。

【试剂配制】

1. 1640培养液

用天平称取RPMI-1640培养基粉剂若干克(依实验所需培养液的总量而定)倒入烧杯中，按说明书要求加入三蒸水、$NaHCO_3$、谷氨酰胺，完全溶解后，加入适量浓度为20000单位/mL的青霉素和链霉素，使培养液中这两种抗菌素的浓度分别达到100单位/mL。再按比例加入小牛血清，使其在培养液中的含量达到20%，将溶液充分混匀，用5%的 $NaHCO_3$ 和1moL/L的HCl调培养液的pH值至7.0—7.1。最后用G5或G6型玻璃除菌滤器负压抽滤除菌。

2. PBS(不含钙镁，pH7.2)

NaCl	8.0g
KCl	0.20g
Na_2HPO_4	1.15g
$KHPO_4$	0.20g

加三蒸水溶解并定容至1000mL。

3. D-Hank's原液

NaCl	80.0g
$Na_2HPO_4 \cdot 2H_2O$	0.6g
KCl	4.0g
KH_2PO_4	0.6g
$NaHCO_3$	3.5g

加三蒸水溶解至1000mL。

配制时要注意按顺序逐一加入溶解，应等前一种药品完全溶解后再加下一种药品，原液配好后应分装于 250mL 或 500mL 玻璃瓶中，高压灭菌，置冰箱内储存。

D-Hank's 工作液：取 D-Hank's 原液 100mL，加三蒸水 896mL，再加 0.5%的酚红溶液 4mL，混合均匀即成。

4. 0.25%胰蛋白酶(pH7.2-7.6)

称取活性为 1:250 的胰蛋白粉 0.25g，另准备 D-Hank's 工作液 100mL。先用少量 D-Hank's 工作液将胰蛋白酶粉调成糊状，再将剩余的 D-Hank's 工作液全部加入，充分搅拌使酶充分溶解，必要时可将容器置于 36℃恒温水浴箱中，直至胰液清亮，再用 $NaHCO_3$ 调 pH 至 7.2—7.6。然后用玻璃滤器除菌，分装于青霉素小瓶中，密封后置冰箱冷冻室中储存。

5. 0.5% 酚红溶液

称取 0.5g 酚红粉置干燥研钵中研磨均匀，边磨边加入 0.1moL/L NaOH 12mL，使之完全溶解，然后加三蒸水至 100mL，4℃冰箱保存。

6. 细胞冻存培养液

在含 20%—30%小牛血清的 1640 培养液中加入二甲亚砜，使其终浓度为 10%(或加入丙三醇并使其终浓度为 5%)。

【实验方法与步骤】

(一) 实验过程中无菌操作的要求

在整个细胞体外培养过程中，要始终保持无菌的概念，在操作的众多环节中要注意消毒灭菌，努力做到最大限度的无菌，严防细菌的污染，否则将导致细胞培养的失败。

1. 培养用品的清洗消毒

实验中所需的玻璃器皿(如培养瓶、离心管、吸管、小瓶等)和器械(如剪刀、镊子等)应彻底清洗干净，干燥后用牛皮纸包好置高压蒸汽消毒锅中消毒灭菌(蒸汽压力为 15 磅，20min)。而培养液、PBS 液、胰蛋白酶液、Hank's 液、细胞冻存液等应利用抽滤法除菌。将已消好毒的实验所需物品收集并清点好置于超净工作台内，避免实验开始后再从工作台外取物而受污染。为操作时方便，工作台内的用品应合理布局，原则是右手使用方便的用品放在右侧，左手使用方便的用品放在左侧，酒精灯放在中央。

2. 超净工作台的消毒

超净工作台在使用前可用 75%乙醇纱布将其内部擦一遍进行初步消毒，然后打开工作台内的紫外线灯照射消毒 20—30min。照射杀菌完毕后关闭紫外线灯并同时打开风机，由于进入工作台内的空气是经过工作台上的除菌滤板过滤的，故工作台内是一个相对无菌的环境。

3. 手的消毒

操作时双手及前臂要伸入超净工作台内，应事先双手必须用肥皂刷洗干净，然后用 75%的乙醇棉球擦拭消毒。在夏季，手的刷洗和消毒应至肘部，在冬季，双手消毒后进入工作台前应戴上无菌的袖套。

4. 操作过程中的消毒

在超净工作台中开始操作时首先应点燃酒精灯，此后的一切操作如打开或加盖瓶塞、安装吸管皮头、使用吸管、使用各种金属器械等均要经酒精灯的火焰烧灼或在火焰旁进行操作。培养操作时，动作要准确敏捷，不能用手触及器皿的消毒部分，如不慎触及，要用火焰消毒或更换。开盖的培养液或培养用瓶应尽量保持斜位放置或平放,以避免瓶口长时间直立而增加细菌污染的机会。吸取不同液体时应分别使用不同的吸管,不要混用,以防扩大污染。

(二) 细胞的原代培养(乳鼠肺组织单层细胞细胞培养)

1. 取材

(1)取新生乳鼠一只,用颈椎脱臼法处死后立即浸入盛有 75%乙醇的烧杯中消毒处理 2—3 秒钟(注意:浸泡时间不宜过长,过长会使乙醇从口和肛门侵入体内会影响组织生长),取出后立即放入超净工作台内的无菌培养皿中。

(2)分别用碘酒和乙醇进行一次腹部消毒后打开无菌器械包,左手用镊子提起小鼠腹部皮肤,右手用解剖剪剪开腹腔和胸腔,可同时剪去部分胸壁以充分暴露胸腔。

(3)用另一镊子轻轻夹起粉红色的肺组织并将其剪下,放入另一培养皿中。

(4)用吸管吸取 PBS 液或 Hank's 液将培养皿中的肺组织冲洗 3 次以除去血污,然后将肺组织剪成若干块,再用 PBS 液或 Hank's 液漂洗,除净血液。

2. 消化

(1)将洗净的肺组织块移入无菌的青霉素小瓶中,用小剪刀伸入瓶内将组织块反复剪成约 $0.5mm^3$ 的小块。

(2)加入组织块 5—8 倍量的 0.25%胰蛋白酶液,混匀后加盖放入 37℃水浴箱中消化处理 20—30min。胰蛋白酶的消化作用能除去组织中的细胞间质,使组织松散成单个细胞或较小的细胞团。其间每隔 5min 轻摇 1 次。

(3)当组织被消化得差不多时(看上去组织块变得较为疏松,颜色变白),将小瓶从水浴中取出拿回超净工作台,用吸管反复吹打,使大部分组织块分散成细胞团或单个细胞状态,加入 1—2mL 培养液混匀,使消化作用中止。

(4)将小瓶静置片刻,使瓶内未被消化完的组织块自然下沉,然后将细胞悬液移入无菌的离心管中并加盖橡皮塞。

3. 离心

将离心管做好标记,平衡后放入离心机中以 1000rpm 的速度离心 8min。

4. 计数

离心完成后,将离心管拿回超净工作台内,用吸管吸去上清液,再加入 3mL 培养液吹打混匀。用吸管吸取少许细胞悬液滴入血球计数板的小室中,在光镜下计数。根据计数结果,将细胞悬液中的细胞浓度调整至 5×10^5/mL 左右。

5. 接种

调整好细胞浓度后,往每只培养瓶(25mL)接种 1mL 细胞悬液,另添加培养液 4mL,轻轻混匀后盖紧瓶塞,用记号笔标上细胞名称、日期等,放入 37℃恒温培养箱中培养。

6. 培养与观察

对培养中的细胞每天都应做常规性观察,主要观察细胞生长状态、是否出现细菌等微生物的污染、培养液的酸碱度。如果没有发生污染,24 小时后在光镜下便可见到许多细胞贴壁,培养至 3—4 天时,可见细胞增殖后在瓶中形成许多细胞团并逐渐扩展。一般培养至 7—10 天时细胞可基本铺满整个瓶壁,形成致密单层,其间如果培养液变黄(pH 下降),可换液一次。

(三) 细胞的传代培养

当培养瓶中的细胞已长成致密单层时即可进行传代培养，其操作步骤如下。

1. 准备

(1) 将所需培养用品清洗消毒后放入超净工作台内并摆好，紫外线消毒 30min。

(2) 将已形成致密单层细胞的培养瓶从培养箱中取出放入超净工作台中。

(3) 点燃酒精灯，在酒精灯旁将培养液倒入一小烧杯中。

2. 消化

(1) 往培养瓶中加入消化液(0.25%的胰蛋白酶)5—8 滴，轻摇培养瓶，使消化液湿润整个细胞单层，置室温下 2—3min。

(2) 翻转培养瓶使其底部朝上，用肉眼察看细胞单层，如细胞单层上出现空隙(约针孔大小)时即可倒去消化液；如果未见空隙，说明消化程度不够，可将消化时间稍延长；如果发现细胞已大片脱落，说明已消化过头，在这种情况下不能倒出消化液，而应直接进入下步操作。

3. 终止消化

往培养瓶中加入 3—4mL 培养液以终止胰蛋白酶的消化作用，用吸管吸取瓶中的培养液反复冲击瓶壁上的细胞，直至全部细胞被冲下，轻轻混匀制成细胞悬液。

4. 计数

吸取少量细胞悬液于血液计数板的小室中，光镜下计数，根据结果将细胞浓度调整至 5×10^5/mL。

5. 传代

吸取 1mL 细胞悬液移入另一培养瓶中，原培养瓶中留下 1mL 细胞悬液(其余弃去)，并向每瓶中加入新培养液 4mL，盖好瓶塞，轻轻摇匀后置 37℃ 恒温培养箱中进行培养。

6. 观察

传代后每天应对培养的细胞进行观察，若细胞贴壁存活则称为传了一代，如培养液变酸发黄要及时换液。

7. 注意事项

(1) 一般传代培养的过程比较长，细胞被污染的可能性比较大，因此必须严格进行无菌操作。

(2) 用胰蛋白酶液进行消化前，需用 D-Hank's 液清洗培养细胞表面残留的培养液，以免其所含的牛血清抑制胰蛋白酶活性的发挥。

(3) 消化液作用的时间常随着细胞的种类、消化液配制的时间及消化液加入的量的多少而发生变化，消化过程中应密切注意培养细胞形态的变化，发现细胞质回缩、细胞间的连接变松散时，应立即终止消化。

(4) 首次传代的细胞因需适应新的环境，可适当增加其接种量，以促进其生存与增值。

(四) 体外培养细胞的冻存与复苏

体外培养细胞的传代及维持在培养用具、培养液、无菌操作及准备工作等方面均需花费较多的人力和物力，而且细胞在体外培养过程中所传的代数往往是有限的，一般繁殖到50—60代就会老化衰亡。另外，在传代的过程中细胞的表型会发生改变，因此，在体外培养过程中，常需要对细胞进行冷冻保存以减少工作量，防止细胞因传代过多发生变异甚至死亡。冻存的细胞可为进行某个研究方面的重复实验提供永久的材料来源。

在一般低温条件下，活细胞内外可出现对细胞有机械损伤作用的冰结晶，而且随着冰结晶数量的增多，会导致细胞的脱水及渗透压上升等后果，这些也可造成细胞的损伤。为了避免冷冻时出现细胞损伤，研究者们发明了在培养液中添加保护剂的方法。作为保护剂应具备亲水性、易透过细胞膜及毒性小等优点。目前广泛应用的是丙三醇和二甲基亚砜 2 种，它们可使细胞在冷冻时免受由于冰晶形成和渗透压改变而导致的损伤。现在各实验室所采用的细胞冻存温度是液氮温度(–196℃)，这是大多数细胞样品的最佳储存温度。例如人的红细胞在液氮中可储存 12 年而未表现出明显的生化及生理功能改变。

另一方面，为了减少冰晶对细胞的伤害，保证冻存效果，选择最佳的降温程序和速度也很重要。目前多采用的降温程序是分段降温法，即利用不同温级的冰箱或液氮储存罐，将活细胞在不同的温度段分段降温冷却，例如从室温降至4℃，再依次降至–30℃、–80℃、–196℃(在各温度段持续时间视细胞的类型而定)。关于最佳降温的速度，不同类型的细胞相差较大，与细胞的性质特别是质膜的渗透率有关。一般来说，以每分钟下降 1—10℃的速度可得到良好的效果。

目前最广泛使用的冷冻剂是液氮，其沸点是–196℃。液氮对细胞材料的 pH 没有影响，气化时也不留沉淀。

在体外培养的细胞，从增殖期到形成致密单层前的细胞都可用于冻存，但一般认为处于对数生长期的细胞用于冻存效果最佳。当需要使用冻存的细胞时，可加温使之复苏，复苏后的细胞可继续培养增殖用于研究或实验。冻结的细胞复苏要以快速融化为原则，以防小冰晶变为大冰晶而对细胞造成损伤。

1. 培养细胞的冻存

(1)准备工作

1)细胞冻存液的配制：在含 20%—30%的小牛血清的 1640 培养基中加入二甲基亚砜，使其终浓度为 10%(或者加入丙三醇并使终浓度为 5%)。

2)冻存瓶的处理：新购置的冻存瓶应该放入肥皂粉溶液中煮沸 20min、取出后用自来水冲洗 15 遍，再用蒸馏水冲洗 3 遍，烘干，高温蒸汽消毒。

(2)将一瓶处于对数生长期并已长成单层HeLa细胞或其他培养细胞的培养瓶从37℃培养箱中取出，在无菌环境下倒去培养液，往瓶中加入 0.25%的胰蛋白酶 1mL，使其湿润整个瓶底，在室温下消化处理 2—3min，待单层出现空隙时倒去胰蛋白酶，再加入 4mL 培养液，用吸管将细胞吹打混匀后制成细胞悬液。

(3)在无菌状态下，将细胞悬液移入无菌的带盖刻度离心管内，加盖。配平后放入离心机中以 1000rpm、离心 8min。

(4)弃上清液，加入 1mL 冻存培养液，吹打混匀成细胞悬液。

(5)吸取少量悬液进行细胞计数，将细胞的浓度用冻存培养液调整到每毫升 300 万左右。因为细胞的浓度对冻结和融化时细胞的活力有显著影响，细胞浓度低时失活较显著。

(6)将细胞悬液移入已处理好的 2mL 冻存管内，旋紧瓶盖。在冻存管上标明细胞名称、冻存日期、冻存人名等。

(7) 将冻存管装入自制小布袋中，用棉线扎紧，挂上标签，然后放入 4℃冰箱中处理 1 小时，然后放入 –20℃过夜。

(8) 从冰箱中取出布袋，悬吊于液氮罐口内的气相液氮中放置 2 小时，然后将装有冻存管的布袋移入液氮罐的吊筒内，迅速浸入液氮(–196℃)中。

(9) 注意事项

1) 细胞冻存时，应尽量选择处于对数期的细胞加以冻存，这类细胞增殖能力强，冻存生存率较高。消化细胞时注意掌握时间，切忌消化过度损伤细胞，以至在复苏时细胞不易存活。

2) 为了保证冻存的质量及复苏后细胞的存活率，冻存液中细胞的浓度一般控制在 $5\times10^6—1\times10^7$/mL。

3) 冻存管的瓶盖应密封严密，冻存管上要表明细胞的名称及日期，同时要做好冻存记录(如细胞名称、日期、罐中位置等)，操作过程应戴手套，以免皮肤接触液氮而冻伤。

2. 冻存细胞的复苏

(1) 戴好防护眼镜和口罩(最好是面罩)，从液氮罐中迅速取出所需的冻存管，直接投入到盛有 37℃温水的有盖容器中，或 37℃水浴锅中，不不断的摇动冻存管使所含细胞悬液迅速融化，整个过程要求在 20—60 秒内完成，使细胞能快速通过对细胞特别有害的 –50—0℃温区。

(2) 将冻存管从温水中取出，揩干水分，用 75%乙醇消毒后移入超净工作台中，在无菌条件下打开冻存管，用吸管吸取所含的细胞悬液接种到培养瓶中，加入 10 倍左右的新鲜培养液，吹打均匀盖上瓶盖，轻轻摇匀后放入 37℃恒温培养箱内静置培养。

(3) 当培养至 2—4 小时，大部分细胞已贴壁时，更换培养液(以除去冻存液)，然后放入 37℃培养箱中继续培养。

(4) 冻存细胞在快速解冻后继续培养前也可首先除去含二甲亚砜的冻存培养液，具体操作如下：

1) 在无菌条件下将冻存瓶或安瓿中的细胞悬液移入无菌离心管中，再加 3mL 培养液，盖上盖子后轻轻混匀。

2) 将离心管放入离心机，以 1000rpm、8min，使细胞沉淀，然后弃去含二甲亚砜的上清液。

3) 往管中加入 4mL 培养液，混匀后以 1000rpm、8min，弃上清液以重复洗涤细胞 1 次。

4) 往管中加入 1mL 培养液，混匀后将细胞悬液移入 25mL 培养瓶中，再用 1mL 培养液冲洗离心的残留的细胞，并将冲洗液转入培养瓶中。

5) 往培养瓶中再添加 2mL 培养基，盖上瓶塞，轻轻混匀后置 37℃恒温箱中进行培养。

【实验报告及作业】

(1) 什么是细胞原代培养、传代培养？
(2) 在细胞培养过程中，培养液的颜色为什么会变黄？
(3) 在细胞培养的过程中注意事项有哪些？
(4) 冻存细胞时有哪些注意事项？
(5) 冻存细胞的复苏有哪些操作要领？

(苏　露)

实验三　细胞活体染色技术

【实验目的】
(1) 掌握细胞活体染色的方法。
(2) 观察动、植物活细胞内线粒体，液泡系的形态、数量与分布。

【实验原理】
活体染色是指一个获得自动物或植物的细胞活组织利用某些无毒或毒性较小的染色剂，在不影响细胞生命活动的情况下显示细胞的天然构造，更具真实性。活性染色又分为体内活体染色和体外活体染色。体外活体染色是指获得动物或植物分离出来的一部分细胞或一部分组织被一种活体染色剂染色而不影响细胞活组织的生命。两者的区别在于体内活体染色是在有机体内部，因此，体内活体染色是在还原的环境中进行的，至于体外活体染色是在空气中，在氧化的环境中进行的，所以一种真正的活体染色剂就是在一种生物的活细胞的某种构造上面的染料，但对于细胞、组织、生命本身不发生任何有害的作用。一般的生物材料不能穿透细胞膜，只有当细胞被固定后，细胞膜被破坏，染料才能进入细胞内部。活性染料多为碱性染料，如中性红、次甲基蓝、胎盘兰、詹纳斯绿 B 等，他们解离后带正电，其中有的染料与胞内某些结构有专一性结合。

线粒体是细胞内物质氧化和能量转换的主要场所，细胞的各项生命活动所需的能量主要是由线粒体提供的。詹纳斯绿 B (Janus green B) 能够活染线粒体为蓝色，主要是由于线粒体内膜上的细胞色素酶系使染料始终保持在氧化状态 (即有色状态)，在周围的细胞质内，这些染料被还原为无色的色基 (即无色状态)。

在动物细胞内，凡是由膜所包围的小泡和液泡除线粒体外都属于液泡系，包括高尔基器、溶酶体、微体、消化泡、自噬小体、残体、胞饮液泡和吞噬泡，都是由一层单位膜包围而成。软骨细胞内含有较多的粗面内质网和发达的高尔基复合体，能合成与分泌软骨黏蛋白及胶原纤维等，因而液泡系发达。中性红是液泡系的特殊活体染色剂，它可将不同发育时期的液泡染成不同深度的红色，在细胞处于生活状态下细胞质和核不被染色，该染料对液泡系具有一定专一性。

台盼蓝 (trypan blue) 是一种偶氮类酸性染料，它可以通过死亡细胞的质膜而使细胞着色，但不能通过活细胞的质膜，故可用台盼蓝鉴别活细胞与死细胞。

【器材与试剂】
(1) 器材：显微镜普通光学、镊子、刀片、剪刀、解剖针、表面皿、载玻片、盖玻片、吸管、收水纸等。
(2) 材料：黄豆根尖、洋葱、小鼠。
(3) 试剂：NaCl、KCl、$CaCl_2$、1/3000 中性红、1/5000 詹纳斯绿 B、台盼蓝、生理盐水。

【试剂配制】

1. Ringer 氏液

KCl	0.42g
NaCl	0.90g
$CaCl_2$	0.25g

2. 1/3000 中性红溶液

先配制 1%的中性红 Ringer 原液，因中性红难溶解，需稍加热，(30—40℃)使之溶解，过滤，将滤液装入棕色瓶中暗处保存，临用前取少许原液用 Ringer 液稀释成 1/3000 的中性红溶液。

3. 1/5000 詹纳斯绿 B

称取 1g 詹纳斯绿 B 溶于 5000mL 生理盐水中，稍加热(30—40℃)使之快速溶解，用滤纸过滤，装入棕色瓶中备用。一般现用现配。

4. 台盼蓝染色液

将 1g 溶于 99mL 生理盐水中。

【实验方法与步骤】

(一) 液泡系的中性红活体染色

1. 蟾蜍软骨细胞观察液泡系的活体染色

(1) 将蟾蜍用解剖针捣毁脊髓处死，仰卧在蜡盘上，四肢及头部用大头针固定，打开胸部及腹部皮肤层，暴露蟾蜍胸骨剑突。

(2) 取蟾蜍胸骨剑突下软骨最薄部分的一小片，放在载玻片上。

(3) 在载玻片上加 2 滴 1/3000 中性红染液，染色 10—15min。

(4) 用吸水纸吸去染液，加一滴生理盐水，盖上盖玻片，吸去多余的生理盐水。

(5) 在光学显微镜下可见软骨细胞为圆形或椭圆形，细胞核周围有许多染成玫瑰红色，大小不一的小泡，即为软骨细胞的液泡系。

2. 根尖细胞观察液泡系的活体染色

(1) 用双面刀片将黄豆芽根尖(约 1—2cm^2)处小心纵切断面，一定要薄且均匀。

(2) 在载玻片中央滴加中性红染料。使材料在其中染色 5—10min。

(3) 吸去染料，滴加 Ringer 液一滴，盖片、镜检。

(4) 在高倍镜下，先观察根尖部分的生长点的细胞，可见细胞质中散在很多大小不等的染成玫瑰红色的圆形小泡，这是初生的幼小液泡，然后，由生长点向延长区观察，在一些已分化长大的细胞内，液泡的染色较浅，体积增大，数目变少，在成熟区细胞中，一般只有一个淡红色的巨大液泡，占据细胞的绝大部分，将细胞核挤至细胞一侧贴近细胞壁处。

(二) 线粒体的活体染色

1. 用植物细胞观察线粒体的活体染色

(1) 用镊子撕取洋葱鳞茎内表皮一小块(约 1cm^2)，放在载玻片上用 1/5000 詹纳斯绿 B 染色约 30min。

(2) 吸出染液，滴加 Ringer 液，盖片，再用吸水纸吸去多余的水分。

(3)在光学显微镜下,可见蓝绿色颗粒状或线状结构,即为线粒体。

2. 用动物细胞观察线粒体的活体染色

(1)取鼠肝边缘较薄的肝组织一小块,放入盛有 Ringer 液的表面皿中洗去血液。

(2)将肝组织洗净后吸去血液,加入 1/5000 詹纳斯绿 B 染液染色 30min,注意不可将组织块完全淹没。

(3)染色后撕开组织块,这样溶液中就会有一些细胞或细胞群。

(4)用吸管吸取溶液,放在载玻片的 Ringer 液中。垫两根短头发,加盖玻片,即可镜检。

(5)用油镜观察活染色的线粒体标本,要不断地来回转动细调焦螺旋,使盖玻片上下慢慢移动。使材料总是得到氧气,线粒体的染色才显得非常清楚。

3. 人口腔黏膜上皮细胞线粒体的超活染色观察

(1)取清洁载玻片放在 37℃恒温水浴锅的金属板上,滴 2 滴 1/5000 詹纳斯绿 B 溶液。

(2)用牙签轻刮口腔侧面的上皮细胞,将刮下的黏液状物放入载玻片的染液滴中,染色 10—15min(注意不能干燥),盖上盖玻片,吸去多余的染液,放到显微镜下即可镜检。

(3)在光学显微镜下可见,在接近无色的口腔黏膜上皮细胞的细胞质中散布着一些蓝绿色的短杆状或颗粒状的线粒体。

(三)台盼蓝染色鉴别细胞死活

(1)抽取小鼠腹腔水细胞涂于洁净载玻片上,滴加 1%台盼蓝 1 滴,盖上盖玻片于显微镜下观察。

(2)显微镜观察:在低倍镜下,选择平展的口腔上皮细胞,换高倍镜观察,可见扁平状上皮细胞内,核周围的胞质中,分布着一些被染成蓝绿色的颗粒状或短棒状的结构,即为线粒体。

【注意事项】

(1)在从小鼠体内取肝组织块时要尽量快速,使其能够保证更高的活性。

(2)染色时要使组织块上面部分半露在染液外,不可完全的淹没,以便使线粒体酶系得到氧化。

(3)在选取肝组织片石要在处于边缘,且为由薄到厚的地方选取。

(4)观察前要将肝组织充分剪碎,制片时要吸去上悬液,使游离的细胞或细胞群留在载玻片上,而要避免吸取稍大的组织块。

【实验报告及作业】

(1)显微镜下观察到的液泡大小是否有差别,染色深度是否一样,并绘图加以说明。

(2)显微镜下观察到线粒体分布在细胞何处,呈什么颜色,其形状如何,绘图加以说明。

(3)比较线粒体在动、植物中的分布、颜色,其形状如何?

(苏　露)

实验四 细胞固定染色法

【实验目的】
(1) HE 染色法。
(2) 熟悉 Giemsa 染色法的原理及染色特征。

【实验原理】
细胞固定染色法是用一定的化学物(固定剂)迅速杀死细胞,再进行染色观察。固定的目的是使细胞内的蛋白质,脂肪,核糖等转变为不溶性物质,从而避免降解及自溶。经过固定的细胞,在相当大的程度上保持了原有的结构,这样的细胞一般能保持很长时间。多数固定剂具有媒染作用,使细胞容易着色,能清楚地显示细微结构。

固定剂不同,其性能也有差异,一种固定剂对某种结构保存效果好,对别的结构不一定适合,染色剂更是对细胞内的各种化学成分有不同的亲和力。所以每种组织通常有其特定的固定染色方法。

【器材与试剂】
(1) 器材:培养人外周血细胞、清洁玻片、吸管、量筒、烧杯,体外培养细胞(或各种组织切片)、立式染缸。
(2) 常用固定液
1) 简单固定液:甲醇、乙醇、冰乙酸、甲醛、戊二醛、苦味酸、重铬酸钾、锇酸等。
2) 混合固定液:甲醇/冰乙酸固定液、Carnoy 固定液、FAA 固定液、Bouin 固定液、4%多聚甲醛-PBS 固定液等。

【试剂配制】
1. 甲醇/乙酸固定液
甲醛:冰乙酸为 3∶1,现用现配,适用于 Giemsa 染色。

2. Carnoy 固定液

75%乙醇	60mL
氯仿	30mL
冰乙酸	10mL

为较好的非水溶性固定液,适用于显示细胞化学成分。

3. FAA 固定液

80%乙醇	90mL
冰乙酸	5mL
40%甲醛	5mL

适用于盖片单层培养的细胞,固定效果好。

4. Mayer 酸性苏木精明矾染液

苏木精	0.5g

铵明矾	0.5g
NaIO₃	0.1g
甘油	30mL
冰乙酸	2mL

加入 70mL 蒸馏水中溶解后过滤备用。

5. 伊红染液

称取伊红 Y 0.5g 加蒸馏水 100mL。

6. Hank's 盐溶液

10×母液配制：

NaCl	80.0g
$MgSO_4 \cdot 7H_2O$	2.0g
$Na_2HPO_4 \cdot 12H_2O$	1.2g
KH_2PO_4	0.6g
KCl	4.0g
葡萄糖（无水）	10.0g
$CaCl_2$	1.4g

注意：$CaCl_2$ 先单独用 100mL 三蒸水另溶后合并。

7. Hank's 工作液配法

取 100mL 母液加入 900mL 三蒸水，再加入 1%酚红（单独配置）2mL，121℃，20min 高压消毒，消毒结束后用已消毒的 $NaHCO_3$ 调 pH 至 7.0—7.2，4℃保存备用。

8. Giemsa 原液

称取 Giemsa 染料 1g，丙三醇 44mL，将 Giemsa 粉置于研钵内先用少量甘油与之充分混合，研磨至无颗粒，然后将剩余的甘油混在一起，55—60℃水浴内 2 小时后，加入纯甲醇 66mL，混匀，以粗滤纸过滤后贮于棕色瓶内备用。

9. 磷酸盐缓冲液（pH6.8）

| 1/15mol/L Na_2HPO_4 | 50mL |
| 1/15mol/L KH_2PO_4 | 50mL |

【实验方法】

本实验介绍两种常用的细胞基本染色法。

（一）常规苏木精-伊红染色法（HE 法）

HE 法是组织学技术的基本方法，适用于各种组织，各种包埋方式的切片以及培养的组织、细胞。苏木精是从苏木中提取的天然物质，是染细胞核的优良染料。而苏木精对组织亲和力很小，不能单独使用，需配以氧化剂如高锰酸钾、过氧化氢、碘酸钠等使其脱氢成为苏木红，或令其在空气中自然氧化，并加入带强正电荷的复盐如：铁明矾、铬矾、钾矾等配成混合液使用。在细胞核染成蓝色之后，用酸性染料伊红复染细胞质，使细胞的微结构通过颜色而改变它的折射率，从而在光镜下能清晰地呈现出细胞的图像，并能提供良好的核浆对比染色。

(二) Giemsa 染色法

Giemsa 染料(细胞遗传学家 Gustav Giemsa 配成此种染料)不是一种单一的染料,而是数种染料的混合物,它们是甲基蓝及其氧化产物——天青(azure)和伊红 Y。其染色的质量随所用染料的比例不同而异。

天青 A 和天青 B 都是噻嗪系列的成员,是甲基蓝和重铬酸钾一起氧化的产物。天青 A 是一种碱性染料,分子式是 $C_{14}H_{14}ClN_3S$,分子量 291.799,它对染色质 DNA 的反应与雪夫试剂(Schiff)一样,实际上是一种醛反应,所以它能使 DNA 和光华着色,着色的染色体和 DNA 的色泽明亮。

伊红 Y 是一种酸性染料,玫瑰红色,属吨(xanthene)系列。

Giemsa 染色液一般是将上述这些粉剂混合物溶解于甘油和甲醇中;经染色后,染色质呈现红色,而细胞质为蓝色。

【实验步骤】

(一) 本实验以单层培养细胞 HE 染色为例

(1) 细胞培养在盖玻片上,取出后用 Hank's 液轻轻洗两遍。
(2) FFA 液固定 15—30min,蒸馏水漂洗。
(3) 20∶1 水稀释的 Mayer 酸性苏木精明矾染液浸染 10min,自来水冲洗。
(4) 酸化乙醇至核变紫色。
(5) 1% $NaHCO_3$ 溶液碱化,漂洗至核呈蓝紫色,自来水冲洗。
(6) 伊红染液浸染 1min,水洗。
(7) 加入 95%乙醇对伊红分色,至胞质桃红色。此时即可做临床镜检。
(8) 如欲做长期保留的标本,上述细胞样品再入 95%乙醇,无水乙醇各 2min 脱水,两次二甲苯透明,每次 5min,滴加中性树胶,封片。
(9) 实验结果:细胞核蓝紫色,细胞质桃红色(图 2-4-1)。

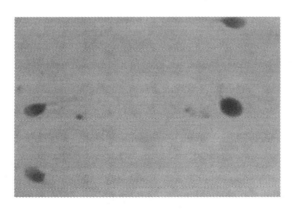

图 2-4-1 培养细胞的 HE 染色

(二) Giemsa 染色法

(1) 细胞培养在盖玻片上,取出经 Hank's 液轻轻洗两次,半小时入纯甲醇固定 5min,

或者甲醇-冰乙酸(9∶1)固定 10min,如果着重显示染色体,则可用甲醇－冰乙酸(3∶1)反复固定 10min(具体方法见前面的实验)。充分晾干。

(2)将 Giemsa 原液用磷酸缓冲液(1/15mol/L pH6.8)稀释 10—20 倍,滴在载玻片上,染色 5—15min。

(3)流水冲洗,晾干,即可镜检,若需长期保存,则充分干燥后,用甲苯透明,树胶封片。

(4)实验结果:细胞核红紫色,细胞质蓝色(图 2-4-2)。

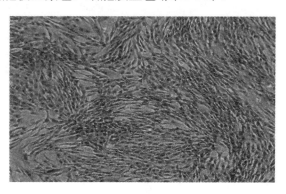

图 2-4-2　Giemsa 染色法

【实验报告及作业】

(1)详细描述所观察到的实验结果,绘出草图。

(2)并对所得结果加以解释。

(苏　露)

实验五 酶联免疫吸附试验

【实验目的】

酶联免疫吸附测定(enzyme-linked immunosorbent assay 简称 ELISA)是在免疫酶技术的基础上发展起来的一种新型的免疫测定技术，ELISA 过程包括抗原(抗体)吸附在固相载体上称为包被，加待测抗体(抗原)，再加相应酶标记抗体(抗原)，生成抗原(抗体)—待测抗体(抗原)—酶标记抗体的复合物，再与该酶的底物反应生成有色产物。借助分光光度计的光吸收计算抗体(抗原)的量，待测抗体(抗原)的定量与有色产物成正比。

【实验原理】

用于免疫酶技术的酶有很多，如过氧化物酶，碱性磷酸酯酶，β-D-半乳糖苷酶，葡萄糖氧化酶，碳酸酐酶，乙酰胆碱酯酶，6-磷酸葡萄糖脱氧酶等。常用于 ELISA 法的酶有辣根过氧化物酶，碱性磷酸酯酶等，其中尤以辣根过氧化物酶为多。由于酶催化的是氧化还原反应，在呈色后须立刻测定，否则空气中的氧化作用使颜色加深，无法准确地定量。辣根过氧化物酶(HRP)是一种糖蛋白，每个分子含有一个氯化血红素(protohemin)区作辅基。酶的浓度和纯度常以辅基的含量表示。氯化血红素辅基的最大吸收峰是 403nm，HRP 酶蛋白的最大吸收峰是 275nm，所以酶的浓度和纯度计算式是：已知 HRP 的 A(1cm 403nm 1%)＝25，式中 1%指 HRP 百分浓度为 100mL 含酶蛋白 1g，即 10mg/mL。

所以，酶浓度以 mg/mL 计算是 HRP 的 A(1cm 403nm mg/mL)=2.5

HRP 纯度(RZ)=A403nm/A275nm

纯度 RZ(Reinheit Zahl)值越大说明酶内所含杂质越少。高纯度 HRP 的 RZ 值在 3.0 左右，最高可达 3.4。用于 ELISA 检测的 HRP 的 RZ 值要求在 3.0 以上。

ELISA 的基本原理有三条：

(1)抗原或抗体能以物理性地吸附于固相载体表面，是蛋白和聚苯乙烯表面间的疏水性部分相互吸附，并保持其免疫学活性。

(2)抗原或抗体可通过共价键与酶连接形成酶结合物，而此种酶结合物仍能保持其免疫学和酶学活性。

(3)酶结合物与相应抗原或抗体结合后，可根据加入底物的颜色反应来判定是否有免疫反应的存在，而且颜色反应的深浅是与标本中应抗原或抗体的量成正比例的，因此，可以按底物显色的程度显示试验结果。

ELISA 法是免疫诊断中的一项新技术，现已成功地应用于多种病原微生物引起的传染病、寄生虫病及非传染病等方面的免疫诊断。也已应用于大分子抗原和小分子抗原的定量测定，根据已经使用的结果，认为 ELISA 法具有灵敏、特异、简单、快速、稳定及易于自动化操作等特点。不仅适用于临床标本的检查，而且由于一天之内可以检查几百甚至上千份标本，因此，也适合于血清流行病学调查。本法不仅可以用来测定抗体，而且也可用于测定体液中的循环抗原，所以也是一种早期诊断的良好方法。因此 ELISA 法在生物、医学各领域的应用范围日益扩大，可概括四个方面：①免疫酶染色各种细胞内成分的定位；

②研究抗酶抗体的合成；③显现微量的免疫沉淀反应；④定量检测体液中抗原或抗体成分。

(一) 用于检测未知抗原的双抗体夹心法

1. 包被

用 0.05M PH9.轴碳酸盐包被缓冲液将抗体稀释至蛋白质含量为 1—10μg/mL。在每个聚苯乙烯板的反应孔中加 0.1mL，4℃过夜。次日，弃去孔内溶液，用洗涤缓冲液洗 3 次，每次 3min。（简称洗涤，下同）。

2. 加样

加一定稀释的待检样品 0.1mL 于上述已包被之反应孔中，置 37℃孵育 1 小时。然后洗涤（同时做空白孔，阴性对照孔及阳性对照孔）。

3. 加酶标抗体

于各反应孔中，加入新鲜稀释的酶标抗体（经滴定后的稀释度）0.1mL。37℃孵育 0.5—1 小时，洗涤。

4. 加底物液显色

于各反应孔中加入临时配制的 TMB 底物溶液 0.1mL，37℃ 10—30min。

5. 终止反应

于各反应孔中加入 2mol/L 硫酸 0.05mL。

6. 结果判定

可于白色背景上，直接用肉眼观察结果：反应孔内颜色越深，阳性程度越强，阴性反应为无色或极浅，依据所呈颜色的深浅，以"+"、"-"号表示。也可测 OD 值：在 ELISA 检测仪上，于 450nm（若以 ABTS 显色，则 410nm）处，以空白对照孔调零后测各孔 OD 值，若大于规定的阴性对照 OD 值的 2.1 倍，即为阳性。

(二) 用于检测未知抗体的间接法

(1) 用包被缓冲液将已知抗原稀释至 1—10μg/mL，每孔加 0.1mL，4℃过夜。次日洗涤 3 次。

(2) 加一定稀释的待检样品（未知抗体）0.1mL 于上述已包被之反应孔中，置 37℃孵育 1 小时，洗涤（同时做空白、阴性及阳性孔对照）。

(3) 于反应孔中，加入新鲜稀释的酶标第二抗体（抗抗体）0.1mL，37℃孵育 30—60min，洗涤，最后一遍用 DDW 洗涤。

(4) 其余步骤同"双抗体夹心法"的 4、5、6。

(三) 酶与底物

酶结合物是酶与抗体或抗原，半抗原在交联剂作用下联结的产物。是 ELISA 成败的关键试剂，它不仅具有抗体抗原特异的免疫反应，还具有酶促反应，显示出生物放大作用，但不同的酶选用不同的底物（表 2-5-1）。

表 2-5-1 免疫技术常用的酶及其底物

酶	底物	显色反应	测定波长
辣根过氧化物酶	领苯二胺	橘红色	492[*]
	四甲基联苯胺	黄色	460[**]

续表

酶	底物	显色反应	测定波长
辣根过氧化物酶	氨基水杨酸	棕色	449
	领联苯甲胺	蓝色	425
	2,2'-连胺基-2(3-乙基-并噻唑啉磺酸-6)铵盐	蓝绿色	642
碱性磷酸酯酶	4-硝基酚磷酸盐(PNP)	黄色	400
	萘酚-AS-Mx 磷酸盐+重氮盐	红色	500
葡萄糖氧化酶	ABTS+HRP+葡萄糖	黄色	405,420
	葡萄糖+甲硫酚嗪+噻唑兰	深蓝色	
β-D-半乳糖苷酶	甲基伞酮基半乳糖苷(4MuG)	荧光	360,450
	硝基酚半乳糖苷(ONPG)	黄色	420

* 终止剂为 2mol/L H_2SO_4。
** 终止剂为 2 mol/L 枸橼酸,不同的底物有不同的终止剂。
可催化下列反应: HRP+H_2O_2→复合物 复合物+AH_2→过氧化物酶+H_2O+A AH_2——为无色底物,供氢体;A——为有色产物

(四) ELISA 常用的四种方法

1. 直接法测定抗原
(1)将抗原吸附在载体表面。
(2)加酶标抗体,形成抗原-抗体复合物。
(3)加底物。底物的降解量=抗原量。

2. 间接法测定抗体
(1)将抗原吸附于固相载体表面。
(2)加抗体,形成抗原-抗体复合物。
(3)加酶标抗体。
(4)加底物,测定底物的降解量=抗体量。

3. 双抗体夹心法测定抗原
(1)将抗原免疫第一种动物获得的抗体吸附于固相表面。
(2)加抗原,形成抗原-抗体复合物。
(3)加抗原免疫第二种动物获得的抗体,形成抗体-抗原-抗体复合物。
(4)加酶标抗体(第二种动物抗体的抗体)。
(5)加底物。底物的降解量=抗原量。

4. 竞争法测定抗原
将抗体吸附在固相载体表面。
(1)加入酶标抗原。(2),(3)加入酶标抗原和待测抗原。加底物。对照孔与样品孔底物降解量的差=未知抗原量。

【器材与试剂】
(1)器材:酶联免疫检测仪、聚苯乙烯微量细胞培养板(平板,40,96 孔)。
(2)试剂:辣根过氧化物酶羊抗兔 IgG,工作稀释度 1:1000。

【试剂配制】

1. 包被液
0.05mol/L pH9.6 碳酸缓冲液,4℃,保存。

Na_2CO_3	0.15g
$NaHCO_3$	0.293g

蒸馏水稀释至 100 mL。

2. 稀释液

0.01mol/L pH7 PBS-Tween-20，4℃

NaCl	8g
KH_2PO_4	0.2g
$Na_2HPO_4 \cdot 12H_2O$	2.9g
Tween-20	0.5mL

蒸馏水加至 1000mL。

3. 洗涤液

同稀释液。

4. 封闭液

0.5%鸡卵清蛋白。

5. pH 7.4 PBS

6. 邻苯二胺溶液（底物）

临用前配制 0.1mol/L 柠檬（2.1g/100ML），6.1mL 0.2mol/L $Na_2HPO_4 \cdot 12H_2O$（7.163g/100mL）6.4mL，蒸馏水 12.5mL，邻苯二胺 10mg，溶解后，临用前加 30% H_2O_2 40 微升。

7. 终止液

2mol/L H_2SO_4。

【实验方法与步骤】

(1)包被抗原：用包被液将抗原作适当稀释，一般为 1—10 微克/孔，每孔加 200 微升，37℃温育 1 小时后，4℃冰箱放置 16—18 小时。

(2)洗涤：倒尽反应板孔中液体，加满洗涤液，静置 3min，反复洗涤三次，最后将反应板倒置在吸水纸上，使孔中洗涤液流尽。

(3)加封闭液 200 微升，37℃放置 1 小时。

(4)洗涤同步骤(2)。

(5)加被检血清：用稀释液将被检血清作几种稀释，每孔 200 微升。同时作稀释液对照。37℃放置 2 小时。

(6)洗涤同步骤(2)。

(7)加辣根过氧化物酶羊抗兔 IgG，每孔 200 微升，放置 37℃ 培养箱 1 小时。

(8)洗涤同步骤(2)。

(9)加底物：邻苯二胺溶液加 200mL，室温暗处 10—15min。

(10)加终止液：每孔 50 微升。

(11)观察结果：用酶联免疫检测仪记录 490nm 读数。

(苏　露)

第三篇 细胞形态的观察

实验一 细胞器的光镜观察

【实验目的】
(1) 熟悉中心粒、高尔基体复合体和线粒体等几种细胞器在光镜下的形态特征。
(2) 了解电子显微镜下各种细胞器的形态特征。

【实验原理】
在真核细胞中存在着多种具有特殊形态结构和功能的细胞器，如线粒体、高尔基复合体、内质网、溶酶体、中心体、微管、微丝和核糖体等。这些细胞器中有的经过特殊的染色后在光镜下就可被观察到，而有些细胞器由于体积非常微小只有在电镜下才可见到。

在光镜下可见线粒体常呈颗粒状、棒状或弯曲的线状，线粒体的形态和数量随不同生物、不同组织及不同生理状态而发生变化，例如肝细胞、胰细胞的线粒体通常呈线状；成熟的卵细胞内线粒体呈颗粒状；肾细胞内的线粒体常呈棒状。线粒体含有细胞色素氧化酶系统，当用 Janus green B（詹纳斯绿 B）专一性地对线粒体进行活体染色时，其线粒体内膜和嵴膜的细胞色素氧化酶可使 Janus green B 染料始终处于氧化状态而呈蓝色，而在线粒体周围的细胞质中的 Janus green B 被还原呈无色。用特殊的固定液染色处理动物的组织或细胞后，也可显示出线粒体的形态。线粒体的组成成分主要是脂蛋白，脂类又以磷脂为主。由于线粒体中蛋白质、磷脂含量很高，故有大量的羧基和磷酸基阴离子基因，使带阳离子的铁、苏木精很容易与其结合而着色，使线粒体显示出来。

高尔基体（Golgi complex）是由许多扁平的囊泡构成的以分泌为主要功能的细胞器。又称高尔基器或高尔基复合体。在高等植物中称分散高尔基体。它不仅存在于动植物细胞中，而且也存在于原生动物和真菌细胞内。高尔基复合体用硝酸钴固定后，再经硝酸银染粒浸染制成永久切片，由于组成高尔基复合体的物质具有还原银盐的能力，可使其呈现棕褐色沉淀，因而能显示出高尔基复合体的形态和位置。

【器材与试剂】
(1) 器材：普通光学显微镜、擦镜纸、吸水纸、香柏油、二甲苯。
(2) 材料：
1) 蟾蜍肾脏切片。
2) 兔脊神经节切片。
3) 蛙肝脏组织标本。

4) 马蛔虫子宫横切片。

【实验方法与步骤】

1. 蟾蜍肾小球上皮细胞线粒体的观察

将蟾蜍肾脏标本放置低倍镜下观察，可见许多圆形或椭圆形的肾小管横切面。每一肾小管的管壁由单层紧密排列的上皮细胞组成，中央为管腔。细胞之间的界线一般比较模糊，难以分辨，但可大致确定细胞的范围。在高倍镜和油镜下观察，可见一染色较浅的圆形细胞核，内有一个被染成深蓝色的核仁。在细胞质中有许多被染成蓝黑色的线状或颗粒状的结构，即为线粒体。

2. 蛙肝脏组织标本观察

在蛙肝脏组织的玻片标本上，横切面呈三角形和深蓝色。首先在低倍镜下找到蛙的肝脏组织的横切面，调清视野，然后转换到高倍镜或油镜观察。可以看到细胞的界限不太清楚，细胞中央不着色的部位或浅染区是细胞核，内有 1 个或多个核仁。在细胞核周围的细胞质中有许多染成深蓝色的线状、短棒状或颗粒状的结构，这就是线粒体。

3. 兔脊神经节切片标本(或豚鼠脊神经节切片)**观察**

神经细胞因合成运输大量的蛋白质而含有发达的内质网和高尔基复合体，将兔脊神经节切片标本先放置到低倍镜下观察，可见到神经节内有许多淡黄色圆形或椭圆形的神节细胞(感觉神经细胞)。将轮廓清晰而完整的细胞移至视野中央，换高倍镜仔细观察，可见淡黄色的细胞中央有一圆形或椭圆形的核，细胞核染色较浅或未染色，或略带粉红色，其中有时可见一粉红色圆点即为核仁。转换油镜观察，可清楚地看到高尔基体分布于核周围的细胞质中，高尔基体被染成棕褐色，呈线状、点状或卷曲成网状。

4. 马蛔虫子宫的横切片标本标本的观察

观察马蛔虫子宫的横切片标本(铁.苏木精染色)，可见处于分裂中期的马蛔虫卵细胞的两极各有一个染色极深的小黑点，此即中心粒(centriole)，中心粒周围有一圈明亮(铁苏木精染色)，可见处于分裂中期的马蛔虫卵细胞的两极各有一个染色极深的小黑点，此即中心粒(centriole)，中心粒周围有一圈明亮的细胞质即为中心球(centrosphere)，中心粒和中心球合称为中心(centrosome)。在中心球的外周有放射光芒的星丝，称为星射线。中心体在一般的间期细胞中不易观察到，但在细胞进行分裂时却特别明显。在两中心体之间可见到由许多微管构成的纺锤体(spindle)。

【实验报告及作业】

(1) 绘制线粒体、高尔基体、中心粒图。
(2) 简述光学显微镜下各种细胞器的形态特征。

(张雅青)

实验二　细胞的基本形态观察和显微测量

【实验目的】
(1) 熟悉光学显微镜下细胞基本形态。
(2) 掌握不同临时切片的制备过程。
(3) 学会和掌握测微尺的使用。

【器材与试剂】
(1) 器材：普通光学显微镜、物镜测微尺、目镜测微尺、载玻片、盖玻片、酒精灯、离心管、吸管、吸水纸。
(2) 试剂：1%伊红、乙醚、1%碘液、无水乙醇、0.2% 甲苯胺蓝。
(3) 材料
1) 洋葱表皮细胞。
2) 口腔黏膜上皮细胞。
3) 蚕豆根尖切片、洋葱新鲜材料。
4) 兔的肝、肾、卵细胞永久制片。

【试剂配制】
1. 擦镜液
7∶3 的乙醚和无水乙醇或二甲苯。
2. 1%伊红染液
称取 1g 伊红，溶于 100mL 蒸馏水中。
3. 0.2%甲苯胺蓝染色液
称取甲苯胺蓝 0.2g 溶于 50mL 蒸馏水中，然后加蒸馏水至 100mL，过滤后备用。

【实验原理】
　　细胞是生物形态和生命活动的基本单位，细胞的形态结构与功能相关是很多细胞的共同特点，在分化程度较高的细胞更为明显，这种合理性是生物漫长进化过程所形成的。例如：具有收缩机能的肌细胞伸展为细长形；具有感受刺激和传导冲动机能的神经细胞有长短不一的树枝状突起；游离的血细胞为圆形、椭圆形或圆饼形。不论细胞的形状如何，细胞的结构一般分为三大部分：细胞膜、细胞质和细胞核。但也有例外。例如：哺乳类红细胞成熟时细胞核消失。
　　大多数细胞总重量的 70%是水，对可见光几乎透明，无法形成反差，所以在一般光学显微镜下几乎看不清未经处理的细胞。为看清细胞内含物，必须对细胞样品进行一些特殊的处理，染色的目的就是给细胞的不同组分带上可区别的颜色特征。19 世纪初，发现某些有机染料可染生物组织，并对细胞特殊部位的着色具有选择性。如苏木精(hematoxylin)对负电荷分子有亲和性，能显示出细胞内核酸的分布；酸性染料如伊红(eosin)可使细胞质染色；苏丹染料(Sudan dyes)在脂肪中的溶解度比在乙醇中大，所以苏丹染料的乙醇饱和溶液能使脂肪着色。但对许多染料的特异性染色机理至今尚不清楚。光学显微镜的最高分辨力为 0.2μm，而细胞器大部分在 0.1μm 和 10μm 之间，所以光学显微镜下只能观察到外形较大的结构：细胞核、质体等。

【实验方法与步骤】

（一）人口腔上皮细胞标本的制备与观察

1. 临时切片的制备

漱口 1—2 次后，在干净的载玻片中央滴一滴生理盐水，取干净的牙签，用其钝的一端在自己口腔侧面颊上轻轻地刮取少量黏液，将此黏液均匀地涂在载片上的生理盐水中（不可反复涂抹）。

2. 染色

滴一滴甲基蓝染液或碘液，染色 1min，盖上盖片（使其左侧边缘与载玻片上的液体充分接触，慢慢的盖下，以免产生气泡），用吸水纸吸去盖玻片周围多余的染液。

3. 切片观察

将临时切片防止到显微镜的载物台上，先用 10×10 的镜头观察，并注意调节光线的均匀度，在观察到蓝色（或黄褐色）细点后，选择分散良好，不重叠和轮廓完整而清楚的部分移到视野中央，再换 40×10 的镜头仔细观察。人口腔上皮细胞为扁平鳞性细胞，其形状为不规则形，细胞膜薄而不显著，显微镜下可见细胞中央有一卵圆形的细胞核，在核中有时可见致密结构，为核仁。

（二）洋葱鳞片叶表皮细胞标本的制备和观察

1. 临时切片的制备

用洁净的纱布把载玻片和盖玻片擦拭干净。用滴管在载玻片中央滴 1—2 滴清水。用小刀剖开洋葱，掰下其中一块，注意不要弄掉内表皮。用小刀在洋葱内皮上划"#"（大约 0.5cm²），用镊子撕取洋葱鳞片叶的内表皮；把撕取的内表皮浸入载玻片上的水滴中央，注意表皮必须展平，不能折叠。用镊子夹起盖玻片，使它的一边先接触载玻片上的液滴，然后缓缓地放下，盖在要观察的材料上，注意不要有气泡。

2. 染色

把一滴碘液滴在盖玻片的一侧，用吸水纸从盖玻片的另一侧吸引，使染液浸润标本的全部，洋葱表皮切片就做好了。

3. 切片观察

首先调整好显微镜的位置，一只手握住镜臂，另一只手托着镜座，将显微镜放在平坦的桌面上向着光摆放。调节载物台下的反光镜，从目镜往下看，能看见一个亮的光圈。调节粗准焦螺旋将镜筒抬起，使低倍物镜离载物台大约 2—3cm。将刚制作好的洋葱表皮切片放在载物台上，用压片夹夹住，要使标本恰好在载物台通光孔的中央。调节粗准焦螺旋，降低镜筒，使低倍物镜恰好在载玻片的上面。从目镜往下看，调节粗准焦螺旋，将镜筒慢慢地抬升到标本出现在视野里为止，调整细准焦螺旋直到看到最清晰的画面，慢慢移动载玻片，观察标本的各个部分，注意移动的方向和从目镜里看到的方向正好相反。一边观察一边记录，在记录纸上画出观察到得洋葱表皮细胞。

(三) 测微尺的原理

细胞形态、大小种类繁多，差别较大，从形状上动物卵细胞、植物的基本组织细胞(薄壁细胞)是球形或近球形细胞。人的红细胞呈圆饼状，神经细胞分枝状，植物细胞执行不同功能，其形状差异很大。如输导组织细胞呈柱状，机械组织细胞呈棱形等。细胞的形态与其功能相适应。细胞的形态可以通过显微镜观察得以描述，而细胞的大小是通过一定的测量工具来获得较为准确的测量结果，下面介绍几种测量用的测微尺。

1. 镜台测微尺

是一种特制的载玻片，中央有圆形刻度线的标尺，一般全长为1mm，共分10个大格、100个小格，每一小格长度(0.01mm)，用加拿大树胶将圆盖玻片密封在载玻片上。当测量细胞大小时，须先在显微镜下用物镜测微尺核实目镜测微尺的每一个测长度，然后再用目镜测微尺测定标本。

2. 目镜测微尺

是可以放在目镜筒内的标尺。我们使用的是固定式目微尺，为一块圆片玻璃片，直径20—21mm，上面有刻度，分为直线式和网格式的。

(1) 直线式目微尺：用于测量被检物的长度，整个刻度一般长约10mm，分成10个大格，100个小格。

(2) 网式目微尺：主要用于计算被检物的数目和测量物体的面积，方格大小各有不同。

换算公式：

$$目尺每格长度(\mu m) = \frac{台尺的格数}{目尺的格数} \times 10 \mu m$$

3. 镜台标准推动器上的纵横游标尺

一些较高级的显微镜都有该装置，它可以用来测量被检物的长度和位置，由标尺和副标尺组成。

4. 微调焦轮的标尺

是在调上、下厚度时，微调焦轮读出的数值，一般有100个刻度，每一刻度为1—2μm。

(四) 台微尺和目微尺的校对

(1) 从显微镜上卸下目镜，拧开目镜后面的上透镜，将目微尺装入目镜的焦平面上，使刻度向下，再旋上上透镜，将目镜插入镜筒。

(2) 将台微尺置于载物台上，使刻度向上。

(3) 调好显微镜的焦距，先用低倍镜看清物镜的刻度，再换至用来测量细胞的物镜，调焦至能看清刻度，这时镜中可同时看清两尺。

(4) 小心移动台微尺，并转动目微尺，使两个测微尺的左边第一条刻度线完全重合，然后向右边找完全重合的刻度线。分别记录两重合线间台微尺刻度数 n 和目微尺刻度数 m，并查出台微尺的实际刻度值 a (一般为 0.01mm)。

(5) 计算目微尺的实际刻度值 X(mm)：

$$X = n \cdot a / m$$

(6) 校对后，卸下台微尺进行细胞形态、大小观测，如果物镜倍数改变，需进行重新校对。

(五) 细胞大小的测量

对于圆形椭圆形细胞或正方形细胞,他们的直径、长、宽可以用目微尺进行测量,对于长方体的细胞来说,算出体积要有一厚度的问题,它是不能用目微尺测量的,而需要用显微镜微调焦轮上的标尺,具体方法如下:

(1) 将微调 "0" 刻度与基底部镜臂上刻度线对准。

(2) 转动粗调看清细胞的上端面或下端面;然后顺时针或逆时针旋转微调,看清细胞的下端面或上端面,计下微调旋过的刻度数 L,则厚度为:

$$h = L \cdot b$$

式中 b 为微调每转一刻度,物镜垂直下降的距离一般显微镜都给出了。

(六) 求核质比 NP

$$核质比的计算 = \frac{V_n(核体积)}{V_c(细胞体)} V_n(核体)$$

注:椭圆体积 $V=4/3\pi ab^2$,圆球体积 $V=4/3\pi$,长方体体积 $V=a \cdot b \cdot c$

【注意事项】

(1) 制备的细胞悬液中细胞尽量分散,以避免细胞彼此间重叠,影响细胞的计数及细胞长度的测量。

(2) 在对齐物尺及目尺左边零线前,应尽量将显微镜焦距调准,将误差减少到最小。

(3) 转换物镜后,必须用台尺对目尺每格的实际长度加以重新计算。

(4) 所测定的细胞数应不少于 10 个,最后取其平均值。

【实验报告及作业】

(1) 通过观察,说明真核细胞和原核细胞,植物细胞和动物细胞在形态结构的复杂性上和大小上有何差异。

(2) 写出目微尺在 10 倍、40 倍镜下的实际刻度值 X 的计算过程和结果。

(3) 绘制口腔黏膜上皮细胞图,并注明各部分名称。

(张雅青)

实验三 培养细胞的计数与死活鉴别

【实验目的】
(1)掌握培养细胞的观察和计数方法。
(2)掌握鉴别培养细胞的死活方法及细胞活力的染色法。

【实验原理】
利用体外培养的细胞进行细胞生物学研究过程中,往往需要调整细胞密度,以每毫升溶液中的细胞数表示。细胞计数时,一般先将贴壁生长的细胞游离下来,制成细胞悬浮液,然后用血球计数板准确计数,最后换算出每毫升悬液中的细胞数。血细胞计数板含有 2 个室。每个室有 9 个大方格,每个大方格边长为 1mm,计数室底与盖玻片之间为 1mm 间隙,即每个大方格的容积是 $0.1mm^3$。培养动物细胞时多采用"染色排除法"鉴别细胞的死活,以了解细胞的活力。由于死细胞易被染料透入质膜内而着色,活细胞则不易吸收染料不被着色,因此可以用台盼蓝染色来区别死活细胞。

【器材与试剂】
(1)器材:普通光学显微镜、倒置显微镜、目尺、台尺、吸管、试管、载玻片、盖玻片、血球计数板、1mL 注射器、吸水纸。
(2)材料:青蛙血涂片、培养的小鼠肺成纤维细胞。
(3)试剂:0.9% NaCl、KCl、0.4%台盼蓝、磷酸缓冲液(PBS)、0.25%胰蛋白酶。

【试剂配制】

1. 9%NaCl
NaCl 0.9g,蒸馏水加至 100mL(同时搅拌)。

2. 0.4%台盼蓝
台盼蓝 0.4g,生理盐水加至 100mL(过滤备用)。

3. 磷酸缓冲液(PBS)

NaCl	8.00g
KCl	0.20g
Na_2HPO_4	1.15g
KH_2PO_4	0.20g

按顺序将上述药品逐一溶于蒸馏水中,最后定容为 1000mL。

4. 0.25%胰蛋白酶
称取胰蛋白酶 0.25g、D-Hank's 液 100mL。配制时,先用少量 D-Hank's 液将胰蛋白酶调成糊状,再加 D-Hank's 液至 100mL。过滤除菌,分装密封,低温(-20℃)保存。临用时,用 $NaHCO_3$ 调 pH 至 7.6—7.8。

5. D-Hank's 液

NaCl	80.0g

Na$_2$HPO$_4$·2H$_2$O	0.06g
KCl	4.0g
KH$_2$PO$_4$	0.60g

蒸馏水加至 1000mL。

【实验方法与步骤】

(一) 培养细胞的计数

1. 制备细胞悬液

从培养箱中取培养细胞一瓶，将瓶中培养液倒入干净试管，然后用吸管加 2mL PBS 于培养瓶中，轻轻摇动冲洗残留的血清(血清会影响胰蛋白酶的作用)，倒掉 PBS。再重复洗 1 次，去掉 PBS 后，往瓶中加 7—8 滴 0.25%胰蛋白酶，以湿润整个瓶底为宜，静置消化 2—3min，同时在倒置显微镜下观察，见到贴壁细胞变圆，彼此分开，立即加入培养液 5mL，以终止消化作用，然后用吸管轻轻吹打瓶中细胞约 5min，直至细胞脱落分散于培养液中，便制成了单细胞悬液，吸取细胞悬液放入试管备用。

2. 熟悉计数板

计数板由一块长约 7.5cm、宽 3.5cm 的厚玻璃制成，通常有前后两个计数室，每个计数室分九大格，各格边长为 1mm，每格面积则为 1mm^2，四角的大格被划分为 16 个中方格，一般此四大格用作白细胞计数及组织培养的细胞计数，中央的大格划分为 25 个中方格，每个中方格又划分为 16 个小格，一般此小格用作红细胞及血小板的计数(见图 3-3-1)。用纱布轻轻擦计数板的计数室面(不能用力擦以免损坏其上的刻线)，盖上盖玻片于计数室上，将计数板放到显微镜的载物台上，用低倍镜观察熟悉计数板。

3. 滴片

将擦干净的计数板放回实验台面上，用吸管吸取试管中已稀释的细胞悬液，滴在计数板上盖玻片边缘，让细胞悬液自然流入计数室内(注意滴加的量不要过多或过少，计数室内不应有气泡存在，否则会影响计数结果)。静置 2min 让细胞下沉后便可在显微镜下观察计数。

4. 计数

将计数板放到载物台上，在低倍镜下按一定方向(如顺时针)逐格数出计数室四角的每个大格的细胞个数。镜下观察可见细胞分散各处，健康细胞的包体完整，透明不着色。计算四角大方格内的细胞，若细胞正好压在格线上，则按数上不数下、数左不数右的原则计数。

5. 计算

按下式求出每毫升悬液中的细胞数。

$$细胞总数(个/mL) = (四大格的细胞总数/4) \times 10000 \times 稀释倍数$$

注：1mL=1000mm^3。每大格的体积为 0.1mm^3，故式中乘以 10000 便等于每毫升悬液中的细胞数。

6. 洗涤

计数完毕后立即用蒸馏水清洗计数板，然后用 70%乙醇清洗，用擦镜纸擦干，勿让细胞悬液在计数板上干燥。

(二) 鉴别死活细胞

1. 染色

用注射器吸取 0.5mL 细胞悬液放入干净试管中，再加 0.4%台盼蓝染液 0.5mL，用吸管轻轻吹打混匀，染色不短于 3min，不超过 10min。

2. 制片

用吸管吸少量的染色后的细胞悬液，滴一滴于干净载玻片的中央，盖上盖玻片，便制成临时装片。

3. 计数(图 3-3-1)

将临时装片放到载物台上，在低倍镜下可见染上蓝色的为死细胞，透明未染上色的是活细胞，随机数 100 个细胞，分别记录其中死活细胞数，便得出死活细胞的比例。重复计数一次，以 2 次观察结果的平均值作为活细胞的百分比值，该值可代表细胞活力大小。例如：单层细胞胰蛋白酶处理后重悬于 5mL 培养液中，取 0.5mL 细胞与 4.5mL PBS 混匀，吸取 0.5mL 悬浮于 PBS 中的细胞加入另一小管中，再加入 0.5mL 胎盘兰溶液混匀。上述悬液加在计数器上，共计数 540 个细胞，其中 62 个细胞不排斥染料呈蓝色(死亡的细胞)，即细胞活性百分比为 88.5%。

计算公式：

$$细胞活力 = \frac{细胞总数 - 死亡细胞数}{细胞总数} \times 100\%$$

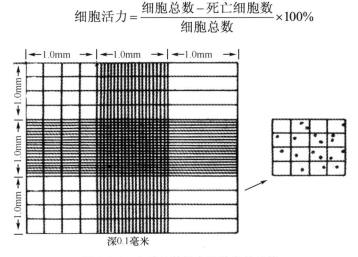

图 3-3-1 血球计数板上计数室的分格

4. 细胞计数要点

(1)进行细胞计数时，要求悬液中细胞数目不低于 104 个/mL，如果细胞数目很少要进行离心再悬浮于少量培养液中。

(2)要求细胞悬液中的细胞分散良好，否则影响计数准确性。

(3)取样计数前，应充分混匀细胞悬液，尤其是多次取样计数时更要注意每次取样都要混匀，以求计数准确。

(4)数细胞的原则是只数完整的细胞，若细胞聚集成团时，只按照一个细胞计算。如果细胞压在格线上时，则只计上线，不计下线，只计右线，不计左线。

(5)操作时，注意盖片下不能有气泡，也不能让悬液流入旁边槽中，否则要重新计数。

【实验报告及作业】

(1)在计算细胞总数时为什么要除以 4?又为什么要乘以 1 万?

(2)你所测量的血细胞及细胞核体积各是多少,其核质比多大,是否与人体体细胞的核质比相等?

(3)试述台盼蓝染色法鉴别死活细胞的原理,试分析染色时间过长本来是活细胞也被染上色的原因。

(苏　露)

实验四　细胞周期的测定

【实验目的】

(1) 了解细胞周期测定的方法。

(2) 掌握细胞计数法测定细胞周期。

【实验原理】

细胞周期指持续分裂的细胞。从一次细胞分裂结束开始到下一次分裂结束为一个周期，是一个连续的周而复始的过程包括分裂间期和分裂期，细胞周期反映了细胞增殖速度。可分为四个阶段：

(1) DNA 合成前期(G1 期)：指从有丝分裂完成到 DNA 复制之间的间隙时间，此期长短因细胞而异。

(2) DNA 合成期(S 期)：指 DNA 复制的时期，是细胞周期的关键时刻，DNA 经过复制而含量增加一倍，使体细胞成为 4 倍体，每条染色质丝都转变为由着丝点相连接的条染色质丝。只有在这一时期 H3-TDR 才能掺入新合成的 DNA。

(3) DNA 合成后期(G2)：指 DNA 复制完成到有丝分裂开始之前的一段时间，中心粒已复制完毕，形成两个中心体，还合成 RNA 和微管蛋白等，此期比较恒定。

(4) 分裂期又称 M 期，细胞分裂开始到结束，主要是将 S 期复制的遗传物质平均分配到两个子细胞中。

单个细胞的周期测定可采用缩时摄影的方法，但它不能代表细胞群体的周期，故现多采用其他方法测群体周期。测定细胞周期的方法很多，有同位素标记法、细胞计数法等。

(一) 细胞计数法测定细胞周期原理

细胞计数法是测定细胞周期的一个重要指标，体外培养细胞生长、分裂繁殖的能力，可用分裂指数来表示，分裂指数指细胞群体中分裂细胞所占的百分比，它随分裂指数的不断提高，细胞也就进入指数生长期。

(二) BrdU 渗入法测定细胞周期原理

BrdU(5-溴脱氧尿嘧啶核苷)加入培养基后，可作为细胞 DNA 复制的原料，经过两个细胞周期后，细胞中两条单链均含 BrdU 的 DNA 将占 1/2，反映在染色体上应表现为一条单体浅染。如经历了三个周期，则染色体中约一半为两条单体均浅染，另一半为一深一浅。细胞如果仅经历了一个周期，则两条单体均深染。计分裂相中各期比例，就可算出细胞周期的值。

(三) 流式细胞仪测定法工作原理

流式细胞仪的工作原理是将待测细胞放入样品管中，在气体的压力下进入充满鞘液的流动室。在鞘液的约束下细胞排成单列由流动室的喷嘴喷出，形成细胞柱。通过对流动液体中排列成单列的细胞进行逐个检测，得到该细胞的光散射和荧光指标，分析出其体积、内部结构、DNA、RNA、蛋白质、抗原等物理及化学特征。

细胞内的 DNA 含量随细胞周期进程发生周期性变化，如 G0/G1 期的 DNA 含量为 $2C$，而 G2 期的 DNA 含量是 $4C$。利用 PI 标记的方法，通过流式细胞仪对细胞内 DNA 的相对含量进行测定，可分析细胞周期各时相的百分比。

【器材与试剂】

(1) 器材：CO_2 培养箱、超净工作台、普通光学显微镜、冰箱、水浴锅、培养皿、盖玻片、注射器、离心管、吸管等。

(2) 试剂：BrdU(1.0mg/mL)，甲醇、冰乙酸、Giemsa 染液、秋水仙素、2×SSC 液、PI、RNaseA。

【试剂配制】

1. BrdU 配制

10mg BrdU 加蒸馏水 10mL，4℃下避光保存。

2. 2×SSC 配制

NaCl	1.75g
柠檬酸三钠	0.88g

加蒸馏水至 100mL，置于 4℃保存。

3. PI

碘化丙啶，以 PBS 配成 1mg/mL，置于 4℃保存。

4. RNaseA

10mg/mL。

【实验方法与步骤】

(一) BrdU 实验步骤

(1) 细胞生长至指数期时，向培养液中加入 BrdU，使最终浓度为 10μg/mL。

(2) 44 小时加秋水仙素，使每 mL 中含 0.1μg。

(3) 48 小时后常规消化细胞至离心管中，注意培养上清的漂浮细胞也要收集到离心管中。

(4) 常规染色体制片(染色体技术)。

(5) 染色体玻片置 56℃水浴锅盖上，铺上 2×SSC 液，距紫外灯管 6cm 处紫外照射 30min。

(6) 弃去 2×SSC 液，流水冲洗。

(7) Giemsa 液染色 10min，流水冲洗，晾干。

(8) 镜检各分裂象。

(9) 计算：

细胞周期(T_c)=48/{($M_1+2M_2+3M_3+4M_4$)/100}(小时)

(二) 流式细胞仪实验步骤

(1) 将细胞以 $1×10^6$ 接种于 60mm 培养板，80%汇合后转染。

(2) 24 小时后在新鲜培养液中加入适当的抗生素(真核表达载体上的抗性标记)进行培

养(该步可选)。

(3) 48—72 小时后用胰酶消化收集细胞,PBS 洗两遍,弃上清,加入 1mL 70%预冷乙醇中,吹打均匀,4℃固定 12 小时以上。

(4) PBS 洗涤去乙醇,1000rpm,5min,洗两遍。

(5) 0.5mL PBS 重悬细胞并转至试管中轻轻吹打(防止细胞破碎)。

(6) 加 RNaseA 约 3μL 至终浓度 50μg/mL,37℃温浴消化 30min。

(7) 加入 PI 约 50μL 至终浓度 65μg/mL 在冰浴中避光染色 30min。

(8) 用 300 目滤网过滤。

(9) 用流式细胞仪测定周期。

(张雅青)

实验五 植物细胞的有丝分裂标本的制备及观察

【实验目的】

(1) 了解并掌握洋葱根尖处理、染色、压片及制片的过程及方法。
(2) 观察有丝分裂各期染色体的形态变化,了解有丝分裂全过程。

【实验原理】

有丝分裂使体细胞分裂的主要方式,在植物中一般发生在根尖或茎尖的分生组织中。在有丝分裂使,细胞核内染色体发生明显的有规律的变化。各种生物染色体在数目上和形态上是相对恒定的,并随植物种类的不同而具有一定的特征。洋葱体细胞中有 8 对 16 条染色体。在细胞遗传学研究中,人们常常需要了解某一物种的染色体数目,而最有效的方法就是观察细胞有丝分裂的中期细胞形态,这样就能够得到较为准确的结果。

【器材与试剂】

(1) 器材:普通光学显微镜、载玻片、盖玻片、小烧杯、镊子、剪刀、解剖针、吸管、吸水纸、擦镜纸等。
(2) 材料:洋葱根尖。
(3) 试剂:秋水仙素、甲苯胺蓝染液、甲醇、冰乙酸、碱性品红、乙醇、苯酚、甲醛、山梨醇等。

【试剂配制】

1. 秋水仙素(1000μg/mL)

秋水仙素 10mg,加蒸馏水至 100mL。现配现用。

2. 0.5%甲苯胺蓝染液

甲苯胺蓝 0.5g,蒸馏水 100mL,混匀备用。

3. Garnoy 固定液

甲醇:冰乙酸按体积 3∶1。现配现用。

4. 碱性品红染液

A 液:

碱性品红	3g
70%乙醇	10mL

B 液:A 液 10mL 加 5%苯酚水溶液 90mL。
C 液:B 液 55mL 加冰乙酸 6mL,37%甲醛 6mL。
工作液:C 液 10mL 加 45%冰乙酸 90mL,山梨醇 1.8g 混合溶解。

【实验材料准备】

将洋葱剥去外层老皮,至于盛清水的小烧杯口上,使根茎部与水接触,放入 25℃左右培养使其生根。每天换水 1 到 2 次,一般 3 天左右即可获得实验所需材料。待根尖长到 2cm

左右时，在上午 9 点—10 点剪去根尖 1cm 备用。

【实验方法与步骤】

1. 预处理

(1)药物处理：剪下约 0.5—1cm 长的洋葱根尖，浸入 0.1%秋水仙素中或 0.002mol/L 8-羟基喹啉，以药液浸没根尖为度，室温下处理 3—6 小时。

(2)低温预处理：根尖浸于蒸馏水内，1—4℃低温处理 24 小时。

预处理主要是通过抑制和破坏纺锤丝的形成来获得更多的中期分裂象，同事还可改变细胞质的黏度，促使染色体缩短和分散，便于压片和观察。

2. 固定

材料经预处理后，用蒸馏水冲洗 2 次，然后投入卡诺固定液中固定 20—24 小时(材料不能太多，温度 4—15℃为宜)，用 95%的乙醇洗两次后，转入 70%乙醇中 4℃保存备用。

固定的目的：

(1)迅速防止细胞死亡后的变化，如自溶、腐败等，尽量保持生长状态结构。

(2)使细胞中的蛋白质、脂肪等成分转变为不溶性物质，以保持生前的形态。

(3)使组织内各种物质成分产生不同的折光率，便于观察。

(4)使不同组织成分对染料有不同的亲和力，便于染色。

(5)防止细胞过度收缩或膨胀，失去原有的形态结构。

3. 解离

植物细胞的细胞壁对细胞形态和结构起支撑和保护作用，分生组织的细胞壁结构将分生细胞结合成一个整体，因此，在压片之前需要采用适当方法软化或部分分解细胞壁使细胞间易于分离，这一操作称为解离。同时，解离液可适当清除部分细胞质，使细胞质背景趋于透明化，便于观察染色体。

(1)酸解法：将洋葱根尖用蒸馏水冲洗后，放入 1mol/L 的盐酸中(以每 1.5mL 离心管中放入 2 根为宜)，60℃水浴，恒温条件下解离 10—15min。此法步骤简便，容易掌握，根尖分生组织经过酸解和压片后，都呈单细胞，但大部分分裂细胞的染色体还包在细胞壁中间。酸解法广泛用于染色体计数、核型分析和染色体畸变的观察及相关分析。

(2)酶解法：常用语染色体显带技术或姊妹染色体单体交换研究。通过解离和压片，分生细胞的原生质体能够从细胞壁里压出，使染色体周围不带有细胞质或仅有少量细胞质，让后续制片处理直接作用于染色体。

4. 染色

解离后洗出 HCL，蒸馏水洗 2 次，每次 3—5min，将洋葱根尖置于载玻片的中央，切去根冠，从乳白色分生组织切取尽可能薄的一片，滴加 20μL 改良苯酚品红染液，染 10—15min。

5. 压片

在经染色的材料上加一滴染液，盖上盖玻片，覆一层吸水纸，用左手一个手指压住盖玻片的一角，右手用带橡皮头的铅笔或镊子垂直敲打，或以拇指垂直紧压盖片(压片必须用力适当，注意勿使盖片移动)，使材料分散压平，便于观察。

6. 实验结果观察

在低倍镜下找出分生区细胞，转换高倍镜找出处于细胞分裂期中的细胞，再找出前期，中期，后期和末期的细胞。

【注意事项】

(1) 剪取洋葱根尖材料时，应该在洋葱根尖细胞一天之中分裂最活跃的时间。

(2) 秋水仙素有剧毒，使用时要小心。

(3) 解离时，要将根尖细胞杀死，细胞间质被溶解，使细胞容易分离，解离后，水洗要彻底，否则不着色。

(4) 压片前要先敲击，用力均匀，可使细胞分散开。

【实验报告及作业】

(1) 绘制洋葱细胞有丝分裂各期的图像，并说明各个时期的特征。

(2) 找出理想的中期分裂象，清点染色体的数量。

（张雅青）

实验六　减数分裂标本的制作与观察

【实验目的】
(1) 掌握动植物细胞减数分裂标本的制作过程和方法。
(2) 掌握减数分裂过程中各期染色体的形态特征。
(3) 观察动植物细胞减数分裂过程中染色体的动态变化。

【实验原理】
减数分裂(meiosis)：是指有性生殖生物在配子形成过程中，染色体数目减半的细胞分裂方式。减数分裂过程中，染色体只复制一次，细胞核连续分裂两次，形成的生殖细胞只含有单倍数的染色体(n)的数目变为原来的一半，雌、雄配子的结合就保证了染色体数目的恒定，可以辨认染色体形态和数量上的动态变化。在分裂过程中，同源染色体发生配对和分离，非同源染色体重新组合，同时还会发生部分同源染色体间的交换，结果使生殖细胞的遗传基础多样化，既保证了后代染色体数目的稳定，又使遗传基础发生许多新的变异。减数分裂是生物遗传与变异的细胞学基础。

在植物花粉形成过程中，花药内的一些细胞分化成小孢子母细胞($2n$)，每个小孢子母细胞进行 2 次连续的细胞分裂(第一次减数分裂和第二次减数分裂)。每一个小孢子母细胞产生 4 个子细胞，每个子细胞就是 1 个小孢子。小孢子内的染色体数目是体细胞的一半。

哺乳动物在性成熟以后，雄性个体精巢内的配子，分批分期相继不断地成熟。因此，给小白鼠注射一定剂量的秋水仙素抑制纺锤丝形成，即可使许多处于不同分裂期的细胞停滞分裂，然后采用常规空气干燥法制备减数分裂标本，即可得到大量处于不同时期的分裂象。

【器材及试剂】
(1) 器材：普通光学显微镜、离心机、剪刀、镊子、解剖针、离心管、单面刀片、载玻片、盖玻片、酒精灯、吸水纸等。
(2) 材料：植物花及花粉，性成熟的雄性小鼠。
(3) 试剂：无水乙醇、冰乙酸、Garnoy 固定液、乙酸洋红染色液、秋水仙素、枸橼酸钠溶液、KCl、二甲苯、Giemsa 染液(配制参见附录一)。

【试剂配制】
1. Garnoy 固定液
甲醇：冰乙酸为 3∶1。
2. 100μg/mL 秋水仙素
称取秋水仙素 100mg，加蒸馏水至 100mL。最好现用现配。
3. 0.075mol/L KCl 液
称取 KCl 5.59g 定容于 1000mL 蒸馏水中即可，4℃冰箱保存备用。

【实验方法与步骤】

（一）花药涂压法

1. 取材

选取适当大小的花蕾，是观察花粉母细胞减数分裂的关键步骤，减数分裂时的植株形态和花蕾的大小，依植物种类和品种不同，须经过实践记录，以备后来参考。通常应从最小的花蕾起试行观察，在花冠显色和花药变黄（或红、紫）之前为好。凡是和早晨上午开花的，可在上午7—10点钟固定。

2. 固定

Garnoy 固定液中固定 12—24h。用 95% 乙醇洗净乙酸气味后，保存在 70% 的乙醇中，放入冰箱中冷藏备用。

3. 染色与压片

1）取固定好的花蕾置于洁净的载玻片上，吸去多余的保存液，用解剖刀及刀片解剖出一个花药，视花药大小横切为 3—4 段（纵切）。

2）加一滴 1% 乙酸洋红染色液（或苏木精染色液），用解剖针轻压花药，使花粉母细胞从切口出来，静置染色 5—10min，此时可从不同大小的花中连续取出几个花药，进行同样的染色处理。

3）依次将载玻片在酒精灯上来回移动几次轻微加热，同时用解剖针轻微拨动花药以促进着色，进一步去除残存的花药壁，滤纸吸去多余染液。

4）加盖玻片，在盖玻片上覆以滤纸，用拇指均匀用力压下或用铅笔的橡皮头垂直轻敲，勿使盖玻片移动或压破。

4. 镜检

先在低倍镜下寻找花粉母细胞，一般花粉母细胞较大，圆形或扁圆形，细胞核大，着色较浅。而一些形状较小，整齐一致着色较深的细胞是药壁体细胞，一些形状处于中间略呈扇形的细胞是从四分体脱开后的小孢子或幼小花粉粒。如形状较大，内部较透明并具有明显外壳的细胞则是成熟的花粉粒。观察到有一定分裂象的花粉母细胞后，用高倍镜观察减数分裂各时期染色体的行为和特征。

（二）小鼠精巢制片

1. 取材

性成熟小鼠处死前 3 小时腹腔注射 100μg/mL 秋水仙素秋水仙素（24μg/g 体重）。用颈椎脱臼法处死小鼠，将其四肢固定于解剖板上，剪开腹腔取出睾丸，置于盛有枸橼酸钠溶液的培养皿中，洗去血污，用小剪刀剪开睾丸最外层的腹膜和白膜，散出曲细精管，更换一次枸橼酸钠溶液。剪碎曲细精管，置于离心管中，加 9mL 枸橼酸钠溶液，打匀，静置 10min 后，取上清移入另一离心管中，2000rpm 离心 3min。

2. 低渗处理

吸上清，加 8mL 37℃ KCl，吹打混匀，处理 15min。

3. 预固定

直接加 1mL 固定液，吹打混匀，2000rpm 离心 3min，取上清。

4. 固定

加 5mL 固定液，吹打混匀，静置 20min，2000rpm 离心 10min，弃去上清，保留 1mL 固定液及沉淀物。

5. 软化

加 60%乙酸 1mL，软化 2min(软化时间不宜太久)。

6. 再固定

待绝大部分曲细精管已软化成混浊状，再加固定液 5mL，用吸管反复吹打，这样可使处于减数分裂过程中的各期细胞脱落，然后用吸管吸掉肉眼可见的膜状物，将剩余悬液平衡离心。

7. 收获细胞

上述悬液以 1000rpm 离心 10min，弃去上清液，所得沉淀物除少部分精子外，就是处于减数分裂各期的细胞。加入固定液 3—4 滴(根据细胞多少适当增减滴数)，用吸管轻轻吹打制成细胞悬液。

8. 滴片

取事先在冰水中预冷的载玻片放于实验台上，滴 1—2 滴细胞悬液在预冷的载玻片上，立即用吸管轻轻吹散细胞，空气中晾干。

9. 染色

用 Giemsa 染液染色 10—20min，细小流水冲洗，晾干玻片。

10. 观察

在显微镜下，取分散适中，染色体形态良好的分裂象观察。着重观察初级精母细胞第一次减数分裂的形态变化。

(1) 前期Ⅰ：细线期，偶线期，粗线期，双线期，终变期。

(2) 中期Ⅰ：四分体排列在赤道面上。

(3) 后期Ⅰ：同源染色体移向两级。

(4) 末期Ⅰ：同源染色体到达两级，新核形成，初级精母细胞分裂形成两个次级精母细胞，染色体数目减半。

第二次减数分裂是次级精母细胞分裂形成精细胞的过程，在这一期无染色体数目的变化(但 DNA 的量有变化)，与一般的有丝分裂很相似。

【结果分析】

花药涂压法结果分析。

1. 第一次减数分裂(减数分裂Ⅰ，包括染色体的复制)

(1) 前期Ⅰ

1) 细线期(leptotene stage)：第一次分裂开始，细胞核膨大，染色质浓缩为细长的染色体，其上分布着许多染色粒，呈细线状在核内交织成网。每一个染色体已经复制为两个染色单体，但在显微镜下看不出染色体的双重性。

2) 偶线期(zygonema stage)：染色体形态与细线期差别不大，染色体比细线期粗，同源染色体开始配对，形成二价体，每个二价体有一个着丝点。

3) 粗线期(pachytene stage)染色体螺旋化，进一步缩短变粗，显微镜下可明显看到每个染色体的两个姐妹染色单体。同源染色体配对形成二价体，二价体由四个姐妹染色单体和两个着丝点组成,这时非姐妹染色单体间有可能发生交换。

4) 双线期(diplotene stage):染色体进一步螺旋化,比粗线期变得更为粗短,更为清楚,二价体中的两条同源染色体互相排斥,部分分开,出现各种交叉现象,出现交叉末端化,呈"X"、"V"、"O"、"∞"等形状。

5) 终变期(diakinesis stage):染色体高度浓缩,染色体均匀地分散在核膜的附近,此时是检查染色体数的最佳时期。

(2) 中期(Ⅰ):寻找第一次减数分裂中的姐妹染色单体尚未分离阶段的 20 条染色体形态。此期核膜核仁消失,染色体高度浓缩,各个二价体向中部集中,均匀排列在赤道板上,纺锤丝形成。在赤道面上可见 10 个二价体,在极面上可见二价体排列成一个平面。处在中期染色体中 3 个最短的染色体可包括深染的 Y 染色体,这也是染色体计数的好时期。

(3) 后期(Ⅰ):细胞变长,二价体的两个同源(Ⅰ)染色体分开(没有着丝点的分开),由纺锤丝拉向两级,染色体又变成了染色丝。

(4) 末期(Ⅰ):同源染色体分别到达细胞两极后逐渐解螺旋向染色质变化,核膜、核仁重新出现,形成两个子核,每个子核染色体数目减半为 n,同时细胞质分开形成两个子细胞。

(5) 间期:由于该期无 DNA 的复制,故时间一般较短,有的生物在末期(Ⅰ)后直接进入前期(Ⅱ)而不经过间期。

2. 第二次减数分裂(减数分裂Ⅱ)

第二次减数分裂时次级精母细胞分裂形成精细胞的过程,在这一时期无染色体数目的变化(但 DNA 的量有变化),故与一般的有丝分裂很相似。

(1) 前期Ⅱ:染色体呈线状,每个染色体由两个姐妹染色单体,共有一个着丝点,二者间有明显互斥作用,核膜消失。这一时期较为短暂,故不易观察到。

(2) 中期Ⅱ:染色体排列在赤道板,每条染色体由两个染色单体,共用一个着丝点。

(3) 后期Ⅱ:每个染色体从着丝点处分裂为二,形成两个染色单体,在纺锤丝的牵引下,分别移向两级。

(4) 末期Ⅱ:染色体移到两级,开始逐渐解螺旋并聚集成团,再次出现核仁、核膜,形成单倍的子核,此时减数分裂Ⅰ形成的两个单倍核形成 4 个单倍核,最后形成 4 个子细胞,叫四分体。

【注意事项】

(1) 注意取材的时间,且取材不宜太多,应选取较粗,分裂旺盛的。

(2) 压片时,需要掌握力度,力度太大会导致盖玻片破碎,不仅要使细胞相互分散开,而且还要防止细胞破裂。

(3) 前期的细线期、偶线期并不十分明显。二粗线期、双线期和终变期每个时期有各自独有的特征,粗线期的染色体粗且短,染色体基本都能数清。配对的染色体实为两个二分体紧靠在一起,结果为一个四分体。双线期进一步缩短,同源染色体开始排斥,相互分离,分离时可能有一两点扭在一起。终变体同源染色体进一步浓缩变短,各种二价体形状更加明显。

(4) 处于第二次减数分裂时期的细胞要明显少于处于第一次减数分裂时期的细胞,且不易观察。由于经过了减数第一次分裂,同源染色体已经分离因而染色体数目减半。从形态上看减数第二次分裂的细胞体积较小，染色体只有 n。

【实验报告及作业】

(1) 取材前为什么要给小鼠腹腔注射秋水仙素？

(2) 根据减数分裂不同时期的典型细胞，侧重于染色体的动态变化，绘成见图，并加以注释。

(3) 列表比较减数分裂和有丝分裂的异同。

（张雅青）

实验七　细胞的有丝分裂和减数分裂观察

【实验目的】

(1) 掌握动植物细胞分裂各期的主要特征。
(2) 熟悉动物细胞减数分裂标本的制备方法。
(3) 了解有丝分裂与减数分裂的主要区别。

【实验原理】

有丝分裂(mitosis)是细胞分裂的方式之一，真核细胞通过有丝分裂来实现增殖。有丝分裂的显著特征是形成由纺锤体、中心体和染色体等结构组成的临时细胞器——有丝分裂器(mitosis apparatus)，它起到了平均分配染色体到 2 个子细胞中去的作用。

植物根尖是观察染色体的最好材料，植物根尖细胞分裂指数高，经固定染色，加以适当压片或切片，可以观察到大量处于有丝分裂过程中的染色体，根据形态学特征，可以人为地将有丝分裂过程分为前期、中期、后期和末期。植物根尖细胞、动物卵细胞等分裂旺盛的细胞，经固定、染色制成光学显微镜压片或切片，可以观察到有丝分裂过程中各时期的形态特征及变化规律。

减数分裂(meiosis)是生殖细胞特有的分裂方式，它包括两次连续的分裂过程，由于染色体只在第一次减数分裂前复制 1 次，结果减数分裂最终产生的 4 个配子的染色体都只有原来母细胞的一半，故称为减数分裂。

减数分裂过程与有丝分裂基本相同，主要区别在于第一次减数分裂的前期，这一时期历时长，染色体变化复杂，是减数分裂过程中最富特性的时期。根据染色体形态特点，可把前期分为 5 个时期：细线期、偶线期、粗线期、双线期和终变期。

【器材与试剂】

(1) 器材：普通光学显微镜、CO_2 培养箱、恒温水浴锅、离心机、载玻片、盖玻片、小烧杯、镊子、剪刀、解剖针、吸管、吸水纸、擦镜纸等。

(2) 材料：洋葱根尖纵切标本、马蛔虫子宫切片标本、性成熟的雄性小白鼠。

(3) 试剂：秋水仙素(100μg/mL)、2%枸橼酸钠、0.075mol/L KCl、甲醇、冰乙酸、60%乙酸、Giemsa 染液。

【试剂配制】

1. 秋水仙素(100μg/mL)

秋水仙素 10mg，加蒸馏水至 100mL。

2. 2% 枸橼酸钠

枸橼酸钠 2g，加蒸馏水至 100mL。

3. 0.075mol/L KCl

KCl 5.61g，加蒸馏水至 1000mL。

4. Garnoy 固定液

甲醇 3 份，冰乙酸 1 份。现配现用。

5. 60% 乙酸

乙酸 61mL，加蒸馏水 39mL。

6. Giemsa 染液

【实验方法与步骤】

（一）植物细胞有丝分裂的观察

取洋葱根尖切片标本于低倍镜下观察，找到根尖生长区，该区细胞较小，近似正方形，染色深，排列紧密。选择细胞分裂较多的部位转换高倍镜观察，寻找各个分裂时相的细胞(图 3-7-1)。

(1)前期(prophase)：早前期核膨大，染色质呈细纤丝盘曲成网状，充满整个细胞核，随着分裂的进行，染色质丝缩短变粗，到晚前期，染色质凝集成染色体，核仁解体，，染色体分散于细胞质中。

(2)中期(metaphase)：中期染色体最粗，数目也最清楚($2n=16$)，是研究染色体的有利时期。每条染色体由 2 条染色单体组成，连接 2 条染色单体的部位是着丝粒，全部染色体的着丝粒排列在细胞中央同一平面上，此平面叫赤道面(板)，这是中期的主要特征。

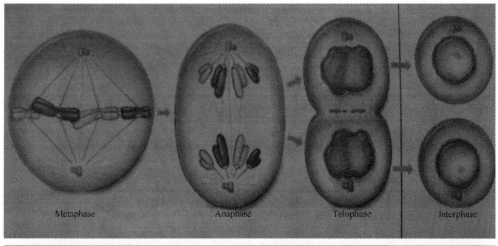

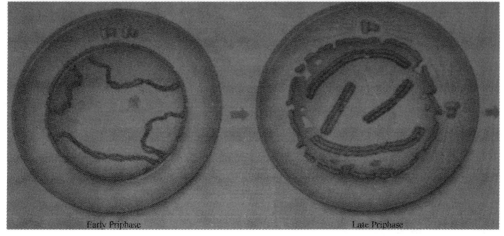

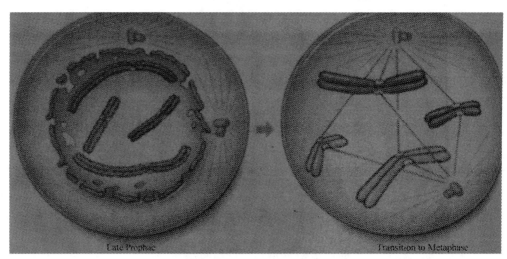

图 3-7-1　植物细胞有丝分裂模拟图

(3) 后期(anaphase)：每条染色体在着丝粒处纵裂，使两条染色单体分开，在纺锤丝的牵引下，两组数目相等的染色单体分别向细胞的两极移动。

(4) 末期(telophase)：两组染色单体到达两极不再移动就是末期的开始，随后染色体去凝集，逐渐变为细长的丝状，再恢复为染色质的状态。核仁核膜重新出现，形成两个细胞核。在两新核之间产生细胞板，分隔细胞质成为两个子细胞。

(二) 动物细胞有丝分裂的观察

取马蛔虫子宫切片标本在低倍镜下观察，可见子宫周边为子宫壁，壁内为子宫腔，腔内有许多处于不同发育阶段的圆形卵细胞。每个卵细胞的周围都有一层厚而染色极淡的受精膜(亦称卵壳)，受精卵细胞在卵壳内分裂。选择处于有丝分裂的受精卵细胞，转换高倍镜下仔细观察各个时期的图像(见图 3-7-2)。马蛔虫受精卵的有丝分裂基本上与植物细胞相似，但要注意中心体的变化、星射线的出现和子细胞形成时横缢的产生。

(1) 前期：核膨大，染色质丝浓缩变粗形成染色体，中心粒分开向两极移动，中心粒之间开始形成纺锤丝，每个中心粒周围有辐射状的星射线，核结构消失。

(2) 中期：核膜完全消失，两中心粒已位于细胞的两极，染色体排列在纺锤体的赤道面上，在纵切面上排列成赤道板，构成中期的典型特征，到中期末，每条染色体分为两条染色单体，但未分开，着丝粒尚未分裂。染色体数目为 6 条，在光学显微镜下清晰可数。

(3) 后期：染色体着丝粒纵裂，分成 2 组数目相等的子染色体，子染色体在纺锤丝牵引下向两极移动，2 组染色体之间仍有纺锤丝；晚后期，细胞中部出现横缢，星射线仍可观察到。

(4) 末期：两组染色体到达两极并逐渐解旋转变成染色质，核膜重建核仁出现，纺锤体与星射线消失，细胞膜的横缢加深，最后缢缩形成 2 个子细胞。

【实验报告及作业】

(1) 绘制高倍镜下植物细胞有丝分裂前、中、后、末 4 期的图像。
(2) 总结动、植物细胞有丝分裂的异同。
(3) 比较有丝分裂与减数分裂的差异。

(张雅青)

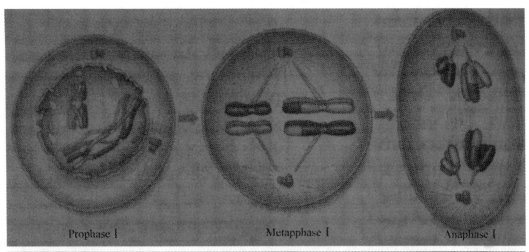
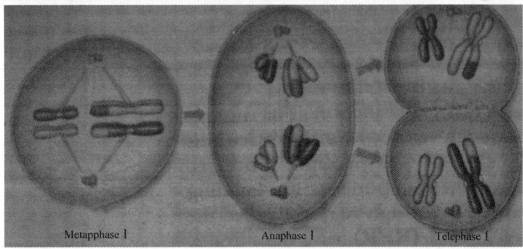
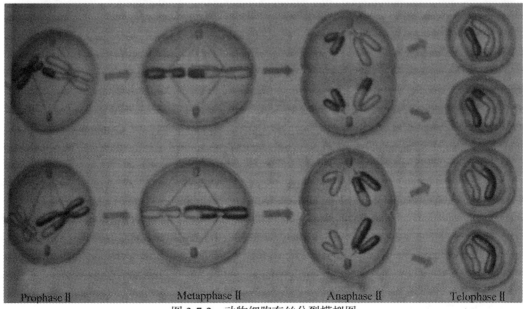

图 3-7-2　动物细胞有丝分裂模拟图

（张雅青）

实验八　细胞染色体的制备与观察

【实验目的】

(1) 掌握脊椎动物骨髓细胞染色体标本的制作方法。
(2) 观察了解小鼠骨髓细胞染色体的形态与数目。

【实验原理】

染色体的化学成分与染色质相同，主要是由 DNA 和组蛋白等成分组成，当细胞进入有丝分裂期，染色质高度螺旋化形成染色体。在骨髓细胞中，有丝分裂的指数是较高的，故制片后可直接得到较多的分裂中期细胞，而不像血淋巴细胞或其他组织那样要经过体外培养。

秋水仙素是一种生物碱，能够与微管特异性结合。秋水仙素结合到未聚合的微管蛋白二聚体上。在每一个二聚体上有一个与秋水仙素高亲和结合位点和一个低亲和的结合位点，后一个结合位点在秋水仙素浓度较低的情况下可能没有作用。从机理上看，秋水仙素同二聚体的结合，形成的复合物可以阻止微管的成核反应。秋水仙素和微管蛋白二聚体复合物加到微管的正负两端，可阻止其他微管蛋白二聚体的加入或丢失。所以秋水仙素定位到微管的末端，改变了微管组装和去组装稳定状态的平衡，其结果破坏了微管的动态性质。不同浓度的秋水仙素对微管的影响不同。用高浓度的秋水仙素处理细胞时，细胞内的微管全部解聚，但是用低浓度的秋水仙素处理动物和植物细胞，微管保持稳定，并将细胞阻断在中期。将这种处理的细胞用无秋水仙素的溶液洗涤之后，细胞的分裂功能恢复正常，这对于获得同步化的细胞非常有用。

为提高有丝分裂指数，获得较多的处于中期的分裂象，可在取材前经腹腔注射秋水仙素，使大量分裂细胞终止于中期，以便观察到最为典型的染色体形态，做出满意的染色体标本片，该法可用于分析动物细胞的核型，还可用于观察毒性物质在体内对细胞染色体的影响。

【器材与试剂】

(1) 器材：普通光学显微镜、低速离心机、天平、10mL 刻度离心管、10mL 注射器、5 号针头、试管、试管架、吸管、载玻片(冰水中预冷)、盖玻片、解剖剪刀、镊子、电吹风、恒温箱、染色架。

(2) 材料：20—25g 左右的小白鼠。

(3) 试剂：0.1% 秋水仙素、2%枸橼酸钠溶液、0.075mol/L KCl、甲醇、冰乙酸、0.01mol/L 磷酸盐缓冲液、Giemsa 染液。

【试剂配制】

1. 0.1% 秋水仙素

称取秋水仙素 100mg，加蒸馏水至 100mL。现配现用。

2. 2% 枸橼酸钠

称取枸橼酸钠 2g，加蒸馏水至 100mL。

3. 0.4% KCl(potassium chloride，AR)**溶液**

称取 KCl 4g，加蒸馏水至 1000mL。

4. 固定液

甲醇∶冰乙酸＝3∶1（临用前配制）

5. 0.067mol/L 磷酸盐缓冲液(pH6.8)

$Na_2HPO_4 \cdot 12H_2O$	11.81g
或 $Na_2HPO_4 \cdot 2H_2O$	5.92g
KH_2PO_4	4.5g

溶解于蒸馏水中至 1000mL。

6. Giemsa 液

贮备液：

Giemsa 染粉（Giemsa stain）	1g
甘油（丙三醇，glycerine，AR）	31mL
甲醇（methyl alcohol，AR）	45mL

将染粉倾入研钵，加几滴甘油，在研钵内研磨直至无颗粒为止，此时再将全部剩余甘油倒入，放入 60—65℃保温箱中保温 2h 后，加入甲醇搅拌均匀，保存于棕色瓶中备用。

工作液：临用时将贮备液与 0.01 mol/L PBS(pH7.0)按 1∶10 稀释。

【实验方法与步骤】

（一）小鼠骨髓细胞染色体标本制备

1. 秋水仙素处理

取材前 3 小时，按 8μg/g 体重的剂量向小鼠腹腔注射秋水仙素。

2. 取骨髓细胞

用颈椎脱臼法处死小鼠，立即剥离大腿上的皮肤和肌肉，暴露股骨及其两端的关节，从两端关节处剪下股骨，去除股骨周围残余肌肉。剪下股骨两头端部，暴露骨髓腔，用镊子夹住股骨中部，使股骨垂直且下端对准离心管口，用注射器吸 2%枸橼酸钠溶液 1mL，在股骨上端将针头插入骨髓腔，注入 2%枸橼酸钠溶液将骨髓细胞冲出，收集于 1mL 离心管中，反复冲洗数次，直至股骨变白为止。此时离心管中的细胞悬液可达 5—6mL。将离心管平衡后放入离心机以 1500 rpm 离心 5min。

3. 低渗处理

弃上清，留沉淀物，加 37℃预温的 0.075mol/L KCl 溶液 5mL，轻轻吹打成细胞悬液，置 37℃温箱 25min。

4. 预固定

低渗处理后，从温箱中取出细胞悬液，加 1 滴固定液（冰乙酸∶甲醇=1∶3），立即混匀静置 1min，平衡后以 1500rpm 离心 5min。

5. 固定

弃上清，加 6mL 固定液（冰乙酸∶甲醇=1∶1），吹打混匀，静置 20min，平衡离心（1500rpm，5min），弃上清（留 0.2mL）后，加固定液（1∶1）2—3 滴混匀制成细胞悬液。

6. 滴片

取冰水预冷过的载玻片，甩掉冰水后平放于实验台上，用吸管吸少量细胞悬液，距玻片 30—50cm 迅速滴 2 滴细胞悬液于预冷玻片上，立即对准玻片吹一口气或用吸管将细胞悬液吹散，用电吹风轻轻吹干。

7. 染色

将载玻片标本平放在染色架上，用吸管吸取 Giemsa 工作液（备用时配制）1—2 滴滴到玻片标本上，染色 10min，倒掉染液，用自来水轻轻冲掉残留染液，晾干。

（二）小鼠染色体标本制备

1. 取材

用颈椎脱臼法处死小鼠（3 小时前已按每克体重 5μg 的剂量腹腔注射秋水仙素）。在一块卫生纸上将小鼠下腹的皮肤剪开（无需打开腹腔），进而剥离两后肢上的皮肤。从大腿根部（即关节处）剪下后肢，剥离大腿上的肌肉，暴露股骨及其关节，从膝关节处掰下股骨（注意防止股骨断裂），除去股骨上的肌肉，用卫生纸或纱布将股骨揩净。

2. 收集细胞

剪去股骨的两端，暴露骨髓腔，用镊子夹住股骨中部，使其一端对准离心管（10mL），用注射器吸取 0.075mol/L KCl（低渗液），将针头插入到股骨的另一端，小心地将骨髓冲洗到离心管中，将股骨倒转方向反复冲洗，直至骨髓腔发白。将两根股骨的细胞收集到同一支离心管中，冲洗两根股骨的低渗液总量为 7 mL 左右。

3. 低渗

用吸管将收集到的骨髓进行吹打，使其分散成细胞悬液，将离心管置 37℃水浴箱中静置 15—20min。

4. 预固定

低渗处理结束后，加入 1 滴新配的固定液（甲醇 3 份加冰乙酸 1 份混匀），用吸管混合均匀。然后将离心管配对，在粗天平上进行重量平衡，对称地放入离心机中以 1500rpm 的速度离心 5min。取出离心管（勿振荡）并小心地将上清液倒入废液容器中（或用吸管吸弃上清）。

5. 固定

往离心管中加入 5mL 固定液，用吸管将细胞沉淀吹打起来并与固定液充分混合。室温下静置 15—20min。平衡后离心（1500rpm，5min），弃上清。

6. 滴片

视离心管中细胞沉淀量的多少加入固定液 3—5 滴，用吸管轻轻混合成细胞悬液。用吸管吸取细胞悬液滴 2 滴到预冷的载玻片上（将玻片从冰水中取出，迅速甩一下，马上滴片），立刻对准玻片吹一口气使细胞悬液分散，并将玻片平放在酒精灯火焰上迅速地过几下（时间不能长，防止甲醇燃烧）。

7. 染色

将玻片标本平放在支架上，用吸管吸取现配的 Giemsa 染液（工作液）滴到玻片标本上，并用吸管轻轻将染液摊开，覆盖玻片上有细胞的地方，染色 5min，用细自来水流冲去染液，甩去玻片上残留水分，晾干或吹干，贴上标签。

(三) 小鼠染色体的观察

(1) 在低倍镜下观察 Giemsa 染色之后的中期分裂象的形态。在显微镜下可观察到染色体被染为紫红色。

(2) 在高倍镜下选择分散适度，不重叠的染色体的分裂象，在油镜下(90×或100×)进行观察。

先用低倍镜观察整个玻片上分裂象的分布情况，寻找染色体分散良好的中期分裂象，再转高倍镜、油镜观察中期染色体形态，识别着丝点、染色单体，寻找两性之间在核型上的差别。

染色体制片是否优良的衡量标准是：有丝分裂中期相多(约占20%)，染色体分散良好，染色体长短收缩适中，两条染色单体稍分离，清楚显示着丝点的位置，染色体和细胞核均染成浅红色，细胞质完全不着色或着色甚浅。

小鼠的染色体呈"U"型，全部为端着丝粒染色体。小鼠染色体数目 $2n=40$ 条。按形态特征，可将40条染色体配成20对，分为4组，其中1对性染色体XY，或XX，染色体Y最小，X的大小介于5—6号染色体之间。

(3) 注意事项

1) 剪开股骨头端暴露骨髓腔时不要剪掉太多，确保收集到一定数量的骨髓细胞。

2) 离心前先配平，两管对称放入离心机。

3) 离心速度应逐步增加到1500rpm。

4) 离心后取出离心管的动作要轻，弃上清时勿摇动。

5) 准确掌握各步骤的时间，滴片要有一定高度，从45cm处垂直滴下。

(四) 培养细胞染色体制备与观察

1. 接种细胞

取对数生长期的培养细胞，用含10%胎牛血清 RPMI-1640 制成悬液。

2. 秋水仙素

按总体积的比例加入，终浓度为 0.04—0.8μg/mL，37℃、孵育4—6小时。

3. 收集细胞

1000rpm、离心1min，弃上清液。

4. 逐滴加入 0.5mL

37℃预温的0.4%KCl，混匀，随即补加5—10mL，用吸管吹打均匀，37℃放置20—30min。

5. 预固定

加入1mL新鲜固定液，打匀，1000rpm，离心10min，弃上清液。

6. 固定

倾斜沿管壁加入新鲜固定液8—10mL，打匀，室温15—20min。

7. 离心

离心，弃上清液。

8. 固定、离心

重复步骤6、7，再固定30min，离心后细胞中加入0.5—1mL固定液，打匀。

9. 制片

95% 酸性乙醇浸泡 24h 以上。−10℃冷存，取−10℃冰冻载玻片，出现水汽时 15cm 高处滴加 1—2 滴细胞，置空气中干燥。

10. 染色

Giemsa 染色液染色 10—20min，流水冲洗，晾干。

11. 封片

二甲苯透明 3 次，中性树胶封片。

12. 镜检

观察（图 3-8-1）。

【实验报告及作业】

(1) 记录所观察动物细胞染色体的数目和形态。

(2) 绘制染色体图。

(3) 为什么制备染色体标本时使用秋水仙素处理细胞？

(4) 简述染色体计数及观察的意义。

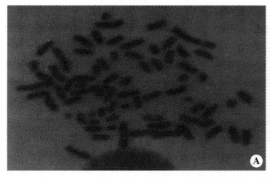 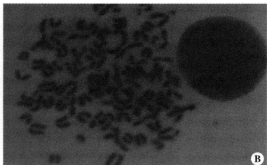

图 3-8-1　融合细胞的染色体数目测定（Giemsa，×1000）

A：小鼠骨髓瘤 Sp2/0 细胞；B：　融合细胞

（张雅青）

实验九 植物染色体标本的制备与观察

【实验目的】

(1)掌握常规压片法制备植物染色体标本的基本原理和方法。
(2)掌握染色体的计数方法,了解染色体的生物学意义。

【实验原理】

着丝点在分裂后期会自动分裂,两个染色单体分为两个染色体。纺锤丝的作用是将分裂的染色体拉向细胞两极,然后细胞中间自动形成细胞板,最后变成两个细胞。使用秋水仙素后,纺锤丝的合成被抑制,在后期染色单体分裂后,没有纺锤丝,不能被拉向细胞两极,使有丝分裂细胞停留于中期,最终导致染色体加倍或染色体非整倍体变异。

【器材和试剂】

(1)器材:普通光学显微镜、剪刀、镊子、刀片、培养皿、吸水纸、滴管、载玻片、盖玻片。
(2)试剂:Carnoy 固定液、0.1%秋水仙素溶液、1mol/L HCl、Schiff 试剂、亚硫酸水溶液(漂洗液)、混合酶液(纤维素酶、果胶酶各 1%—2%)、Carbol fuchsin(卡宝品红)染液。
(3)材料:大蒜根尖、大麦、黑麦或小麦种子。

【试剂配制】

Carbol fuchsin(卡宝品红)染液。
配方Ⅰ:
原液A:称取 3g 碱性品红,溶于 100mL 70%乙醇中(此液可无限期保存)。
原液B:取 10mL 原液A,加入 90mL 15%石炭酸(苯酚)水溶液(两周内使用)。
染色液:55mL 原液B 加 6mL 冰乙酸和 6mL 37%甲醛(此液适用于植物原生质体培养中细胞核和核分裂的染色)。
配方Ⅱ:
取配方Ⅰ中的染色液 2—10mL,加 90—98mL 45%乙酸和 1.8g 山梨醇(此液适用于核和染色体的一般形态观察,具有广泛的适用性)。

【实验方法与步骤】

1. 取材

将大蒜根尖、大麦、黑麦或小麦种子培养在培养皿内的湿滤纸上,室温或 28℃下发芽,待胚根长达 1—2cm 时,切取 0.5cm 长的根尖部分。

2. 预处理

将切下的根尖浸入 0.1% 秋水仙素液中,室温下处理 3—4 小时。也可把根尖浸入小烧杯内的自来水中,杯内加冰两小块,置 0—4℃冰箱内低温处理 2 小时左右。

3. 固定

将经过预处理或没有预处理的材料,投入 Carnoy 液中固定(固定液的量约为材料的 10 倍,要求一个容器中所装的材料不能太多,温度不能太高)。固定 2—24 小时后分别在 95% 和 85%乙醇中各 30min,换入 70%乙醇,暂时 4℃冰箱内保存。

4. 水解

把根尖投入预热的 58—60℃ 1mol/L HCl 中,恒温条件下水解 14—15min。适度的水解分离是材料呈白色微透明,状似豆腐,以解剖针能轻轻压碎为好。

5. 后低渗

用吸管小心的吸取解离液,用蒸馏水慢慢冲洗 3—5 次,最后停留在蒸馏水中浸泡 20—30min。

6. 染色

将材料放在载玻片中央,用刀片将根冠和伸长区切除,只留白色的分生区,用镊子或解剖针将材料轻轻的捣碎,滴上一滴 Schiff 试剂(无色品红),染色 0.5—1 小时(也可在冰箱内染色 12—24 小时)。

7. 漂洗

吸去 Schiff 试剂,用漂洗液换洗 2—3 次,每次 1—2min。

8. 酶解

在载玻片上切取根尖着色深的部分,深入小烧杯内 1—2 滴混合酶液中,室温下酶解 40min 左右或在 28℃温箱中酶解 20min 左右。

9. 洗涤

吸去酶液,加蒸馏水,用吸管换洗几次,除去残留酶液后加入 45%乙酸。

10. 压片

用吸管从乙酸中吸取材料,置干净载玻片上,材料周围保留半滴 45%乙酸,盖上盖玻片,其上放一片吸水纸。左手指压住吸水纸的左边,右手指从吸水纸的左端向右方轻轻抹去,再用铅笔擦头从盖片上轻轻敲打,使细胞均匀散开。

11. 镜检

把压好的片子放显微镜下,先观察细胞分散状况和中期分裂象的多少,再检查分裂中期细胞中的染色体是否完全散开。如若染色体分散不好而难以分辨和计数,可取下片子,平放桌面上,用手指隔着吸水纸在盖玻片上稍施压力,如果操作细心,用力适度,便可很容易得到染色体分散良好的压片标本,供观察,计数和照相用。

12. 封存

压好的片子如果来不及观察或照相,必须进行暂时封存。封存时先在盖玻片四周各放麦粒大石蜡一块,然后用烧热的解剖针迅速熔化石蜡,使盖片四周严密封闭。封好的片子可放培养皿内湿滤纸上的火柴棒支架上,盖上培养皿,可放冰箱内保存 2—3 天。Schiff 试剂染色效果不够理想的材料,可于水解后改用 Carbol fuchsin 染色(5—10min)。由于 Carbol fuchsin 具有染色快、着色深以及适用性广等特点,因此多数植物的根尖、幼芽、花药以及培养的细胞或愈伤组织,经 Carbol fuchin 染色,都能得到良好的结果。

13. 实验结果与讨论

经过秋水仙素处理的材料染色体比较的粗大,而且分散的比较开,大概能数清有 16 条左右，没有经过秋水仙素预处理的细胞，大都比较的细长，且染色体都比较的集中，数起来比较的困难。

【实验报告及作业】

(1)交自己制作的标本1张，要求细胞分散均匀，形态完整，中期分裂相中染色体数目齐全，互不重叠。

(2)简述预处理、固定、水解等步骤的目的是什么？

(张雅青)

实验十　正常细胞与肿瘤细胞常规核型的标本制备

【实验目的】

(1) 掌握微量全血培养及正常细胞和肿瘤细胞常规核型的标本制备技术。
(2) 了解正常及肿瘤细胞核型的一般特征。

一、正常细胞标本制备

【实验原理】

1. 微量全血培养实验原理

人体外周血中淋巴细胞是成熟的免疫细胞，正常情况下处于 G_0 期不再增殖。PHA（Phytohemagglutinin，植物血凝素）是人和其他动物淋巴细胞的有丝分裂刺激剂，它能使处于 G_0 期的淋巴细胞转化为淋巴母细胞，进入细胞周期开始旺盛的有丝分裂。

人体微量全血培养是一种简单的淋巴细胞培养方法。此法采血量少、操作简便，在 PHA 作用下进行短期培养即可获丰富的、有丝分裂活跃的淋巴母细胞，适于制备核型标本。各种因素的效应（如病毒、电离辐射、化学药剂等）也可在淋巴细胞的培养条件下进行观察，从而进行多种在体内无法进行的研究。因此它是细胞生物学及其他学科研究中的一种有效的方法。

2. 人淋巴细胞染色体标本制备实验原理

在淋巴母细胞分裂高峰时加入秋水仙素，破坏细胞纺锤体的形成，使细胞停止在分裂中期。然后收集细胞，低渗处理，使细胞胀大，染色体伸展。接着进行固定并除去中期分裂相中残存的蛋白质，使染色体清晰且分散良好。再结合离心技术去掉红细胞碎片，然后采用空气干燥法制片获得中期染色体标本。

【实验器材与试剂】

(1) 器材：超净工作台、低速离心机、恒温水浴箱、酒精灯、乳胶管、火柴、镊子、废液缸、定时钟、天平、10mL 离心管、乳头吸管、显微镜、载玻片、平皿等。

无菌器材有培养瓶、培养皿、注射器（5mL、1mL）、刻度移液管（5mL、2mL、1mL）、吸管等。

(2) 试剂：1640 培养液、10μg/mL 的秋水仙素溶液、500U/mL 的肝素溶液、0.5mg/mL 的 PHA 溶液、0.25%胰蛋白酶-0.02% EDTA 混合消化液、0.075mol/L KCl 溶液、冰乙酸、甲醇、Giemsa 原液、磷酸缓冲液（pH6.8）、生理盐水等。

(3) 材料和标本：健康人的外周血、培养的 HeLa 细胞和 HL-60 细胞。

【实验方法与步骤】

（一）微量全血培养

(1) 打开超净工作，紫外照射 20—30min。
(2) 洗手、换洁净白大衣后进入操作室。启动超净台，点燃酒精灯。用75%乙醇棉球擦洗手、各种试剂瓶及操作台面，然后将培养液及肝素、秋水仙素、PHA等所需溶液移入超净台。

（3）在超净台内将每个培养瓶装入 5mL 培养液及 0.2mL PHA 溶液，封好备用。

（4）用 5mL 注射器，7 号针头，先吸取少许肝素湿润针筒，然后从肘静脉抽血 1—2mL。每个培养瓶接种全血 0.2mL 左右轻轻摇动使血和培养液混匀。

（5）在培养瓶上标记好供血者姓名、性别、采血日期等，放入培养箱中 37℃培养。每天轻轻震荡培养瓶二、三次，防止血球沉积并保证血细胞与培养液充分接触，促进细胞生长繁殖。

（二）人淋巴细胞染色体标本制备

（1）微量全血细胞培养至68h 左右，用 1mL 注射器向每个 5mL 培养瓶内加 2 滴秋水仙素溶液，摇匀后继续培养 3h，此项操作不需要严格无菌。

（2）按时终止培养，用吸管温和吹打成细胞悬液后，移至 10mL 离心管中。用天平平衡后以 1000rpm 离心 8min，弃大部上清，剩 0.5ml。再吹打成细胞悬液。

（3）加入预热37℃的 0.075mol/L 的 KCl 溶液 9mL，置 37℃水浴中低渗处理 30min（这期间配制 3∶1 甲醇—冰乙酸固定液）。

（4）向离心管中加入 1mL 固定液预固定。平衡后以 1000rpm 离心 8min，同样剩 0.5mL 上清。

（5）轻轻将细胞吹成悬液，加 5—6mL 固定液，室温下固定 30min。然后离心，弃上清，重复固定一次。再离心，留 0.1—0.2mL 上清，吹打成细胞悬液。

（6）吸取 1—2 滴悬液，在距载片约 15cm 高度滴于预冷的干净载玻片上，迅速对准细胞吹气促进染色体分散。斜放载玻片，在空气中晾干（此期间配制 Giemsa 染液，Giemsa 原液和磷酸缓冲液 1∶10）。

（7）将标本面朝下放在染色槽中，加入染液染 10min，自来水冲洗，晾干后观察。

二、肿瘤细胞的染色体标本制备

【实验原理】

利用肿瘤细胞无限繁殖的特点，掌握其体外生长动态，取处于对数生长期的细胞便可获得丰富的分裂象。肿瘤细胞染色体异常包括两个方面：

（1）结构异常：即在肿瘤细胞常出现的染色体畸变，包括双着丝点染色体、环状染色体、断裂的染色体、染色体裂隙及微小体等。

（2）数目异常：由于肿瘤细胞分裂失去应有的调控，可出现亚二倍体、超二倍体和多一倍体数目异常现象。肿瘤细胞染色体制备技术在细胞生物学、医学遗传学的基础研究和临床诊断、愈后观察等方面均有广泛用途。

【实验方法与步骤】

（1）以 1.6×10^5 个/mL 细胞浓度将 FL-60 细胞接种于培养瓶内，48 小时后以终浓度为 0.04μg/mL 的秋水仙素处理 2.5 小时，移入 10mL 离心管。其余步骤与淋巴细胞染色体制备相同。

(2) 将长成单层的 HeLa 细胞按 1∶2 传代进行培养，36 小时后用终浓度为 0.04μg/mL 的秋水仙素处理 3 小时。

(3) 按时终止培养，用 0.25%胰蛋白酶-0.02% EDTA 混合消化液处理单层细胞，待细胞收缩变圆时，弃去消化液。

(4) 加入少许低渗液将细胞从瓶壁洗脱，移入 10mL 离心管，加入预热 37℃的低渗液至 5—6mL，在 37℃处理 25min。以下步骤同淋巴细胞染色体核型制备。

【实验结果分析】

1. 人淋巴细胞染色体标本制备结果分析

低倍镜下，制片质量较好的标本上可看到有较多的分裂象，染色体之间分散良好，互不重叠。油镜下观察可见每一条染色体都含有两条染色单体，两条单体由着丝粒相结。分区计数染色体数目并判定性别，或拍照后进行核型分析。

2. 肿瘤细胞的染色体标本制备结果分析

计数 HeLa 细胞和 HL-60 细胞的染色体数并寻找是否有畸变的染色体。

【附】人体染色体常规核型的分析

1. 人体染色体的观察

取制备较好的染色体玻片标本，先在低倍镜下观察。在标本中选择一个染色体之间分散较好，互不重叠的中期分裂象，置于视野中央，然后换油镜仔细观察。每个染色体都含有两条染色单体，两单体连接处为着丝粒。计数时要把分散的染色体划分为几个区域以免计数重复或遗漏，然后计数并判定性别。

2. 核型分析的方法

人体染色体常规核型的分析，在今天的染色体研究水平上作为染色体结构异常的疾病诊断已经失去意义，但对染色体数目异常仍具有诊断上的价值，尤其是起着分析其他几种显带核型的桥梁作用。通过常规核型的分析必须掌握三点：①会分组；②了解各组染色体的基本形态特征；③会计数数目和鉴定性别。

人体染色体的常规核型即按照 Denver 会议(1960 年)提出的染色体命名和分类标准，将人类体细胞的 46 条染色体按大小、着丝点的位置分成七组(A、B、C、D、E、F、G) 23 对的排列。

七组染色体的基本形态特征及分析(表 3-10-1)：

A 组是七组染色体中最大的一组，首先找出它。A 组包括三对，即第 1—3 号 6 条染色体，第 1 号为最大、是中央着丝点，长臂近侧有次缢痕；第 2 号第二大、着丝点略偏离中央；第 3 号为三大，是中央着丝点。

B 组：B 组二对即第 4—5 号 4 条染色体，较大，均为亚中着丝点，两者不容易区分开。

C 组：6—12 号，中等大小，较难区分。6、7、8、11 和 X 染色体的着丝粒略近中央，短臂相对较长，9、10、12 号染色体的着丝粒偏离中央。9 号染色体长臂有较大次溢痕，X 染色体介于 7—8 号之间，但在非显带标本中很难以区分开来。

D 组：D 组三对即第 13—15 号 6 条染色体，中等大小均为近端着丝点，短臂末端有随体。

E 组：E 组三对即第 16—18 号 6 条染色体，较小，第 16 号是中央着丝点，17、18 号是亚中着丝点。

F组：F组二对即第19—20号4条染色体，染色体比G组稍大、均为中央着丝点。

G组：G组二对即第21—22号4条染色体，是最小的一组，均为近端着丝点，短臂末端有随体，长臂常呈分叉状，21号稍小于22号。Y染色体被隶属于该组，短臂无随体，一般较21、22号大点。

上述人的常规核型中，1—22号为常染色体，男女共有，另一对为性染色体，决定性别，男性为XY，女性为XX，人的正常核型描述方法：男46，XY；女46，XX。

【实验报告及作业】

(1) 计数HeLa和HL-60细胞的染色体数，它们各属哪种数目异常？

(2) 分析制备好的正常人外周血淋巴细胞染色体，判断其性别。

(3) 要想制备出好的染色体标本应该注意哪些环节？谈谈自己实验成功或失败的体会。

表3-10-1 人染色体分组特点表

分组号	染色体	染色体大小	着丝点位置	有无随体
A	1—3	最大	1、3中着丝点 2亚中着丝点	无
B	4—5	次大	亚中着丝点	无
C	6—12	中等	亚中着丝点	无
D	13—15	中等	近端着丝粒	有
E	16—18	较小	16中着丝点 17、18亚中着丝点	无
F	19—20	最小	中着丝粒	无
G	21—22	中等	近端着丝粒	有
性染色体	X\Y	中等	亚中着丝点、近端着丝粒	无

(张雅青)

实验十一　染色体显带技术和带型分析

【实验目的】

(1)学习和掌握植物染色体 Giemsa 显带技术和带型分析方法。
(2)进一步鉴别植物染色体组和染色体结构。

【实验原理】

显示染色体带的过程称为染色体显带,对植物有丝分裂中期染色体进行酶解、酸、碱、盐等处理,再经染色后,染色体可清楚地显示出很多条深浅、宽窄不同的染色带。各染色体上染色带的数目、部位、宽窄、深浅、及排列顺序相对稳定,为鉴别染色体的形态提供依据,也为细胞遗传学和染色体工程提供新的研究手段。

植物染色体显带技术可分为两大类。一类是产生的染色带分布在整个染色体和长度上,如 Q、G 和 R 带。另一类是局部性的显带,它只能使少数特定的带或结构染色,如 C、T 和 N 带等。G 显带技术指将染色体玻片经胰蛋白酶处理后,在用 Giemsa 染色,是每条染色体沿其长轴显示出一定数量的、不同宽度和色调的横纹,即带型。根据带型可清楚地分辨出 24 种染色体。但 G 显带的染色体末端呈浅色,不易观察。R 显带技术是将染色体玻片标本经磷酸盐缓冲液处理后,再用 Giemsa 染色。R 显带产生的带文与 G 显带相反,即 G 显带的深带变为浅带,浅带染成深带,当 G 显带显示的染色体两臂末端为浅带时,如果两臂末端发生缺失等异常,一般难以发现和识别,而 R 带正好能将此处显示出易于识别的深带。所以,R 显带技术有利于检测出染色体末端的缺失、重排等。C 显带技术是使结构异染色体或高度重复的 DNA 着色,有利于观察染色体的着丝粒和 Y 染色体的长臂。

【器材及试剂】

(1)器材：多媒体系统(附显微演示)、显微镜(附摄影装置)、半异体制冷器、冰箱、恒温水浴锅、电子天平、液态氮装置、容量瓶、试剂瓶烧杯、染色缸、载玻片、盖玻片、剪刀、镊子、玻璃板、滤纸、标签、铅笔。

(2)材料：洋葱、蚕豆、大麦、黄麻的根尖。

(3)试剂：冰乙酸、无水酒精、甲醇、盐酸、枸橼酸钠、氢氧化钡、氯化钠、磷酸二氢钠、磷酸二氢钾、磷酸氢二钠、甘油、Giemsa 粉剂、果胶酶、纤维素酶。

【试剂配制】

1. Giemsa 液

称取 0.5g 的 Giemsa 染料,33mL 甘油,33mL 甲醇,用少量甘油将 Giemsa 粉末研磨至无颗粒,剩余甘油分次洗涤至棕色瓶内,置 56℃恒温 2h,加入甲醇,过滤后保存于棕色瓶中。

2. 0.25%胰蛋白酶

称取 250mg 胰蛋白酶放入装有 100mL Hank's 溶液的烧杯中,置磁力搅拌器上搅拌,待完全溶解后,冰冻保存。最好在 G 显带前一天配制。

3. 5% 氢氧化钡

称取 5g Ba(OH)$_2$ 加入 100mL 沸蒸馏水中溶解后过滤,冷却至 18—28℃。

4. 2×SSC 溶液

0.3M 氯化钠+0.3M 枸橼酸钠。

5. 1mol/L NaH$_2$PO$_4$ 溶液

6. 1% 纤维素酶和果胶酶混合液。

7. 1/15 磷酸二氢钾和 1/15 磷酸氢二钠缓冲液。

【实验方法与步骤】

(一) 染色体分带

1. 材料准备

待洋葱鳞茎发根长 2cm 左右,切取根尖进行预处理。蚕豆种子浸种发芽,待幼根长至 3cm 左右,切取根尖进行预处理。蚕豆主根根尖切去后继续长出的次生根,可再切取次生根根尖进行预处理。大麦种子发芽至幼根长 1cm 左右,切取白色的幼根进行预处理。

2. 预处理

洋葱和蚕豆根尖在 0.05%秋水仙碱溶液中预处理 2—3h。处理温度一般为 25℃。预处理后须用清水冲洗多次,洗去药液。

3. 固定

以上各材料经预处理后,放入卡诺固定液中固定 0.5—24h,转换到 70%乙醇,置于冰箱中保存备用。

4. 解离

洋葱、蚕豆根尖在 0.1mol/L 盐酸溶液中置于 60℃恒温下处 10—15min。大麦根尖在 37℃下用 1%果胶酶处理 30min,然后在 0.1mol/L 盐酸溶液中置于 60℃下处理 5min。

上述材料用酸处理后,须用蒸馏水冲洗多次,除去残留酸液,否则将会影响染色体的显带效果。

5. 压片

与常规的植物染色体压片方法相同。在 45% 乙酸中压片,制成白片。在相差显微镜下检查染色体分散程度,挑选出分裂象,染色体分散均匀的片子。选出的玻片经液氮、CO$_2$ 干冰或半导体制冷器冻结,用刀片揭开盖玻片。置室温下干燥。

6. 空气干燥

脱水后的染色体标本一般需经过 4—7 天的空气干燥,再进行分带处理。不同的材料所需干燥的时间不一样。洋葱要求空气干燥的时间较严,未经空气干燥的染色体不显带,干燥一周后经显带处理显示末端带,干燥半个月后能同时显示末端带和着丝点带。而蚕豆、黑麦、大麦则要求干燥时间不十分严格。

7. 显带处理

空气干燥后的染色体标本即可进行显带处理。处理方法不同,可显示不同的带型。

(1)C 带:HSG 法(hydrochloric acid-Saline-Giemsa method)

1)将空气干燥后的洋葱、蚕豆染色体标本浸入 0.2mol/L 盐酸(25℃左右)分别室温放置 30min 和 60min。(HCL 处理是使 DNA 脱嘌呤,但没有 DNA 骨架的断裂,此步也可省略)

2) 用蒸馏水冲洗多次。

3) 将染色体玻片标本浸入 50℃预热的 1% Ba(OH)$_2$ 溶液中, 处理 15—20min (碱性处理可能通过产生一个高水平的 DNA 变性, 促进 DNA 溶液)。

4) 用蒸馏水冲洗多次。

5) 在 60℃的 2×SSC 溶液中保温 90min (2×SSC 温育可使 DNA 骨架断裂并使断片溶解)。

6) 用蒸馏水冲洗数次, 室温风干后, 用 Giemsa 工作液染色 20—30min, 即可染色。

7) 在高倍显微镜下检查显带标本, 如着丝粒区域或异染色质部位(1, 9, 16 号染色体次缢痕)及 Y 染色体长臂 q12 深染, 染色体其他部位染色浅, 即为可取标本。若观察到染色体均呈白色, 那么, 可能是碱处理或 2×SSC 温育过度。

(2) R 带

1) 常规培养细胞, 终止前 10h 在培养基中加 BrdU (使终浓度为 12μg/mL)。

2) 继续培养 6h 后加秋水仙素 20μg/mL 的 3 滴 (7 号针头垂直竖滴, 使终浓度为 0.04—0.08μg/mL)。

3) 常规收获、处理细胞, 制片。

4) 在 60℃恒温水浴锅中, 置一培养皿于水面上(培养皿内加 1/3 2×SSC 溶液, 将所制玻片浸泡在内)。距玻片 10cm 处放置一紫外灯, 照射玻片 30—45min。

5) 待紫外处理时间结束后, 用自来水冲洗干净。

6) Giemsa 染色 5min, 自来水冲洗干净, 室温干燥后与镜下观察。

(3) G 带

1) 常规制片后, 将标本置于 37℃恒温箱中预处理 3h, 一般在 3—7 天进行显色, 若急用, 则置于 60℃烘烤 8—10h 或 75℃烘烤 2h, 然后置 37℃恒温箱备用。

2) 取 0.25%胰蛋白酶溶液 5mL, 倒入染色缸中, 加入 45mL 生理盐水, 用 1mol/L HCL、1mol/L NaOH 及 0.4% 酚红调节胰蛋白酶溶液呈肉汤色, 置 37℃水浴锅中预温。

3) 将染色体玻片标本放入胰蛋白酶溶液中处理 4—5min, 多次摇动玻片, 使胰蛋白酶作用均匀。

4) 取出染色体玻片, 用生理盐水漂洗 2 次, 洗掉胰蛋白酶。

5) 将玻片放入 Giemsa 工作液中染色 5—10min。

6) 自来水冲洗玻片背面, 将染液冲洗掉, 置于空气中干燥。

(4) N 带

1) 将 Giemsa 染色缸置于 37℃水浴锅中, 另设一个 60℃水浴锅。

2) 临时配制新鲜的 AgNO$_3$ 溶液: 取一次性离心管, 称取 AgNO$_3$ 5g 溶于 10mL 蒸馏水中, 加 10μL 甲酸, 混匀。将一干燥培养皿漂于 60℃水浴锅水面上。

3) 将玻片用 4 层干净擦镜纸(略小于玻片大小)盖好。

4) 用吸管将 AgNO$_3$ 溶液慢慢滴于玻片纸上, 直至擦镜纸呈棕黄色(黑色)为止, 一般 5mL 能滴两张玻片。

5) 擦镜纸变黑后, 用镊子轻轻启开擦镜纸, 将玻片用自来水冲洗干净。

6) Giemsa 染色: 将 Giemsa 母液按 10 : 1 稀释后, 在一干净的玻璃板上, 对称放置两根牙签或火柴棒, 距离与载玻片上的材料范围相等。将带有材料的玻片翻转向下, 放在牙签上，然后沿载玻片一边向载玻片与玻璃板之间的空隙内缓缓滴入染色液，在室温下染色。染色时间因材料而异，因 Giemsa 染料批号不同、质量上有差异，因此其染色液浓度和染色时间需作适当调整。

7) 染色后玻片标本用自来水冲洗去多余染料，如若染色过深可用磷酸缓冲液脱色。室温下干燥。

8) 镜检和封片：镜检时先在低倍镜下选择染色体带型清晰的片子，然后转化油镜观察其显带的情况，选择显带好的标本进行核型分析。

(二) 染色体带型分析

经过上述处理的植物染色体标本，可以显示出 C 带或 N 带的带型，一般有以下四种带型：

1. 着丝粒带(C 带)

带纹分布在着丝粒及其附近，大多数植物的染色体可显示 C 带。蚕豆、黑麦、大麦等的染色体着丝粒带比较清楚，洋葱染色体的着丝粒带较浅。

2. 中间带(I 带)

带纹分布在着丝粒至末端之间，表现比较复杂，不是所有染色体都具有中间带。

3. 末端带(T 带)

带纹分布在染色体末端。洋葱和黑麦染色体具有典型的末端带，而蚕豆、大麦的末端带不明显。

4. 核仁缢痕带(N 带)

是指核仁染色体特殊的带型，带纹分布在核仁组织中心区。蚕豆的大 M 染色体和黑麦的第Ⅶ染色体具有这种带型。

(三) C 带分类方法

(1) 处理染色后，同时具有以上四种带型的叫完全带，以"CITN"表示；

(2) 不只显示三种以下的带类别称为完全带类型。

1) CIN 型：缺乏末端带类型。

2) CTN 型：不具有中间带类型。

3) TN 型：只有末端带和缢痕带。

4) N：只有缢痕带。

根据植物各染色体上显示的不同带纹和带纹的宽窄，可按染色体组型分析的方法对同源染色体进行剪贴排列，绘出模式图，从而对各染色体的带型作出分析。

【实验报告及作业】

(1) 将提供的植物染色体 C 带带型进行同源染色体排列剪贴。

(2) 绘制带型模式图并作出带型特点分析描述。

(张雅青　苏　露)

实验十二　细胞骨架的光学显微镜观察

【实验目的】

(1) 掌握细胞骨架的光镜标本片制作方法。

(2) 了解动、植物细胞的细胞骨架基本形态。

(3) 了解细胞的超微结构特点。

【实验原理】

细胞骨架(cytoskeleton)是指细胞质中纵横交错的纤维网络结构，由微丝(microfilament)、微管(microtubule)和中间纤维(intermediate filament)构成。它们对细胞形态的维持、细胞的生长、运动、分裂、分化的物质运输等起重要作用。观察和研究细胞骨架可用光镜、电镜、间接免疫荧光技术、细胞化学技术等方法。对光镜下细胞骨架的形态学观察，多采用 2% Triton X-100(聚乙二醇辛基苯醚)处理细胞,可将细胞膜中及细胞内 95%以上的可溶性蛋白质及全部脂质被抽提，而细胞骨架系统的蛋白质却不被破坏，再以蛋白质染料考马斯亮蓝 R250 染色，使胞质中的细胞骨架得以清晰显现。由于细胞骨架系统中有些纤维(如微管)在该实验条件不够稳定，而有些类型的纤维太细，在光学显微镜下无法分辨，因此，显示看到的主要是微丝组成的微丝束。

【仪器及试剂】

(1) 器材：普通光学显微镜、恒温水浴箱、小培养皿、解剖镊、剪刀、试管、滴管、载玻片、盖玻片、灭菌牙签、1.5mL 离心管、1mL 吸头、1mL 取液器、酒精灯、染色缸、二甲苯、香柏油。

(2) 材料：洋葱，小鼠肺成纤维细胞。

(3) 试剂：氯化钠、氯化钾、磷酸氢二钠、磷酸二氢钾、咪唑、KCl、$MgCl_2 \cdot 6H_2O$、EGTA(乙二醇双醚四乙酸)、EDTA(乙二胺四乙酸)、巯基乙醇、甘油、 1% Triton X-100、3%戊二醛、考马斯亮蓝 R250、甲醇、冰乙酸。

【试剂配制】

1. 磷酸缓冲液(pH7.2)

氯化钠	8.0g
氯化钾	0.2g
磷酸二氢钾	0.2g
磷酸氢二钠	1.15g

依次加入到 100mL 蒸馏水中溶解。

2. M 缓冲液(pH7.2)

咪唑	3.40g
$MgCl_2 \cdot 6H_2O$	101.65
EGTA	380.35mg

巯基乙醇	0.07mL
EDTA	29.22m
KCl	3.71g
丙三醇	292mL

加蒸馏水至1000mL（用1mol/L HCl 调pH 至7.2）。

称取加缓冲液至。称取加缓冲液至。5.3%戊二醛：25%戊二醛12mL加入磷酸缓冲液88mL。

3. 0.2%考马斯亮蓝 R250 染液

考马斯亮蓝 R250	0.2g
甲醇	46.5mL
冰乙酸	7mL
蒸馏水	46.5mL

【实验方法与步骤】

（一）洋葱鳞茎表皮细胞的骨架标本的制备

1. 取材

切开洋葱鳞茎，撕取小块内表皮(约0.5cm²)，浸入装有PBS的小烧杯中，使其下沉，处理3次，每次3min。

2. 抽提

吸去PBS，加2mL 2% Triton X-100液入小烧杯，置37℃恒温箱处理20—30min，以溶解掉细胞骨架以外的蛋白质。

3. 冲洗

用吸管吸去2% Triton X-100液，加入M 缓冲液轻轻洗涤2—3次，每次3min。

4. 固定

加3%戊二醛固定10—20min。

5. 冲洗

弃固定液后，用PBS洗涤2—3次，每次5min。

6. 染色

吸去PBS，滴5滴0.2% 考马斯亮蓝R250染液染色10—20min，再用PBS洗涤2—3次，每次3min。

7. 制片

倒去染液，用蒸馏水洗2—3次，将标本平铺在载玻片上，加盖玻片。

8. 结果观察

光镜下可见洋葱鳞茎表皮细胞的轮廓(图3-12-1)，胞质着色极淡，其中被染成蓝色、粗细不等的纤维网络结构，便是构成细胞骨架的微丝束，选择染色较好的细胞，转高倍镜观察，若转动微调，可见细胞骨架的立体结构。

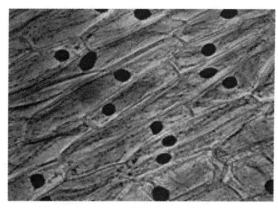

图 3-12-1　洋葱表皮细胞骨架图

(二) 动物细胞骨架的显示与观察

1. 人口腔黏膜上皮细胞骨架标本的制备

(1)涂片：用干净牙签刮取人口腔上皮细胞，置于 1.5mL 离心管中，加 1mL 生理盐水，混匀后 3000rpm 离心 10min，剩 0.5mL 上清液，吹管吹打均匀、涂片、晾干。

(2)漂洗：M 缓冲液洗 3 次。

(3)处理：1% Triton X-100 37℃处理 20—30min，M 缓冲液洗 3 次。

(4)固定：3% 戊二醛固定 15min，磷酸缓冲液洗 3 次，滤纸吸干。

(5)染色：0.2% 考马斯亮蓝 R250 染色 5min。

(6)封片：水洗制成临时片，镜检。

2. 小鼠肺成纤维细胞的细胞骨架标本的制备

(1)在培养的小鼠成纤维细胞进行传代培养时，将消毒好的薄玻片放入培养瓶中，当生长在玻片上的细胞尚未致密时，取出玻片放在小培养皿中，用 pH7.2 的磷酸缓冲液洗涤 2—3 次。

(2)将玻片浸在 1% Triton X-100 中，37℃处理 20—30min，以溶解掉细胞骨架以外的蛋白质。

(3)立刻用 M 缓冲液洗涤 3 次，每次 3min，使细胞骨架稳定。

(4)用 3% 戊二醛固定 15min，再用磷酸缓冲液洗 3 次，每次 3min。

(5)滴加 0.2% 考马斯亮蓝 R250 染液染色 10—20min，自来水冲洗，放置自然干燥，放入二甲苯透明 2min，使其细胞面朝下，盖在滴有树胶的载玻片上即可观察。

(6)在光学显微镜下，可见一些充分伸展的成纤维细胞中，分布着被染呈蓝色的细直纤维，他们多沿细胞长轴方向和细胞突起部分分布，在有些多角形细胞中则可见一组组纤维沿不同方向交叉分布。

【注意事项】

(1)取洋葱远离中轴内层中下部的内表皮细胞。

(2)用滴管吸取缓冲液漂洗时不要洗掉样品。

(3)染色、水洗均在表面皿上操作。

【实验报告及作业】

(1)简述细胞骨架显示方法的原理？

(2)绘制洋葱鳞茎表皮细胞、口腔黏膜上皮细胞，小鼠肺成纤维细胞的图。

【附】 各步的作用：

(1)Triton X-100（聚乙二醇辛基苯基醚）作用：非离子去垢剂，适当浓度的 Triton X-100，可使细胞膜溶解，而细胞质中的细胞骨架系统可被保存。

(2)M－缓冲液和磷酸缓冲液作用：维持细胞的渗透压。

(3)EDTA（乙二胺四乙酸）和 EGTA（乙二醇双醚四乙酸）作用：前者可螯合大部分金属离子；后者专一性螯合 Ca^{2+}，主要是高浓度的 Ca^{2+} 可使微管解聚，因此加入 EGTA 来降低 Ca^{2+} 的浓度。

(4)戊二醛作用：良好的固定剂，使细胞结构保持它原有状态。

(5)考马斯亮蓝作用：非专一性结合蛋白质，使蛋白着色（蓝色）。

（张雅青）

实验十三　细胞中的微丝染色及观察

【实验目的】

(1) 掌握细胞中微丝的染色方法。
(2) 了解光学显微镜下微丝的基本形态结构。
(3) 了解细胞松弛素 B 对微丝的作用及原理。

【实验原理】

真核细胞质中纵横交错的纤维网称为细胞骨架,根据组成成分和组装结构的不同,可将细胞骨架分为微管、微丝和中间纤维。微丝是肌动蛋白构成的纤维,普遍存在于多种细胞,对细胞的形状和运动有一定作用。在光学显微镜下看不到,在不同种类的细胞中,能与某些结合蛋白一起形成不同的亚细胞结构。

细胞松弛素 B 可与微丝的亚单位肌动蛋白结合,从而破坏微丝,改变细胞的形状。丽藻细胞大,整个细胞的中央为大液泡占据。靠近液泡是一层溶胶样流动的内质,在内质与质膜之间,为静止的外质,其中含有叶绿体。内质中含有许多颗粒,可以清楚地看到胞质环流。在丽藻细胞中的微丝与胞质环流有密切关系。成束的微丝出现在外质与内质接口(溶胶和凝胶接口)并交织一起,与环流方向平行。用细胞松弛素 B 处理后,就可抑制胞质的环流运动。

当细胞用 TritonX-100 溶液处理,能够溶解质膜结构中及细胞内许多蛋白质,而细胞骨架中的蛋白质却不被破坏,经固定和考马斯亮蓝(非特异性蛋白质染料)染色后,胞质背景着色弱,微管等蛋白结构在光镜下无法分辨,在光镜下观察到的主要是由微丝组成的应力纤维,应力纤维在体外培养的贴壁细胞中尤为发达,形态长而直,常与细胞的长轴平行并贯穿细胞全长。

【器材与试剂】

(1) 器材:普通光学显微镜、倒置显微镜、超净工作台、CO_2 恒温培养箱、低速离心机、移液器、镊子、载玻片、盖玻片、平皿、吸水纸。
(2) 材料:培养的成纤维细胞。
(3) 试剂:PBS(pH6.5)、1% Triton X-100 液、M 缓冲液、3% 戊二醛固定液、0.2% 考马斯亮蓝染液、100μg/mL 的细胞松弛素 B、DMEM 培养液、EGTA(乙二醇双醚四乙酸)、EDRA(乙二胺四乙酸)。

【试剂配制】

1. pH 6.5 PBS

A 液:$NaH_2PO_4 \cdot 2H_2O$ 936mg 加入到 1000mL 蒸馏水中。
B 液:$Na_2HPO_4 \cdot 12H_2O$ 148mg 加入到 1000mL 蒸馏水中。
工作时,A 液 68.5mL+B 液 31.5mL(用 $NaHCO_3$ 调 pH 值至 6.5)。

2. M 缓冲液

咪唑	3.40g
KCL	3.7g
$MgCl_2 \cdot 6H_2O$	101.65mg
EGTA	380.35mg
EDRA	29.22mg
巯基乙醇	0.07mL
丙三醇	292mL

加蒸馏水至 1000mL（用 1mol/L HCL 调 pH 值至 7.2）。

3. 1% Triton X-100

Triton X-100 1mL，M 缓冲液 99mL。

4. 3% 戊二醛固定液

25%戊二醛 12mL，6mmol/L 88mL。

5. 0.2% 考马斯亮蓝染液

考马斯亮蓝 R250 0.2g，甲醇 46.5mL，冰乙酸 7mL，蒸馏水 46.5mL。

【实验方法与步骤】

（一）考马斯亮蓝 R250 染色植物中的微丝

（1）取洋葱近中轴鳞片内表皮，大小为 $1cm^2$，放入盛有 PBS 的小烧杯中，使其下沉，处理 5—10min。

（2）吸取缓冲液，加入 1% Triton X-100 处理洋葱内表皮 20—30min。

（3）吸取 1% Triton X-100，用 M 缓冲液充分洗 3 次，每次 3min。

（4）用 3% 戊二醛固定 20min。

（5）吸取固定液，用 PBS 洗 3 次，每次 5min，滤纸吸取残液。

（6）0.2% 考马斯亮蓝 R250 染色 20—30min。

（7）用蒸馏水清洗 1—2 次。

（8）将标本平铺在载玻片上，加盖盖玻片。

（9）光镜下可见洋葱表皮细胞轮廓，微丝呈深蓝色。

（二）细胞松弛素 B 处理成纤维细胞与染色观察

（1）在平皿中有三张成纤维细胞贴壁生长的盖片，在超净工作台内将一张盖片移入另一皿中继续培养，用作对照。

（2）在有两片的平皿内加 100μg/mL 的细胞松弛素 B 4 滴继续培养半小时。

（3）将用细胞松弛素 B 处理过的两张盖片取一张做染色处理，另一张用培养液洗泡形状恢复，接近正常。

（4）细胞松弛素 B 处理的盖片与第一张没用药的盖片一同做染色处理。

（5）染色处理

1）将需染色的盖片放入盛有 PBS 的平皿内用吸管轻轻吹洗盖片，换液三次，每次 3min，洗去表面的培养液。

2) 将盖片移入 1% Triton X-100 液 4—5 滴,置 37℃恒温箱内处理 20—30min,以提取骨架以外的蛋白质,使骨架图像清晰。

3) 吸弃 Triton X-100,立刻将盖片移入 M 缓冲液,换洗三次,每次 3min(M 缓冲液有稳定细胞骨架的作用)。

4) 略晾干,将盖片移入 3% 戊二醛固定 15min,再以 PBS 液洗涤 3 次,洗去固定液。

5) 将盖片移入 0.2%考马斯亮蓝染液中,染色 15min。然后小心地用自来水冲洗,置于空气干燥。

(6) 光学显微镜观察:显示微丝聚集成的张力纤维束被染成蓝色。在没用药的标本上,成纤维细胞多数有突起,微丝沿突起规则排列。用细胞松弛素 B 处理的标本,由于微丝被破坏突起缩回,多数细胞形状变圆。用药处理后又洗去药的标本,由于解除了药的作用,肌动蛋白重新聚合形成微丝,细胞形状恢复正常。

(三) 丽藻细胞内胞质环流及其对细胞松弛素 B 的反应

(1) 剪下一小块丽藻叶片(1—2cm),置于载玻片上,盖上盖玻片。
(2) 观察(阳光充足时效果较好)。
(3) 再取一块丽藻叶片,滴一滴细胞松弛素 B,10—15min 后盖上盖片,观察。
(4) 洗去药物,再观察。
(5) 在丽藻内质中可以看到胞质环流,用细胞松弛素 B 处理后,胞质环流停止,洗去药物,又出现胞质环流。

(四) 微丝的电镜照片观察

恒河猴脊髓内神经纤维中微丝电镜照片,可见微丝是实心结构,直径 5—8cm,它均匀地分散于细胞基质中,或排列成束和网状。

【注意事项】

(1) 洗片时要轻,以免使细胞从载玻片上脱落。
(2) 染色后应冲洗盖玻片的背面,以免损伤细胞。
(3) Triton X-100 抽取蛋白时,注意避免抽取时间过长而导致细胞结构的破坏。

【实验报告及作业】

(1) 简述 Triton X-100 液、M 缓冲液、戊二醛及考马斯亮蓝在本实验中所起作用。
(2) 绘出不同情况下细胞中微丝的分布。

(张雅青)

实验十四　细胞生长曲线的测定及绘制

【实验目的】
(1) 掌握细胞生长曲线的测定方法，观察细胞生长的基本规律。
(2) 了解培养细胞的生长曲线的绘制。

【实验原理】
一般细胞传代之后，经过短暂的悬浮后贴壁，随后度过长短不一的潜伏期，即进入大量分裂的指数生长期，在达到饱和密度后，细胞停止生长，进入平顶期，然后退化衰老。典型的生长曲线即可分为潜伏期、指数生长期、平顶期及退化衰老四个部分，其中的三个不同生长时相(潜伏期、指数生长期和平顶期)是每个细胞系所共有的特征。细胞生细胞生长曲线是观察细胞生长基本规律的重要方法。只有具备自身稳定生长特性的细胞才适合在观察细胞生长变化的实验中应用。因而在细胞系细胞和非建系细胞生长特性观察中，生长曲线的测定是最为基本的指标。生长曲线测定一般可用细胞计数法进行，但数值不够精确，可有 20%—30% 的误差，需结合其他指标进行分析。四氮唑盐(MTT)，商品名噻唑蓝，是一种能接受氢原子的染料的四唑盐。活细胞的线粒体中的琥珀脱氢酶能使外源性的 MTT 还原为难溶的蓝紫色结晶物并沉积在细胞中，而死细胞无此功能。二甲基亚砜能溶解细胞中的蓝紫色复合物，用酶联免疫检测仪在 490nm 波长处测定其光吸收值，可间接反映细胞数量。在一定细胞数范围内，MTT 结晶物形成的量与细胞数成正比。

通过细胞生长曲线的绘制，可以确定培养细胞的生长是否稳定，细胞增殖的速度变化进程及增殖高峰出现的时间，从而为进行细胞的传代、冻存及进一步利用培养细胞进行科学实验提供最佳处理时间。

【器材及试剂】
(1) 器材：倒置相差显微镜、超净工作台、CO_2 培养箱、离心机、恒温水浴箱、振荡混合仪、4℃冰箱、酶联免疫检测仪、移液枪、电磁力搅拌机、微孔滤器、微量加样枪、吸管、小烧杯、废液缸、细胞瓶、15mL 离心管、培养板、血球计数板。
(2) 试剂：RPMI-1640，小牛血清，D-Hanks 液，0.08% 胰酶，双抗(青霉素、链霉素)，二甲基亚砜(DMSO)，MTT 液。

【试剂配制】
MTT 液：称取 250mg MTT，放入小烧杯中，加 50mL 培养液或平衡盐溶液在电磁力搅拌机上搅拌 30min，用 0.22um 的微孔滤器除菌，分装，4℃保存备用，两周内有效。

【实验方法与步骤】

(一) 细胞计数法测定细胞生长曲线

(1) 取生长良好接近汇合的细胞，用 0.25% 胰蛋白酶进行消化，将消化的细胞移入 10mL 的离心管中，离心 5min，弃上清。

(2) 用新培养基制成细胞悬液后，吹打均匀后对细胞进行计数（见细胞传代培养的实验步骤）。如是非粘壁细胞，则离心弃旧培养基后，换上一定量的新鲜培养基然后制成细胞悬液计数。

(3) 根据细胞计数结果按每个小方瓶 5×10^4/mL 作传代培养接种细胞，共接种 21 瓶细胞。

(4) 24h 后开始计数细胞，以后每隔 24h 计数一次，每次取 3 瓶细胞，分别进行计数。计算三瓶培养细胞的平均值，连续 7 天对细胞进行计数，并求出平均值。

(5) 根据细胞计数结果，以单位细胞数（细胞数/mL）为纵坐标，以培养时间为横坐标绘制生长曲线。

（二）MTT 法测定细胞生长曲线

(1) 用 0.08%胰蛋白酶消化单层培养细胞，用含 10%胎牛血清的 RPMI-1640 培养液配成单个细胞悬液，以每孔 10^3—10^4 个细胞接种于 96 孔培养板中，每孔体积 200μL，设立空白对照组。

(2) 将培养板放入 37℃、5% CO_2，CO_2 培养箱中，在一定饱和湿度条件下培养（培养时间取决于实验目的和要求）。

(3) 每孔加入 MTT 溶液（5mg/mL）20μL，37℃培养箱中继续培养 4h，使 MTT 还原为蓝紫色结晶，终止培养，小心吸弃孔内培养上清液。对于悬浮生长的细胞，需离心（1000rpm，5min），然后弃去孔内培养液。每孔加入 150μL 二甲基亚砜 DMSO，振荡 10min，使结晶物充分溶解。

(4) 酶联免疫检测仪上进行测定，选择 490nm 波长，测各孔光吸收值，记录结果。以时间为横轴，光吸收值为纵轴绘制细胞生长曲线。

【注意事项】

(1) 取对数生长期细胞，用胰酶消化收集，接种前应将细胞悬液吹打均匀，调整细胞悬液种密度。接种到细胞瓶的细胞悬液总量及细胞数均要一致。

(2) 置 37℃、5% CO_2 气相和饱和湿度的 CO_2 培养箱中培养。

(3) 用 PBS 配制 5mg/mL 的 MTT 溶液，0.22 微膜过滤除菌，4℃保存（MTT 溶剂需避光 4℃保存，配好的溶剂有效期两周，过期的不能再用于实验，须重配）。

(4) 酶联免疫检测仪检测各孔 OD 值，检测波长 570nm，检测的 OD 值仅在适当的细胞浓度时与细胞数目呈线性关系。因此，在进行 MTT 试验前，对每一种细胞都应测其贴壁率、倍增时间以及不同接种细胞数条件下的生长曲线，然后确定试验中每孔的接种细胞数和培养时间，以保证培养终止时不致细胞过满。

(5) 避免血清干扰。用含 15%胎牛血清培养液培养细胞时，高浓度的血清物质会影响试验孔的吸光值。在显色后，尽可能吸净培养孔内残余培养液。

【实验报告及作业】

绘制细胞的生长曲线图。

（张雅青）

实验十五　胞间连丝的观察

【实验目的】
(1) 观察植物细胞之间的胞间连丝。
(2) 了解其胞间连丝的原理意义。

【实验原理】
植物细胞的细胞壁上有许多原生质的细丝，称为胞间连丝。高等植物细胞之间通过胞间连丝相互连接，完成植物细胞间的通讯连接，胞间连丝穿越细胞壁，由相互连接的相邻的细胞质膜共同组成的直径为 20—40nm 的管状结构，中央是由内质网延伸形成的链管结构，胞间连丝的形成是在细胞分裂时由 GB 内质网小泡形成胞间层，内质网穿过胞间层形成胞间连丝，在细胞生长过程中胞间连丝的数目还会增加。

相邻细胞的胞间连丝相互连接，在细胞间的物质运输与信息传递中起桥梁作用，并使细胞的各种生理活动协调一致，使植物体成为统一的有机体，在有胞间连丝的植物中，大多数细胞间都有胞间连丝，胞质可在其间流动，使整个植物成为共质体。但在某些成熟细胞之间有时并不存在这种结构，如蚕豆、洋葱气孔保卫细胞之间的壁上就没有。在同一细胞的不同部分的壁上，胞间连丝出现的数目常有不同。在光学显微镜下观察，一般需经膨胀和染色处理，常用的处理液位卢戈尔液，才能看到胞间连丝。只有少数植物如马钱子，海枣、柿子等，可不经处理，直接看到胞间连丝。

【器材与试剂】
(1) 器材：普通光学显微镜、载玻片、盖玻片、解剖刀、刀片、镊子、剪刀。
(2) 试剂：0.5% 的蕃红水溶液。
(3) 材料：红辣椒、玉米籽粒、洋葱。

【实验方法与步骤】

(一) 红辣椒表皮细胞临时制片

(1) 取一小块红辣椒，用刀片小心刮除果肉。
(2) 将上述刮除果肉后留下一层极薄的表皮，放于载玻片上，滴一滴水，盖上盖玻片，即可在显微镜下观察、镜检时光线不要太亮。

(二) 玉米种子糊粉层临时制片

(1) 将玉米种子在水中浸泡一天。
(2) 取材：用镊子剥去表皮露出糊粉层，这时可以用镊子轻撕糊粉层放于水中，或制作徒手切片。刀口与糊粉层平行，切极薄片。
(3) 制片：取一个干净的载玻片，滴一滴蒸馏水，用镊子轻撕糊粉层放于水中，盖上盖玻片，放在显微镜下观察。

(三) 洋葱内表皮细胞观察(图 3-15-1)

(1)取材：用镊子撕下洋葱内表皮的一小块。

(2)制片：放置在干净的载玻片上，滴一滴 0.5% 番红染色 2—3 分钟，冲洗，封片观察，多余的水用吸水纸吸干。

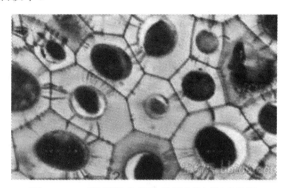

图 3-15-1 洋葱根尖细胞的胞间连丝示意图

【实验报告及作业】

(1)绘各种材料的胞间连丝图。
(2)胞间连丝属于哪种细胞连接，有何生物学功能。

(张雅青)

实验十六　免疫荧光抗体法检查细胞表面抗原

【实验目的】

了解特异性免疫荧光抗体反应的一般过程及其在细胞学研究中的应用。

【器材与试剂】

(1)器材：普通倒置显微镜，荧光显微镜、盖片、载片、培养瓶、培养皿、滤纸、镊子、吸管、微量加样器。

(2)试剂：RMPI-1640培养液(加10%小牛血清)、甲醛固定液、0.01mol/L PBS(Ph 7.2)、液状石蜡。

(3)材料和标本：人体结肠癌培养细胞、HeLa细胞、小鼠抗人结肠癌细胞抗体(第一抗体)、荧光标记羊抗鼠抗体(第二抗体)。

【实验原理】

用人结肠癌细胞为免疫原，免疫小鼠，制得鼠抗人结肠癌细胞表面抗原(Ag)的单克隆抗体 IgG(第一抗体)，二者可以发生特异性的抗原抗体反应，形成抗原抗体复合物，再加入市售(也可自制)的荧光标记的羊抗鼠 IgG 抗体(第二抗体)，可以与复合物进一步发生抗原抗体反应(二次抗体反应)，这样就可以在荧光显微镜下观察到这种抗原在结肠癌细胞表面的存在。

【实验方法与步骤】

(1)将培养瓶中的结肠癌细胞接种到装有盖玻片的培养皿中，培养2—3天。

(2)在倒置镜下观察到盖玻片上的细胞生长状态良好后，在盖玻片左上角用玻璃笔做一下标记，以免在以后的操作中正反面颠倒。

(3)将盖玻片放在甲醛固定液中，放入4℃冰箱中固定5—10min。

(4)用 PBS 洗三次，注意不要将 PBS 液直接倒在盖玻片的细胞面，以免引起细胞大量丢失。用滤纸片将盖片上的 PBS 轻轻吸干，不要损伤细胞层。

(5)将已稀释好的小鼠抗体滴在盖玻片上，每个盖玻片50μL，37℃水浴锅中温育30min。

(6)用 PBS 缓冲液洗三次，滤纸吸干。

(7)将已稀释好的荧光标记羊抗鼠二次抗体5μL滴加在盖片上，37℃温育30min。

(8)用 PBS 缓冲液洗三次，滤纸吸干。

(9)将载片上滴一滴液状石蜡。然后将盖片细胞面朝下放到载玻片上，在荧光显微镜下观察。

【结果分析】

细胞多成团块状存在，细胞膜表面显示黄绿色荧光，细胞内及背景均不发光。每组应设立一个阴性对照组，以培养的 HeLa 细胞为抗原，操作步骤相同。

【实验报告及作业】
(1) 三次用 PBS 清洗的目的是什么？
(2) 为排除荧光标记的羊抗鼠抗体直接与人结肠癌细胞表面某种抗原发生反应的可能性，你认为还应设立什么样的对照组？

(张雅青　苏　露)

第四篇 细胞成分的显示技术

实验一 酸性磷酸酶的显示方法

【实验目的】

(1)熟悉酸性磷酸酶显示方法的原理及操作步骤。

(2)观察酸性磷酸酶在细胞内的分布状况。

【实验原理】

(一) 染色方法

细胞化学技术是保持细胞的形态结构不发生改变,保持细胞内生前化学成分及酶的活性,加上一定试剂,使它与细胞内的某些物质进行化学反应,从而在细胞局部形成有色沉淀物。利用化学原理进行的染色方法有:

1. 金属沉淀法

利用酶催化反应形成的分解产物与金属化合物反应,最终生成有色沉淀,借此辨认所要检查的活性。

2. 偶氮偶联法

用人工合成的酶底物在酶的作用下产生分解产物,后者与重氮盐结合形成不溶性的偶氮色素。Schiff 反应法,游离的醛基可使 Schiff 试剂中的无色品红变为紫红色产物,这种反应通常用于显示多糖(PAS 反应)和脱氧核糖核酸(Feulgen)反应。

3. 联苯胺法

过氧化物酶分解 H_2O_2 产生氧,后者再将无色联苯胺氧化成联苯胺蓝,进而变成棕色化合物。

酸性磷酸酶(acid phosphatase,ACP)是溶酶体的特征性酶,主要存在于巨噬细胞,定位于溶酶体内,正常情况下,巨噬细胞处于休止状态,酶活性很低,但在 pH5.0 的环境中,磷酸基能与铅盐反应形成磷酸铅。但因其是无色的,所以再经过与硫化铵作用,形成棕黑色的硫化铅沉淀,由此就能显示酸性璘酸酶在细胞内的存在与分布。

(二) 技术特点

(1)用冷冻涂片和中性福尔马林固定,可避免在固定、包埋及制片过程中酶的失活,保证了实验的稳定性。

(2)采用较短的作用时间,可避免细胞质内其他蛋白质及核内出现阳性假象,保证了实验的可靠性。

(3) 以姬姆萨染色的巨噬细胞为观察对象，细胞核及细胞轮廓以及细胞质中反应沉淀的颗粒都比较清晰，有助于深入理解细胞吞噬作用、溶酶体功能和分布以及溶酶体标志物——酸性磷酸酶的性质。

【器材及试剂】

(1) 器材：普通光学显微镜、恒温水浴锅、高压灭菌锅、冰箱、解剖用具、注射器、染色缸、载玻片、盖玻片、擦镜纸。

(2) 材料：小鼠腹腔液涂片（重点观察巨噬细胞）。

(3) 试剂：3%淀粉溶液、ACP作用液、2%硫化铵、酸性磷酸酶作用、甲醛钙固定液、乙酸缓冲液、2%硫酸铵溶液、姬姆萨(Giemsa)染液。

【试剂配制】

1. 10%中性甲醛溶液(pH6.8—7.2)

甲醛 10mL，乙酸钠 2g，蒸馏水 90mL。

2. 酸性磷酸酶作用液

蒸馏水 90mL，0.2mol/L 乙酸缓冲液(pH4.6)12mL，5%硝酸铅 2mL。

3. 2%β-甘油磷酸钠 4mL

先将蒸馏水和乙酸缓冲液混合，随后分成大致相等的两份，一份中加乙酸铅溶液，另一份加甘油磷酸钠溶液，然后再将两者缓缓混合，边混匀边搅匀。若 pH<5.0，可加少量乙酸调节。临用前配制。配好后的作用液应透明无絮状悬浮物和沉淀，否则将严重影响实验结果。

4. 1%硫化铵溶液

硫化铵 1mL，蒸馏水 9mL。

5. 姬姆萨染液(1∶30)

姬姆萨原液 3 滴，磷酸盐缓冲液(pH6.8) 5mL。

6. 3%淀粉肉汤

牛肉膏 0.3g，蛋白胨 1.0g，氯化钠 0.5g，蒸馏水 100mL。

高压灭菌 9.9×10^4Pa(15 磅)20min，再加入可溶性淀粉 6g，60—80℃水浴溶解后，4℃冰箱保存备用。

【实验方法与步骤】

(一) 小鼠腹腔细胞酸性磷酸酶的显示

(1) 取小白鼠 1 只、每日腹腔注射 6%淀粉肉汤 1mL，连续注射 3 天。

(2) 第 3 天注射后 3—4h，脱颈处死小鼠，打开腹部皮肤，暴露腹膜，再向腹腔内注射生理盐水 2mL，过 3min 后在原注射部位抽取腹腔液 0.1—0.2mL。

(3) 将腹腔液滴在预冷的载玻片上，每片 1—2 滴。将玻片垂直插入玻片架，迅速放到冰箱内(4℃)，让细胞自行铺展。

(4) 30min 后，将玻片转入 10%中性甲醛溶液，4℃冰箱内固定 30min。

(5) 自来水漂洗 5min，把水沥干。

(6) 转入酸性磷酸酶作用液中，37℃处理 30min。
(7) 自来水漂洗片刻。
(8) 1%硫化胺处理 3—5min。
(9) 自来水冲洗，甩干。
(10) 用 1：30 的姬姆萨染液染色 15min。
(11) 自来水冲去染液，用磷酸盐缓冲液临时封片，镜检。
(12) 对照实验：将第 3 步的腹腔液涂片置 50℃温箱中处理 30min 或对照组的作用液不加 β-甘油磷酸钠，而以蒸馏水代替，使酶失去活性，再进行 6-11 步的同样实验。
(13) 结果分析：在显微镜下，可见小鼠腹腔巨噬细胞的细胞质中，出现许多棕色或棕黑色的颗粒和斑块。部分细胞内，酸性磷酸酶极为丰富，整个细胞质区域都有黑色沉淀。中性粒细胞呈现阴性反应。

（二）洋葱内皮细胞酸性磷酸酶的显示

(1) 取洋葱内表皮(1cm×0.6cm 每瓶放 3 片)沉于 10%中性甲醛溶液中，4℃下固定 30min(置冰箱贮藏室)，对照实验置 50℃烘箱中(加液至青霉素瓶 1/3 体积)。
(2) 去甲醛溶液(福尔马林液)，自来水漂洗 5min(青霉素瓶水加满，换 3 次)。
(3) 去水，加酸性磷酸酶作用液，室温下置 30min(加液至青霉素瓶 1/3 体积)。
(4) 去作用液，自来水漂洗 10min(青霉素瓶水加满，换 3 次)。
(5) 去水，加 1%硫化铵处理 3—5min(加液至青霉素瓶 1/3 体积)。
(6) 去硫化铵，加水漂洗(青霉素瓶水加满，换 1 次)。
(7) 置载玻片上，加盖玻片。
(8) 显微镜观察(注意液泡中标黑色的小颗粒，表示有酸性磷酸酶的活力)。

【实验报告及作业】
(1) 简述酸性磷酸酶显色的原理是什么？
(2) 绘制一张实验所见的巨噬细胞中酸性磷酸酶显色图。
(3) 说明阴性对照组在实验中的作用。

（苏　露）

实验二 碱性磷酸酶的显示方法

【实验目的】
(1) 掌握碱性磷酸酶法的基本原理和方法。
(2) 熟悉碱性磷酸酶在细胞中的分布。

【实验原理】
显示碱性磷酸酶的方法：

1. 钙钴法

碱性磷酸酶(alkaline phosphatase，ALP)在碱性条件下(pH 9.0—9.4)可催化各种酚和醇的磷酸酯水解，还具有磷酸转移作用，使磷酸盐的底物α-萘酚磷酸钠，β-甘油磷酸钠分解，产生的磷酸离子被孵育液中的钙离子捕获生成磷酸钙沉淀，因磷酸钙不能显色，需加入硝酸钴，用钴离子置换钙离子，形成磷酸钴沉淀后用硫化铵处理，形成棕黑色硫化钴颗粒沉淀，从而显示酶活性部位，硫化钴沉淀的多少与碱性硫酸酶含量成正比。

2. 偶氮-藕联法

ALP 在碱性条件下，使孵育液中的底物α-萘酚磷酸钠水解，产生α-萘酚，后者再与偶氮盐藕联生成不溶性耐晒染料。其最终颜色因所用的偶氮盐种类不同而异。

【器材及试剂】
(1) 器材：普通光学显微镜、恒温水浴锅、冷冻切片机、注射器、解剖剪、眼科镊、载玻片、盖玻片、染色缸。
(2) 材料：小鼠肾脏冷冻切片。
(3) 试剂：3%β-甘油磷酸钠、2%无水氯化钙、5%硫酸镁、2%硫化铵液。

【试剂配制】
1. 2%硫酸铵液

硫酸铵 2mL 加蒸馏水 98mL。

2. 甘油明胶

明胶 12g 加入 120mL 蒸馏水中，水浴加温使其完全溶解，再加入 60mL 甘油和 1g 苯酚，充分混匀后，置于 4℃冰箱备用。

3. 钙钴法孵育液

3%β-甘油磷酸钠 10mL，2%巴比妥钠 10mL，2%氯化钙 20mL，5%硫酸镁 5mL，蒸馏水 5mL，最终调 pH 为 9.4，置于冰箱保存。

4. 0.2mol/L Tris 盐酸缓冲

2.24g 三羟甲基氨基甲烷溶于 100mL 双蒸水中，调 pH 为 10。

5. 偶氮-藕联法孵育液

萘酚磷酸钠 10mg，0.2mol/L Tris 盐酸缓冲液 10mL，坚牢蓝 B 10mg，以上尽可能混合和过滤，必要时可用氢氧化钠调整 pH9.0—9.2。

【实验方法与步骤】

(一) 钙钴法显示碱性磷酸酶

(1) 新鲜组织,作冰冻切片。
(2) 不固定切片直接进作用液,或用1%氯化钙固定5min,4℃,蒸馏水洗。
(3) 作用液10—60min,37℃,蒸馏水洗。
(4) 2%硝酸钴1min,蒸馏水洗。
(5) 2%硫酸铵1min,蒸馏水洗。
(6) 甘油明胶封片,或脱水,透明,中性树胶封片。
(7) 结果显示,碱性磷酸酶活性产物为棕黑色硫化钴沉淀。

(二) 偶氮-偶联法显示碱性磷酸酶

(1) 新鲜肾脏冷冻切片。
(2) 室温下加入孵育液20min。
(3) 蒸馏水冲洗数次。
(4) 2%甲基绿复染细胞核10min。
(5) 水洗、晾干,甘油明胶封片。
(6) 结果显示:不同的重氮盐,酶的活性显色也不同,用坚牢蓝B酶活性呈蓝色-紫色,用坚牢红TR(或坚牢紫B)酶活性呈红色。

【注意事项】

在碱性磷酸酶显示中,孵育液含钙浓度低于0.5mol/L,可致核染色。

【实验报告及作业】

碱性磷酸酶主要分布在肠道什么位置,试阐明其原因。

(苏 露)

实验三　细胞内过氧化酶的显示

【目的要求】

(1)掌握显示细胞内过氧化酶的方法的基本原理。

(2)熟悉过氧化物酶在细胞中的一般分布。

【实验原理】

细胞中存在的过氧化物酶系能将许多胺类氧化成有色化合物。例如联苯胺便可被细胞中的过氧化酶氧化成蓝色或棕色的物质(蓝色物质为中间产物联苯胺蓝,很不稳定,可自然转变为棕色的联苯胺腙),从而显示出细胞内过氧化物酶的存在和分布。另外,细胞的代谢过程中会产生对机体有害的过氧化氢(H_2O_2),可被细胞中存在的过氧化氢酶分解成氧气和水。通过植物块茎与过氧化氢相遇后所发生的反应可间接证实该酶的存在。

过氧化物酶能把许多胺类氧化为有色化合物,用联苯胺处理标本,细胞内的过氧化物酶能把联苯胺氧化为蓝色的联苯胺蓝,进而变为棕色产物,因而可以根据颜色反应来判定过氧化物酶的有无或多少。

【器材与试剂】

(1)器材:普通光学显微镜、剪刀、镊子、刀片、染色缸、牙签、载玻片、盖玻片、吸水纸。

(2)材料:大白鼠(或豚鼠)、洋葱鳞片、马铃薯。

(3)试剂:3%过氧化氢溶液、0.5%硫酸铜溶液、1%番红水溶液、联苯胺混合液(临时配制)。

【试剂的配制】

1. 3% 过氧化氢溶液

量取 H_2O_2 1.5mL 加入到 48.5mL 蒸馏水中。

2. 0.1% 钼酸胺

称取 0.1g 钼酸铵,溶于 100mL 0.85%NaCl 液中。

3. 联苯胺混合液

0.2g 联苯胺,95%乙醇,加 2 滴 3%过氧化氢溶液,此液临用时配制。

4. 0.5% 硫酸铜溶液

称取硫酸铜 0.5g 溶于 100mL 蒸馏水中,再加 3%的过氧化氢溶液 2 滴。

5. 1%番红水溶液

称取番红 O(Safranine O)染料粉 1.0g 溶于 100mL 蒸馏水中。

【实验方法与步骤】

(一) 大白鼠(或豚鼠)骨髓细胞过氧化物酶的显示

(1)取材:将大白鼠置于装有乙醚棉球的标本缸中,使其麻醉后断颈处死,剪开其大腿上的皮肤和肌肉,取出股骨,用剪刀剪断或折断,再用牙签尖的一端插入剪开的小孔中挑取骨髓制备骨髓涂片,晾干(涂片时要薄而均匀,否则无法观察结果)。

(2)固定:将涂片放入盛有 0.5%硫酸铜溶液的染色缸中固定 30—60 秒钟。

(3)氧化:取出涂片直接转入盛有联苯胺混合液的染色缸中处理 3min。

(4)用蒸馏水或清水冲洗。

(5)染色:浸入 1%番红溶液中复染 1min。

(6)自来水冲洗,室温下晾干。

(7)观察:在高倍镜下可见骨髓细胞中存在一些被染成蓝色或棕色的颗粒,便是过氧化氢酶存在的部位(过氧化氢酶把联苯胺氧化成蓝色的联苯胺蓝或棕色的联苯胺腙)。

(二)植物细胞中过氧化氢酶的间接显示

1. 洋葱根尖细胞中过氧化氢酶的显示

(1)取洋葱鳞片表皮一薄片,置于载玻片上,压片。

(2)置于 0.85% NaCl 溶液 3—5min。

(3)浸在溶有 0.1%钼酸铵的 0.85% NaCl 溶液中 5min。

(4)在使用联苯胺溶液前,每 2mL 加 10%的过氧化氢 2 滴。

(5)浸在联苯胺溶液中 2min,至切片出现蓝色为止。

(6)在 0.85% NaCl 溶液中洗 1min。

(7)盖上盖玻片,镜下观察。

(8)实验结果分析:在显微镜下,可见细胞中有一些染成蓝色或棕色的颗粒,即为过氧化物酶存在的部位。(棕色颗粒是因为过氧化氢酶把联苯胺氧化成棕色的联苯胺腙)

2. 马铃薯细胞中过氧化氢酶的显示

(1)取马铃薯块茎一个,用徒手切片法切取一小薄片放于载玻片上。

(2)滴加 3%的过氧化氢溶液,稍等片刻,可见组织四周出现大量的气泡,提示植物细胞中有过氧化氢酶的存在。(这是因为植物细胞中的过氧化氢酶与过氧化氢溶液产生反应产生了 O_2 的缘故)

(3)在取马铃薯块茎一个,用徒手切片法切取一小薄片,用镊子夹住置于沸水 1—2min,然后重复上述步骤(2),观察有无上述情况。(加热时酶失活,就不在产生 O_2,因此组织四周观察不到气泡产生)

【注意事项】

(1)处死动物及制备骨髓标本时动作一定要快,否则酶失活后影响实验结果的观察。

(2)处理加热马铃薯切片时,一定要充分,否则处理不够,仍有酶的残留,则得不到应有的实验结果。

(3)实验中联苯胺混合液在空气中极易被氧化而呈现棕色,降低染色效果,因此,该溶液现用现配,在操作过程中也应注意减少与空气接触。

【实验报告及作业】

(1)绘图表示细胞内过氧化物酶的分布。

(2)细胞中的过氧化物酶有何生理功能?

(苏 露)

实验四 细胞酸性蛋白与碱性蛋白的显示

【实验目的】

(1) 熟悉细胞内酸性蛋白和碱性蛋白的化学反应染色一般原理及方法。
(2) 了解蟾蜍红细胞内酸性蛋白和碱性蛋白在细胞中的分布。
(3) 掌握血涂片的制作过程。

【实验原理】

蛋白质的基本组成单位是氨基酸，它们同时具有氨基和羧基(在溶液中主要以—NH^{3+}，—COO—式存在)，而自由氨基和羧基的游离取决于溶液的pH，当蛋白质处于酸性溶液时，由于该溶液中正离子多，从而抑制蛋白质中的COOH电离，于是造成蛋白质带正电荷多；当蛋白质处于碱性溶液时，由于该溶液中负离子多，从而促使蛋白质中的COOH都电离成COO—，于是造成蛋白质带负电荷多；当蛋白质处于某一种pH溶液时，它恰好带有相等的正负电荷(呈兼性离子)。此时的pH称为等电点(pL)，由于蛋白质除了末端氨基和末端羧基之外，还具有许多侧链，其上的许多基团在溶液中也都可以电离，因此，一个蛋白质分子表面四周都有电荷。不同蛋白质分子所带有的碱性基团和酸性基团的数量不等，故它们的等电点也不一样。因此蛋白质分子所带的净电荷取决于：

(1) 分子中碱性基团和酸性基团含量。
(2) 所处溶液的pH，如在生理条件下，整个蛋白质带负电荷多。为酸性蛋白质(等电点偏向酸性)；带正电荷多，为碱性蛋白质(等电点偏向碱性)。

据此，可将标本经三氯乙酸处理后，用不同pH的固绿染液(一种弱酸性染料，本身带负电荷)，予以染色，可使细胞内的酸性蛋白和碱性蛋白分别显示。

【器材与试剂】

(1) 器材：普通光学显微镜，恒温水浴锅，载玻片，盖玻片，注射器，染色缸，解剖剪，解剖刀，解剖盘，镊子，吸水纸。
(2) 材料：蟾蜍血涂片。
(3) 试剂：70%乙醇溶液、5%三氯乙酸溶液、0.2%快绿、0.005%$NaHCO_3$溶液、二甲苯、乙醚、1.75mol/1HCl。

【试剂配制】

1. 盐酸
0.109mL(比重1.19) 盐酸加蒸馏水至100mL(若盐酸比重1.16则取0.13)。

2. 酸性蛋白固绿染液(pH2.2)
0.2g快绿溶于100mL蒸馏水中，制成0.2%快绿，使用时将0.2%快绿和等量1.75mol/L HCl 溶液混合而成。

3. 碱性蛋白固绿染液(pH8.0)：
称取$NaHCO_3$ 50mg溶于100mL蒸馏水中，制成0.05%的碳酸氢钠溶液，使用时将上述两种混合而成。上述试剂均在实验前配制。

【实验方法与步骤】

1. 取材和涂片(图 4-4-1)

用乙醚麻醉后,将其腹面向上放入解剖盘中,剪开胸腔,打开心包,小心将心脏剪一小口,取心脏血滴一滴在干净载玻片一端,以另一玻片的一端紧贴在已滴血载玻片上,均匀用力,呈 45°轻轻向前推去,使血液在玻片上涂成一均匀薄层,(动作一定要快,以防血液凝固)制成的涂片室温晾干。

2. 固定

将晾干的涂片浸于 70%乙醇溶液中固定 5min,清水冲洗净。

3. 三氯乙酸处理

将已固定涂片浸于 5%三氯乙酸,60℃处理 30min,清水冲洗(注意一定要反复洗净,不可在涂片上留下三氯乙酸痕迹,否则酸性蛋白和碱性蛋白的染色不能分明)。在冷 5%三氯乙酸溶液漂洗后,蒸馏水洗 3 次,每次 5min。

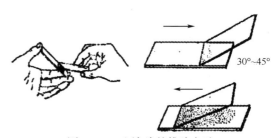

图 4-4-1　血涂片的推片方法

4. 染色和镜检

将显示酸性蛋白的涂片在 0.1%酸性固绿染液中染 5—10min。清水冲净。将显示碱性蛋白的涂片在 0.1%碱性固绿染液中染 30min—1h (视染色深浅而定)。清水冲净后将上述二张涂片镜检观察。

5. 结果显示

用 pH 2.0—2.5 酸性固绿染液染色结果,整个细胞质和核仁中蛋白质均被染成绿色,此即酸性蛋白在细胞内的分布,而胞核中染色质并不染上色(但时间太长可能染上色)。有 pH 8.0—8.5 碱性固绿染液染色结果,只有细胞核内染色质被染绿色,此即碱性蛋白在细胞内的分布,而胞质及核仁并不染上色。

【注意事项】

(1)在制作血涂片的过程中要用力均匀,避免来回推拉及刮片、好的血涂片在显微镜观察到的细胞应该是单层均匀排列。

(2)取血滴不宜太大,以免涂片过厚,影响观察。

(3)涂片厚薄适中。注意拿片的姿势,推片角度和速度要适中,要用力均匀。

(4)涂片一般后半部观察效果比较好。

【实验报告及作业】

(1)简述细胞内碱性蛋白和酸性蛋白显示的实验原理。

(2)绘制细胞中酸性蛋白和碱性蛋白的分布图。

(3)细胞内酸性蛋白与碱性蛋白的分布有何区别?

(苏　露)

实验五　过碘酸雪夫反应（PAS）显示多糖类物质

【实验目的】

(1) 了解 PAS 法的基本原理。

(2) 熟悉 PAS 的操作步骤。

(3) 掌握 PAS 法显示的物质的性质，并观察多糖在组织细胞中的分布。

【实验原理】

多糖（polysaccharide）是构成生命的四大基本物质之一，由多个单糖分子缩合去水而生成。广泛分布于高等植物、动物、微生物等，如植物的种子、茎和动物黏液等。一些不溶性的多糖构成植物和动物的骨架，如职务的纤维素和动物的甲壳素，一般称为结构多糖。另一些多糖在生物体内作为能量储存，如淀粉和肝糖在需要时可以通过生物体内酶系统的作用分解，释放出单糖。还有许多多糖具有更复杂多样的生理功能，如黏多糖、血型物质等，他们在生物体内起着重要的作用。

淀粉和糖原均由 D-葡萄糖的分支或直链组成，过碘酸是一种强氧化剂，能将葡萄糖中的乙二醇基氧化成两个游离的醛基，游离醛基与 Schiff 试剂反应生成紫红色产物。由于单糖在固定、脱水和包埋等组织化学操作中被抽提掉，故一般组织切片上显示的糖类主要是多糖。糖原可被唾液淀粉酶水解，PAS 反应阳性部位即表示多糖的存在。

【器材与试剂】

(1) 器材：普通显微镜、恒温箱、载玻片、盖玻片、染色缸、小烧杯、滴管、手术剪、镊子等。

(2) 试剂：95%乙醇、二甲苯、过碘酸、0.2 mmol/L 乙酸钠，10%偏重亚硫酸钠、1mmol/L HCl、苏木精、硫酸铝、丙三醇、甲醇。

(3) 材料：肝细胞石蜡切片，鸭血。

【试剂配制】

1. 过碘酸水溶液

过碘酸（$HIO_4 \cdot 2H_2O$）	0.4g
95%乙醇	35mL
0.2mol/L 乙酸钠（27.2g+1000mL H_2O）	5mL
蒸馏水或用 0.5%—0.1%过碘酸水溶液	10mL

先将过碘酸溶于蒸馏水中，然后加入乙酸钠和乙醇，保存于冰箱，试剂瓶外加黑纸，如果溶液显黄色即失效。

2. 亚硫酸水

10%偏重亚硫酸钠	20mL
1mmol/L HCl	20mL
H_2O	400mL

此液使用前配制。

3. Schiff 试剂

先将蒸馏水 600mL 煮沸，由大火取下，加入碱性品红 3g，充分搅拌，以助于溶解，待冷却至 50℃左右，过滤到棕色瓶中，加入 1mmol/L HCl 60mL 冷却至 25℃时加入 3g 偏重亚硫酸钠放入暗处，次日取出，加入活性炭 3g，过滤备用，用黑纸包好，勿见光，放在低温处。

4. Schiff 酒精溶液

Schiff 溶液	11.5mL
1mol/L HCl	0.5mL
无水乙醇	23mL

5. Harris 苏木精染液

甲液

苏木精	5g
无水乙醇	30mL

乙液

硫酸铝	10g
H_2O	110mL

丙液

丙三醇	125mL
甲醇	125mL

将甲液一滴一滴加入到乙液中，并随时用玻璃棒搅动，然后暴露到空气中约 7—10 天，加入丙液，将混合液静置 1—2 月颜色变深为止，过滤，此液须至于阴冷处塞进瓶口，可长期保存，使用时将染剂一份用 3—5 份水稀释，则染色分化更明显。

【实验步骤】

（一）肝细胞切片 PAS 反应

(1) 经二甲苯脱蜡后进入 100%乙醇，再入含有 1%火棉胶的 100%乙醇 3min，再入 95%乙醇、90%乙醇、80%乙醇、70%乙醇、50%乙醇进行脱水。

(2) 蒸馏水洗。

(3) 如染糖原，从 70%乙醇直接入过碘酸酒精溶液 5—15min，经 70%乙醇洗片刻，入 Schiff 酒精溶液 15min。染糖原的对照片须先用唾液配的 0.1%—1%淀粉酶消化 30—60min 后再入染色液。

(4) 亚硫酸水洗三次。

(5) 自来水冲洗 3—5min。

(6) 蒸馏水洗 3min。

(7) 苏木精复染 20—30s，将核染成浅蓝色，对彩色照相较好。如黑白照相则不必复染。

(8) 自来水冲洗。

(9) 脱水经 50%、70%、80%、90%、95%、100%乙醇各二次。

(10) 二甲苯透明、树胶封固。

(11) 结果显示：细胞核呈蓝色位于细胞中央，糖原呈紫红颗粒，上皮黏蛋白呈淡到深紫红色。黏蛋白及中性黏多糖呈深紫红色。糖蛋白呈淡红色。

(二) 血涂片的 PAS 反应

(1) 取鸭血，血涂片，室温下晾干后，甲醇固定 5min，晾干。
(2) 蒸馏水冲洗。
(3) 过碘酸水溶液浸泡 5min。
(4) 蒸馏水冲洗。
(5) Schiff 试剂浸泡 15min。
(6) 亚硫酸盐溶液浸泡 3 次。
(7) 自来水冲洗 5min。
(8) 蒸馏水浸泡 1min。
(9) 苏木精复染细胞核 10—15min。
(10) 自来水冲洗 3min。
(11) 蒸馏水冲洗。
(12) 甘油/PBS 封片剂封片。
(13) 显微镜下观察。

【注意事项】

(1) 过碘酸起氧化作用，氧化作用时间稍长，会使反应更加充分。
(2) Schiff 试剂与所产生的醛基生成紫红色物质，作用时间略长，会使染色效果明显，但不能太长，以至于染色太深不利于观察。
(3) 二甲苯溶解性很强，时间要把握好，前者以脱蜡为准，不要有空气，后者以透明为主，如果切片变黑，可重新放回二甲苯中，在透明一次。

【实验报告及作业】

(1) 简述实验步骤的作用原理是什么。
(2) PAS 反应的实验原理，并描述显微观察到的实验现象。

(苏　露)

实验六　细胞组分的分离与观察

【实验目的】

(1)了解细胞组分分离的基本原理，掌握操作方法。
(2)掌握差速离心和匀浆的方法分级分离组分的原理及过程。
(3)熟悉离心机和匀浆器的使用方法。

【实验原理】

细胞组分是指细胞内部的亚细胞结构，如细胞核、线粒体、溶酶体和高尔基复合体等结构，可根据细胞内不同结构的组分比重和大小不相同，及在同一离心场的沉降速度也不相同，根据这一原理，常用不同转速的离心法，将细胞内各种组分分级分离出来，以研究它们各自特有的化学组成、代谢特点、酶活性和具体功能。目前，随着细胞生物学、分子生物学的发展已成为分离，提纯，鉴别细胞组分和生物高分子的重要技术之一，近十年来应用超离心技术中差速离心，等密度梯度离心，蔗糖密度梯度离心等方法分离制取各种细胞器。

差速离心式在密度均一的介质中由低速到高速逐级离心，用于分离不同大小的细胞核细胞器。样本先用低速使较大的颗粒沉淀，再用较高的转速，将浮在上清液中的颗粒沉淀下来，从而使各种细胞结构得以分离。由于样品中各种大小和密度不同的颗粒在离心开始时均匀分布在整个离心管中，所以每级离心得到的第一次沉淀必然不是纯的最重的颗粒，须经反复悬浮和离心加以纯化。在差速离心中细胞器沉降的顺序依次为：细胞核、线粒体、溶酶体和过氧化物酶体、内质网与高尔基体、最后为核蛋白体。细胞器分离常用介质是缓冲的蔗糖水溶液。它比较近似细胞质的分散相，具有足够渗透压，防止颗粒膨胀破裂，对酶活性干扰小，在 pH7.4 的条件下细胞器不易发生聚集。

本实验过程包括组织匀浆，分级分离和分析三步，这种方法已经成为研究亚细胞成分的化学组成、理化性质及其功能的主要手段。

1. 匀浆(homogenization)

取一定量新鲜组织剪碎，加入适量匀浆制备液，用高速电动匀浆器或玻璃匀浆器磨碎组织，由于匀浆器的杵头在高速运转中会产生热量，因此在制备匀浆时，需将匀浆器置于冰水中。常用的匀浆制备液有生理盐水、缓冲液和 0.25mol/L 的蔗糖液等，可根据实验的要求，加以选择。本实验是在低温条件下，将组织放在匀浆器中，加入等渗匀浆介质进行破碎细胞，使之成为各种细胞器及其包含物的匀浆。

2. 分级分离(fractionation)

由低速到高速离心，逐渐沉降。先用低速使较大的颗粒沉淀，再用较高的转速，将浮在上清液中的颗粒沉淀下来，从而使各种细胞结构，如细胞核、线粒体等得以分离。

3. 分析(analyse)

是分级分离得到的各种组分，可用细胞化学和生化方法进行形态和功能鉴定。

【器材及试剂】

(1) 器材：普通光学显微镜、冷冻高速离心机、恒温水浴锅、冰箱、恒温培养箱、普通天平、镊子、盖玻片、载玻片、解剖剪、量筒、烧杯、平皿、玻璃漏斗、玻璃匀浆器、尼龙织物温度计、离心管、刀片、吸水纸、镜头纸 等。

(2) 材料：小白鼠、冰块。

(3) 试剂：生理盐水、0.25mol/L 蔗糖-0.003mol/L 氯化钙溶液、0.01mol/L Tris-盐酸缓冲液(pH7.4)、1% 詹纳斯绿 B 染液、甲基绿-派洛宁染液、Carnoy 固定液、0.9% NaCl 溶液。

【试剂配制】

1. 0.25mol/L 蔗糖-0.003mol/L 氯化钙溶液

称取 85.5g 蔗糖和 0.33g 氯化钙溶于 1000mL 蒸馏水中。

2. 0.02% 詹纳斯绿 B 染液

称取詹纳斯绿 B(Janus green B) 0.02g 溶于 100mL Ringer 液中。

【实验方法与步骤】

(一) 细胞核的分离提取

(1) 用颈椎脱位的方法将小白鼠处死后，迅速剖开腹部取出肝脏，剪成小块，尽快置于盛有预冷的 0.9% NaCl 的烧杯内，反复洗涤，尽量除去血污，用滤纸吸去表面的液体。

(2) 将湿重约 1g 的肝组织放在小平皿中，用量筒取 8mL 预冷的 0.25mol/L 蔗糖-0.003mol/L 氯化钙溶液，先加少量该溶液于平皿中，尽量剪碎肝组织后，再全部加入。

(3) 剪碎的肝组织倒入匀浆管中，使匀浆器下端侵入盛有冰块的器皿中，左手持之，右手将匀浆捣杆垂直插入管中，上下转动研磨 3—5 次，用 3 层纱布(先用少量 0.25mol/L 蔗糖-0.003mol/L 氯化钙溶液湿润)过滤匀浆液于离心管中，然后制备一张滤液涂片 A，做好标记，自然干燥。

(4) 将装有滤液的离心管配平后，放入普通离心管中，以 2500rpm 4℃，离心 15min，缓缓取上清液，移入高速离心机中，保存于有冰块的烧杯中，待分离线粒体用，同时涂一张上清液涂片 B 做好标记，自然干燥，余下的沉淀物进行下一步骤。

(5) 用 6mL 0.25mol/L 蔗糖-0.003mol/L 氯化钙溶液悬浮沉淀物，以 2500rpm 离心 15min，弃去上清液，将残留液体用吸管吹打成悬液，滴一滴于干净的载玻片上，涂片 C，自然干燥。

(6) 将干燥后的 ABC 三张涂片浸入 95%乙醇 5min，晾干。在涂膜部分滴加数滴甲基绿-派洛宁染液染色 20min，再以纯丙酮分化 20s，蒸馏水漂洗，直立于吸水纸上吸干水分。

(7) 盖上盖玻片，镜下观察。

(8) 在高倍镜下观察，可见体积较大、形状规则、结构完整的球形细胞核被染成蓝色，细胞核旁边的部分细胞碎片亦被染成蓝色。(注意观察视野中所见的细胞核的数量、细胞核是否完整以及细胞碎片的多少等)

(二) 高速离心分离提取线粒体

(1) 将上述装有上清液的高速离心管中，从装有冰块的烧杯中取出，配平后，以 17 000rpm

离心 20min，缓缓吸取上清液，移入另一高速离心管中，保存于有冰块的烧杯中，待分离微粒体用，同时涂一张上清液涂片 D 做好标记，自然干燥。

(2) 取沉淀物，加入 0.25mol/L 蔗糖-0.003mol/L 氯化钙 1mL，用吸管吹打成悬液，以 17 000rpm 离心 20min，将上清吸入另一试管中，留取沉淀物，加入蔗糖-氯化钙溶液 0.1mL 混匀成悬液。

(3) 取上清液和沉淀悬液，分别滴一滴于干净载玻片上，各滴一滴 0.02%詹纳斯绿 B 染液盖上盖片染色 20min。

(4) 在两张干净载玻片上，(分别标记 EF 涂片)中央各滴 2—3 滴中性红-詹纳斯绿 B 染液。用牙签挑取少许粒状沉淀物，均匀涂于一张玻片 D 的染液中，另取一滴上清液混于另一张玻片 E 的染液中，染色 15min 后，分别盖上盖玻片。

(5) 在高倍镜下观察，可见杆状、粒状的线粒体被染成亮绿色。(注意观察视野中所见的线粒体的数量、线粒体是否完整以及细胞碎片的多少等)

(三) 溶酶体的分离

(1) 制备蔗糖梯度溶液，取带有两个小杯的梯度混合器，两个小杯分别装入 2.1mol/L 蔗糖 117mL 和 1.1mol/L 的蔗糖 13mL。

(2) 将小白鼠处死后取出肾脏，以 1∶8 比例加入 0.3mol/L 蔗糖，然后在玻璃匀浆器中匀浆肾脏组织。

(3) 以 750g 的转速将匀浆物离心 10min，吸出并保留上清液。

(4) 将上述上清液以 9000g 的转速离心 3min，弃掉上清液，留取沉淀物。

(5) 沉淀从上至下一次为白色、黄褐色、暗褐色三种不同颜色层，上层为膜成分的混合物，中层为线粒体部分，最底层则为半纯化的溶酶体。先用吸管小心吸掉上层，然后沿管壁加入几毫升 0.3mol/L 蔗糖，慢慢摇管使界面层悬浮起来弃之。用 0.3mol/L 蔗糖洗涤 1 次，底层溶酶体部分悬浮在 2.5mol/L 蔗糖中。

(6) 将 2mL 悬浮的半纯化的溶酶体铺在蔗糖梯度上面，用玻璃棒搅动最上层的梯度，使梯度和溶酶体之间的界面破坏，然后以 100 000g 转速离心 150min，离心结果可见：梯度溶液分 3 条明显的带和较少的沉淀。最下层的暗黄色到褐色的带即为纯化的溶酶体。

【注意事项】

(1) 注意尽可能充分剪碎肝组织，缩短匀浆时间，整个分离过程不宜过长，以保持组分的生理活性。

(2) 离心机需保持水平位置。

(3) 由于线粒体进行的是活性染色检测，所以样品制备好要尽快染色，不宜放置过久。

【实验报告及作业】

(1) 差速离心与密度梯度离心方法有什么不同？

(2) 离心结束时亚细胞组分在介质中各呈什么样的分布？因而收集组分的方法有什么分别？

(3) 根据个人的实际操作体会，写出操作注意事项及改进方法。

(苏　露)

实验七　真核细胞 DNA 的提取

【实验目的】

(1) 了解真核生物基因组 DNA 提取的一般原理。

(2) 通过植物组织 DNA 的提取,掌握真核生物组织中 DNA 提取的方法和步骤。

【实验原理】

DNA 是重要的生物信息分子为了研究 DNA 分子在生命代谢中的作用,常常需要从不统的生物材料中提取 DNA。DNA 提取方法有:

1. 浓盐法

(1) 利用 RNA 和 DNA 在电解溶液中溶解度不同,将二者分离,常用的方法是用 1M 氯纳提取化钠抽提,得到的 DNP 黏液与含有少量辛醇的氯仿一起摇荡,使乳化,再离心除去蛋白质,此时蛋白质凝胶停留在水相及氯仿相中间,而 DNA 位于上层水相中,用 2 倍体积 95%乙醇可将 DNA 钠盐沉淀出来。

(2) 也可用 0.15mol/L NaCl 液反复洗涤细胞破碎液除去 RNP,再以 1mol/L NaCl 提取脱氧核糖蛋白,再按氯仿-异醇法除去蛋白。两种方法比较,后种方法使核酸降解可少一些。

(3) 以稀盐酸溶液提取 DNA 时,加入适量去污剂,如 SDS 可有助于蛋白质与 DNA 的分离。在提取过程中为抑制组织中的 DNase 对 DNA 的降解作用,在氯化钠溶液中加入枸橼酸钠作为金属离子的烙合剂。通常用 0.15mol/L NaCl,0.015mol/L 柠檬钠,并称 SSC 溶液,提取 DNA。

2. 阴离子去污剂法

用 SDS 或二甲苯酸钠等去污剂使蛋白质变性,可以直接从生物材料中提取 DNA。由于细胞中 DNA 与蛋白质之间常借静电引力或配位键结合,因为阴离子去污剂能够破坏这种价键,所以常用阴离子去污剂提取 DNA。

3. 苯酚抽提法

苯酚作为蛋白变性剂,同时抑制了 DNase 的降解作用。用苯酚处理匀浆液时,由于蛋白与 DNA 结键已断,蛋白分子表面又含有很多极性基团与苯酚相似相溶。蛋白分子溶于酚相,而 DNA 溶于水相。离心分层后取出水层,多次重复操作,再合并含 DNA 的水相,利用核酸不溶于醇的性质,用乙醇沉淀 DNA。此时 DNA 是十分黏稠的物质,可用玻璃漫漫绕成一团,取出。此法的特点是使提取的 DNA 保持天然状态。

4. 水抽提法

利用核酸溶解于水的性质,将组织细胞破碎后,用低盐溶液除去 RNA,然后将沉淀溶于水中,使 DNA 充分溶解于水中,离心后收集上清液。在上清中加入固体氯化钠调节至 2.6mol/L。加入 2 倍体积 95%乙醇,立即用搅拌法搅出。然后分别用 66%、80%和 95%的乙醇溶液以及丙酮洗涤,最后在空气中干燥,既得 DNA 样品。此法提取的 DNA 中蛋白质含量较高,故一般不用。为除蛋白可将此法加以改良,在提取过程中加入 SDS。

本实验介绍酚抽提方法。经消化或剪切匀浆成单个细胞的真核组织细胞,在蛋白酶 K、

SDS、RNA 酶作用下，消化破裂细胞膜与核膜，蛋白质变性并降解成小肽或氨基酸；DNA 从核蛋白中游离，与蛋白质分开；同时 RNA 酶降解污染的 RNA。利用饱和酚、氯仿抽提使蛋白质与 DNA 脱离，在高盐存在下用乙醇沉淀收集 DNA，最后得到欲提取的 DNA。

通过一定方法获得相当纯度和完整性的基因组 DNA，是对真核细胞进行基因分析及基因诊断的前提，DNA 样品质量的好坏将直接关系到实验的成败。较理想的 DNA 样品应达到以下三点要求：

1) 不应存在对酶有抑制作用的有机溶剂和过高浓度的金属离子；
2) 最大限度地降低蛋白质、多糖和脂类分子的污染；
3) 排除 RNA 分子的污染与干扰。

【器材与试剂】

(1) 器材：低温高速离心机，50mL 离心管，1.5mL Eppendorf 管，组织切片机，移液器，Tip 尖，乳钵，剪刀，大口玻璃刻度吸管(5ml、10mL)，紫外分光光度计，玻璃棒或牙签，恒温水浴箱。

(2) 试剂：二甲苯、液氮、无水乙醇、20mg/mL 蛋白酶 K、3mol/L NaAc(pH5.2)、TrisCl 饱和酚(pH8.0)、10mmol/L PBS(pH7.4)、氯仿：异戊醇(24∶1)。

【试剂配制】

1. 母液(灭菌)

5mol/L NaCl 称取 58.4g NaCl 加双蒸水制成 200mL 溶液。

0.5mol/L Na_2-EDTA 称取 37.22g Na_2-EDTA 加双蒸水制成 200mL 溶液，用 NaOH 调 pH 为 8.0。

1mol/L Tris-HCL 称取 Tris-HCl 12.11g 加蒸馏水至 100mL，用浓盐酸调 pH 至 8.0。

2. 提取液配制

CTAB 粉剂	2g
1mol/L Tris (pH 8.0)	10mL
0.5mol/L EDTA (pH 8.0)	4mL
5mo/L Nacl	28mL
PVP	1g
β-巯基乙醇	1mL

加双蒸水定容至 100mL

分别称取苯酚、氯仿、异戊醇按 25∶2∶1 的体积比混合，再分别称取氯仿、异戊醇按 24∶1 的体积比混合，配制成两种提取液，各配制 100mL。

终浓度为：10mmol/L Tris-HCl (pH8.0)

0.1mol/L EDTA (pH8.0)

20μg/mL 胰 RNA 酶

0.5% SDS

3. ACD(酸性枸橼酸葡萄糖溶液)**抗凝剂**

枸橼酸	0.48g
枸橼酸纳钠	1.32g

右旋葡萄糖	1.47g

加蒸馏水 至 100mL。

4. TE 缓冲液终浓度

10 mmol/L　Tris-HCl（pH8.0）

1mmol/L　　EDTA（pH8.0），高压消毒。

【实验方法与步骤】

（一）样本的预处理

各种待检样本需经预处理，才能实施 DNA 提取。不同标本预处理不尽相同，而预处理后抽提 DNA 的程序是一致的。

1. 组织样本

新鲜采集的组织、甲醛固定或石蜡包埋的组织均可用于提取高分子 DNA。若新鲜组织不能立即进行 DNA 抽提，需储存于液氮或–70℃冰箱中。

(1)新鲜组织：取 1g 新鲜或新鲜冻存的组织，于液氮中使其迅速冻结，以消毒的牛皮纸或乙酸称量纸包好，迅速砸碎；倒入乳钵中，加液氮，在液氮中研成粉末状；慢慢将其撒入 1 个含 10mL DNA 提取液的 50mL 离心管中，摇动混匀，置 37℃水浴温育 1h。

(2)石蜡包埋组织：用切片机将石蜡包埋组织块切成 3—5μm 厚的薄片，最多取 300mg 组织放入 1.5mL 离心管中。加 1mL 二甲苯脱蜡，涡旋混匀，8000g 离心 5min，弃上清液。重复 1 次；加入 1mL 无水乙醇洗沉淀片，涡旋混均，8000g 离心 5min，弃上清液，重复 1 次；晾干沉淀片，用 DNA 提取液悬浮沉淀，每 mg 组织加 1mL，移到 50mL 离心管中，37℃水浴温育 1h。

2. 培养细胞样本

培养细胞应尽可能新鲜收集即行抽提，不能及时提取基因组 DNA 时，必须将细胞存放于液氮或–80℃中。

(1)贴壁培养细胞：弃生长液，用预冷的 PBS 液，漂洗 3 次，尽量去除残留于瓶内的 PBS。按 5×10^6 个细胞加 1mL DNA 提取液，直接加到培养瓶内，晃动瓶至液体变黏稠。将其移入 50mL 离心管中，37℃水浴温育 1h。

(2)悬浮培养细胞：以 1500g　4℃离心 10min，收集细胞，弃细胞培养液。用预冷的 PBS 液重新混悬细胞，同上离心洗涤 2 次。按 5×10^6 个细胞加 1mL DNA 提取液，悬浮细胞，37℃水浴温育 1h。

3. 血液样本

应为新鲜血液或将新鲜血液中加入 1/7 体积的 ACD 抗凝剂抗凝后置 0℃下短期存放或 –80℃下长期保存待用。

(1)新鲜血液：将 10mL 血液 1300g、离心 15min，弃上清血浆。小心吸取淡黄色下层，移至 50mL 离心管中。重复 1 次，弃去上层血浆相。用 7mL DNA 提取液悬浮细胞，37℃水浴温育 1h。

(2)冻储血液：将 10mL ACD 抗凝储冻血液于室温解冻后移入 50mL 离心管中，加入等体积的 PBS 液，混匀，3500g 离心 15min，弃含裂解红细胞上清。重复 1 次；用 7mL DNA 提取液混悬白细胞沉淀，37℃水浴温育 1h。

（二）消化

上述各种来源的细胞，悬浮于 DNA 提取液中，37℃水浴箱保温 1h 后，加入蛋白酶 K 至终浓度为 100—200μg/mL，上下转动混匀，液体变黏稠。50℃水浴保温 3 h 或 37℃水量浴箱保温过夜(12—16h)，裂解细胞、消化蛋白。保温过程中，应不时上下转动几次，混匀反应液。

（三）酚抽提纯化 DNA

将反应液冷却至室温后，加入等体积的饱和酚溶液，温和地上下转动离心管 5—10min，直至水相与酚相混匀成乳状液。5000g 离心 15min，用大口吸管小心吸取上层黏稠水相，移至另一离心管中。重复酚抽提 1 次。加等体积的氯仿：异戊醇(24∶1)，下转动混匀，5000g、离心 15min，用大口吸管小心吸取上层黏稠水相，移至另一离心管中。重复 1 次。

（四）沉淀 DNA

加入 1/5 体积的 3mol/L NaAc 及 2 倍体积的预冷的无水乙醇，室温下慢慢摇动离心管，即有乳白色云絮状 DNA 出现。用牙签或玻璃棒小心挑取云絮状的 DNA，转入另一 1.5mL 离心管中，加 70%乙醇 1mL，5000g 离心 5min 洗涤 DNA，弃上清，去除残留的盐。必要时重复 1 次。室温尽量挥发残留的迹量乙醇，但不要让 DNA 完全干燥。按 $5×10^7$ 个细胞 DNA 提取物加 TE 液 1mL 溶解 DNA。溶解过程通常需要 12—24h。

（五）DNA 的浓度测定及纯度判定

1. DNA 浓度的测定

取 DNA 溶液用 TE 液做适量稀释，以 TE 液作空白对照，在紫外分光光度计上读取 A_{260} 和 A_{280} 的光密度值。按下面公式计算浓度：

DNA 浓度μg/μL=A_{260}×50×稀释倍数/1000

2. DNA 纯度的判定

A_{260}/A_{280} 比值应介于 1.7—2.0 之间。

3. DNA Marker 比较

取 5μL 制备的 DNA 样品，与琼脂糖凝胶中电泳，与 DNA Marker 比较，观察 DNA 片断大小，有条件的可用凝胶成像系统分析计算 DNA 含量及 DNA 片断的分子量。

【注意事项】

1. 器皿和试剂的无 DNA 酶化处理

提取 DNA 过程中用到的试剂、器材等，必须进行无 DNA 酶化处理，即通过高压、干烤等方法去除 DNA 酶。

2. 抗凝剂及淋巴细胞分离液的选择

血液用 ACD 抗凝剂抗凝，比用其他抗凝剂能更好保存大分子 DNA。收集的血液样本在制备 DNA 以前可在 0℃保存数天或于-70℃长期保存。提取血液样本中的 DNA 时，如果采用淋巴细胞分离液来先分离白细胞，再提取基因组 DNA，最后获得的 DNA 纯度要高得多。

3. 样本预处理

对于组织细胞的分散，也可以用匀浆、超声等方法，只是可能会对大分子 DNA 有剪切作用。在将分散好的组织细胞粉末加入 DNA 提取液时，应缓慢撒入，避免一下子全部加入，这样可以最大限度地减少因 DNA 成团而引起的麻烦。

4. 蛋白酶 K 活性

不同批次的蛋白酶 K 的活性有差异，因此正式实验前应先作预实验，明确其活性大小。

5. 仔细吸取酚抽水相

Tris-HCl 饱和酚的 pH 应接近 8.0，过酸或过碱都会造成酚抽提离心后，水、酚两相的交界面不清楚，交界面(主要是蛋白质)有 DNA 滞留，进而转移水相时带动界面中的蛋白质。酚抽提离心后，转移上层水相时，用大口吸管(必要时把吸管口细的一端用砂布或砂轮磨掉)非常缓慢地将上层含 DNA 相吸入吸管内，勿带动界面。若上相 DNA 溶液过黏稠而不易吸入大口吸管，可以加入适量的 TE 液稀释，然后再用酚抽提。

6. 避免 DNA 大分子剪切

提取过程每一步的混匀，动作不可剧烈，应缓慢上下转动混匀。防止机械剪切对大分子 DNA 的破坏而不能获得大分子的 DNA。75%乙醇洗涤 DNA 后晾干时，注意不要让 DNA 沉淀完全干燥，否则极难溶解。加 TE 后，应置摇床平台或摇摆平台，缓慢摇动直至 DNA 完全溶解，通常需要 12—24h。

7. DNA 制品的纯度

获得的 DNA 制品 A_{260}/A_{280} 低于 1.7，表明有蛋白质污染。通常可再次进行酚、氯仿：异戊醇抽提去除蛋白质污染。应小心抽吸离心后的上层水相，避免将混有蛋白质的中间相带到上层水相。因为酚抽提过程中，要丢失一部分 DNA，为减少 DNA 的丢失，在重复酚抽提时应将样品用 TE 缓冲液加大体积。

【实验报告及作业】

(1) 如何将 DNA 与 RNA 分离开来？

(2) 提取 DNA 时应注意哪些事项？

(苏　露)

实验八　植物总 RNA 的提取

【实验目的】
(1) 了解 RNA 提取的一般方法和原理。
(2) 熟悉低温高速离心机的使用方法。
(3) 了解 RNA 纯度的检测。

【实验原理】
RNA 是一类极易降解的分子，要得到完整的 RNA，必须最大限度地抑制提取过程中内源性及外源性核糖核酸酶对 RNA 的降解。高浓度强变性剂异硫氰酸胍，可溶解蛋白质，破坏细胞结构，使核蛋白与核酸分离，失活 RNA 酶，所以 RNA 从细胞中释放出来时不被降解。细胞裂解后，除了 RNA，还有 DNA、蛋白质和细胞碎片，通过酚、氯仿等有机溶剂处理得到纯化、均一的总 RNA。RNA 分离的方法很多，最关键的因素是尽量减少 RNA 酶的污染。

Trizol 试剂是由苯酚和硫氰酸胍配制的单相的快速抽取总 RNA 的试剂，在匀浆和裂解过程中，能破碎细胞、降解蛋白质和其他成分，使细胞中的蛋白质、核酸物质解聚得到释放，失活 RNA 酶，同时能保持 RNA 的完整性，在氯仿抽取、离心分离后，RNA 处于水相中，将水相转管后用异丙醇沉淀 RNA。

【器材及试剂】
(1) 器材：冷冻高速离心机、紫外分光光度计、琼脂糖胶电泳系统、高压灭菌锅、匀浆器、移液器、研钵、1.5mL 离心管、液氮罐、剪刀、一次性手套等。
(2) 试剂：焦碳酸二乙酯(DEPC)、吗啉代丙烷磺酸(MOPS)、异硫氰酸胍、乙酸钠(NaAc)、氯仿、苯酚、甲醛、乙醇、乙二胺四乙酸(EDTA)、琼脂糖、异丙醇。
(3) 材料：植物组织、培养细胞。

【试剂配制】
1. 0.1% 焦炭酸二乙酯(DEPC)水

0.1mL DEPC 加入 100 mL 三蒸水中，装入经高温烘烤的三角烧瓶中，振摇过夜，再高压灭菌。

2. Trizol 试剂

38%苯酚饱和液	380mL
0.8mol/L 硫氰酸胍盐	118.16g
0.4mol/L 硫氰酸钠	76.12g
0.1mol/L 乙酸钠(pH 5)	33.4mL

3. 2 mol/L NaAc

乙酸钠 54.4g，DEPC 处理水 20mL，用冰乙酸调 pH 至 4.0，加 DEPC 至 200mL，高压灭菌。

4. 4mol/L 异硫氰酸胍

异硫氰酸胍	47.3g
十二烷基肌氨酸钠	0.5g
1mol/L 枸橼酸钠	2.5mL
β-巯基乙醇	0.7mL

DEPC 处理水，定容至 100mL，65℃加热并搅拌溶解。

5. 70%乙醇

无水乙醇 70mL，DEPC 处理水定容至 100mL，混合后置于-20℃保存。

6. 氯仿

异戊醇混合液(49∶1)，氯仿 49mL，异戊醇 1mL，混合，4℃保存。

7. 5×甲醛凝胶电泳缓冲液(pH 7.0)

0.1 mol/L MOPS	20.6g
乙酸钠	800mL
EDTA	5 mmol/L

将 20.6g 吗啉代丙磺酸(MOPS)溶于 800mL 经用 DEPC 处理的 50mmol/L 乙酸钠溶液。用 2mol/L 氢氧化钠将溶液的 pH 调至 7.0，加 10mL 经用 DEPC 处理的 0.5mol/L EDTA(pH8.0)，在加经用 DEPC 处理的水至溶液总体积为 1L。上述溶液经用 0.2μm 微孔滤膜过滤除菌，避光保存于室温。光照或高压后溶液逐渐变黄，淡黄色的缓冲液可正常使用，如缓冲液变成深黄色则不可用。

8. 甲醛凝胶加样缓冲液

50% 甘油
1mmol/L EDTA(pH8.0)
0.25% 溴酚蓝
0.25% 二甲苯青 FF

【实验方法与步骤】

（一）总 RNA 的提取(利用 TRIzol 提取液抽提 RNA)

（1）研磨：将新鲜植物幼叶约 250 mg，迅速转移至用液氮预冷的研钵中，用研杵研磨组织，其间不断加入液氮，直至研磨成粉末状（无明显的可见颗粒，如果没有研磨彻底会影响 RNA 的收率和质量）。

（2）小心将研磨成粉末状的样品全部转移至预冷的 1.5 mL 离心管。

（3）加入 0.5 mL Trizol 液，迅速震荡摇匀。（样品总体积不能超过所用 Trizol 体积的 10%）。

（4）室温放置 5—10 min 后，加入 0.5 mL 的氯仿，盖紧离心管，用手剧烈摇动离心管 1 min，室温下静置 5min。

（5）在 8℃条件下，12 000 rpm 离心 15 min。

（6）溶液分为两层，下层为酚—氯仿浅红色液层，将上层液体移入干净离心管，加入 0.5 mL 异丙醇在 15—30℃条件下，沉淀 10 min。

（7）然后在 2—8℃条件下，12 000 rpm 离心 10 min，RNA 沉淀管壁和底部。

(8) 小心弃去上清液，加入 1mL 75%乙醇（切勿触及沉淀），轻轻上下颠倒洗涤离心管管壁，4℃下 12 000rpm 离心 5min，小心弃去乙醇（为了更好地控制 RNA 中的盐离子含量，应尽量取净乙醇）。

(9) 小心弃去上清液，室温或真空干燥 2—5min，然后加 25μL DEPC 处理过的水中，必要时可用移液器轻轻吹打沉淀，待 RNA 沉淀溶解后储藏于-80℃冰箱备用。

（二）培养细胞 RNA 的提取

(1) 用 0.25%胰酶消化贴壁生长的培养细胞，制成 1×10^7 细胞悬液，移至离心管中。
(2) 2000rmp，离心 5min，PBS 洗涤细胞 2 次。
(3) 加预冷的 4mol/L 异硫氰酸胍 2mL，充分摇动，使细胞裂解完全。
(4) 加 pH 4.0 浓度 2mol/L 乙酸钠 0.2mL，上下翻转充分混合，转移到 5mL 离心管中。
(5) 再加氯仿 0.5mL，上下翻转充分混合，用手猛烈振摇 10s，冰浴 15min。
(6) 4℃，10 000rpm 离心 20min。
(7) 将上清液移入新的离心管，加入冷的无水乙醇，放入-20℃ 1h 以上。
(8) 4℃，10 000rpm 离心 20min。
(9) 弃去上清液，加入 4mol/L 异硫氰酸胍 2mL。
(10) 转入新的离心管，加入冷的无水乙醇，放入-20℃沉淀 1h 以上。
(11) 4℃，10 000rpm 离心 20min。
(12) 沉淀用 70%乙醇冲洗 1 次。
(13) 室温或真空干燥 2—5min，然后加 10μL DEPC 处理过的水中，储藏于-80℃冰箱备用。
(14) 紫外分光光度计检测。

利用 DNA 的紫外分光光度计检测提取的 RNA 样品纯度和浓度。一般 A_{260}/A_{280} 应在 1.9—2.0 之间，样品纯度符合要求。

计算其浓度：

1μL 样品 RNA 含量=A_{260}×40 μg/mL×稀释倍数

(15) RNA 电泳检测

在含有甲醛的凝胶上进行的 RNA 电泳应小心，甲醛蒸气有毒，含有甲醛的溶液应在化学通风橱内配制，含甲醛溶液的电泳槽应尽可能盖严。操作步骤如下：

1) 制备凝胶：将适量琼脂糖溶于水，冷却至 60℃，加入 5×甲醛凝胶电泳缓冲液和甲醛，使甲醛储存液、琼脂糖溶液和 5×甲醛凝胶电泳缓冲液按 1∶3.5∶1.1 比例混合。在化学通风橱内倒胶，室温下放置 30min 左右，使胶凝固。

2) 制备样品

RNA（30μg）	4.5μL
5×甲醛凝胶电泳缓冲液	2.0μL
甲醛	3.5μL
甲酰胺	10.0μL

将上述混合液放到已灭菌的 1.5mL 离心管中，65℃水浴锅中温育 15min，冷浴冷却，离心 5s。

3) 加 2μL 灭菌的并经用 DEPC 处理的甲醛凝胶加样缓冲液。

4) 加样前，将凝胶预电泳 5min，电压降为 5V/cm，随后将样品加至凝胶加样孔。可用已知大小的 RNA 作为分子量标准参照物。

5) 将凝胶浸入 1× 甲醛凝胶加样缓冲液中，3—4V/cm 电压降进行电泳。电泳缓冲液不需进行持续循环，电泳 1—2 小时后，收集并混合两个液槽的缓冲液，再加入电泳槽中，即可继续电泳。

6) 电泳结束后(溴酚蓝迁移出约 8cm)，切下分子量标准参照物的凝胶。

7) 浸入溴化乙锭溶液(0.5μg/mL，用 0.1mol/L 乙酸铵配制)中染色 30—45min。

8) 在凝胶旁放置一透明尺，在紫外灯下照相。

9) 测量照片上每个 RNA 条带至加样孔的距离，以 RNA 片段大小的 1g 对数值对 RNA 条带的迁移距离作图，用所得曲线计算从凝胶转移到固相支持物后通过杂交所检出的 RNA 分子的大小。

【注意事项】

(1) Trizol 为强烈的细胞裂解液，实验过程中要加倍小心。

(2) 实验操作时必须戴一次性手套，应为唾液和汗液都可能使 RNA 酶污染。实验中所用玻璃仪器都需要干烤。

(3) 实验过程中用过的枪头等都应放在废弃瓶中，不能随意乱放。

(4) 溴化乙锭是一种强烈的诱变剂并有中度毒性，使用含有这种染料的溶剂时应戴手套，用后应进行净化处理。

(5) 紫外线照射有危害，照射时应适当遮蔽紫外，避免受到照射。

【实验报告及作业】

(1) 简述 RNA 酶变形或失活剂有哪些？

(2) 简述 RNA 样品质量的检测法。

(苏　露)

实验九　观察细胞中 DNA 和 RNA 的分布

【实验目的】

(1) 掌握显示细胞内 DNA 和 RNA 的方法。
(2) 熟悉细胞内 DNA 和 RNA 的分布位置。

【实验原理】

Feulgen 反应是显示 DNA 的最典型的组织化学反应，因对 DNA 的显示反应具有高度专一性，故常被用来显示细胞内 DNA 的分布情况。其原理是标本经稀盐酸水解后，DNA 分子中的嘌呤碱基被解离，从而在核糖的一端出现醛基，盖醛基与 Schiff 试剂中的无色品红反应，形成含有醌基的化合物分子，因醌基为发色团，故可呈现出紫红色。也就是说，DNA 经稀酸水解后产生的醛基，具有还原作用可与无色品红结合形成紫红色化合物，从而显示出 DNA 的分布。其显色强度与 DNA 含量成正比，因此，可用于对细胞或组织中 DNA 含量进行测定。Feulgen 反应目前广泛用于 DNA 的定性和定量的显微测定技术上。

甲基绿、派洛宁为碱性染料，它分别能与细胞内的 DNA、RNA 结合呈现不同颜色。利用这两种染料的混合液处理细胞，由于甲基绿分子带有两个正电荷，能与聚合程度较高的 DNA 分子结合，可使 DNA 分子显示蓝绿色，派洛宁带有一个负电荷，可与低聚分子 RNA 分子相结合，而使 RNA 分子显示红色，这种颜色上的差异有可能由 DNA 和 RNA 分子的不同聚合程度所引起。以此来区分细胞中的 DNA 和 RNA 的分布。

【器材与试剂】

(1) 器材：普通光学显微镜、水浴锅、镊子、载玻片、盖玻片、染色缸、染色架、吸管、吸水滤纸。
(2) 材料：培养的 HeLa 人宫颈癌上皮细胞。
(3) 试剂：0.2mol/L 乙酸缓冲溶液、2% 甲基绿染液、1% 派洛宁染液、丙酮、甲基绿-派洛宁混合染液、二甲苯、中性树胶。

【试剂配制】

1. 0.2mol/L 乙酸缓冲溶液

用注射器抽取 1.2mL 冰乙酸加入到 98.8mL 蒸馏水中，混匀。再称取乙酸钠（NaAC·3H$_2$O）2.7g 溶于 100mL 蒸馏水中，使用时按 2∶3 的比例混合两液即成。

2. 1mol/L HCl

取 8.25mL 比重为 1.19 的浓盐酸加蒸馏水 100mL。

3. Schiff 试剂

将 0.5g 碱性品红置于三角烧杯内煮沸的蒸馏中，不断的摇动烧杯，煮沸 5min 使之充分溶解，冷却至 50℃ 时过滤，加入 10mL 1mol/L HCl，冷却至 25℃ 时，加入 0.5g 无水亚硫酸氢钠，在室温冷暗处至少放置 24h，使其颜色退至淡黄色，密封，避光，保存于 4℃ 冰箱中。在使用前加入 0.5g 活性炭，剧烈震荡 1min，用滤纸过滤，既得 Schiff 试剂，此时溶液应为无色。若液体颜色变为粉红色，便不能再用。

4. 2%甲基绿染液

称取 2.0g 去杂质甲基绿溶于 100mL 0.2mol/L 的乙酸缓冲溶液中。

甲基绿粉中往往混有影响染色效果的甲基紫，他们必须预先除去，其方法是将甲基绿溶于蒸馏水中，放在分液漏斗中加入足量的氯仿(三氯甲烷)用力震荡，然后静置，弃去含甲基紫的氯仿，再加入氯仿重复数次，直至氯仿中无甲基紫为止，最后放入40℃干燥箱中干燥后备用。

5. 1% 派洛宁染液

称取 1g 派洛宁溶于 100mL 0.2mol/L 乙酸缓冲溶液中混匀。

6. 甲基绿-派洛宁混合染液

将 2%的甲基绿液和 1%的派洛宁液以 5∶2 的比例混合均匀即可。该溶液现用现配，不宜久置。

【实验方法与步骤】

（一）Feulgen 反应显示 DNA

(1)切取小麦根尖、蚕豆根尖或洋葱内表皮。
(2)放入 Carnoy 固定液中固定 15—30min。
(3)蒸馏水洗三次。
(4)浸入预热至 60℃的 1mol/L HCl 中水解。(水解时间分别为 8min，2min，10min)。
(5)蒸馏水再冲洗一次。
(6)转入 Schiff 液中染 20—25min，待根尖变为深红色。
(7)在新配亚硫酸水洗 3 次，每次 1min。
(8)自来水水洗 5min，在载玻片上切下深红色根尖备用。
(9)制片镜下观察，用镊子将根尖捣碎压片。
(10)显微镜观察，DNA 主要分布于细胞核中，经 Feulgen 反应后，细胞核呈粉红色至紫红色，而细胞的其他地区无色。

（二）培养细胞 DNA 和 RNA 的显示

(1)接种 HeLa 细胞于盖片上并培养 24—48 小时，使长成单层。
(2)取出盖片，用 PBS(pH7.2)轻轻冲洗盖片表面去除残渣。
(3)放入 Carnoy 固定液中固定 1h。
(4)浸入甲基绿-呱咯宁乙酸缓冲液中 30min 染色。
(5)取出盖片放入蒸馏水中轻轻漂洗 2—3 次(2—3 秒)，吸去水分。放入纯丙酮中分色 2—3s。
(6)放入 1/2 丙酮 + 1/2 二甲苯中 5s。
(7)放入纯二甲苯中透明 5min。
(8)滴一滴中性树胶于载玻片上，将盖片标本面朝下封片。
(9)镜下观察：DNA 主要分布在细胞核中，RNA 主要分布于核仁及细胞质中，因此，经甲基绿-派洛宁混合染料染色后，细胞质被染成浅红色，细胞核被染成蓝绿色，而其中核仁被染成紫红色(参照照片)。

(三) 洋葱表皮细胞 DNA 和 RNA 的显示(图 4-9-1)

(1)用小镊子撕取一小块(3—4mm^2)洋葱鳞茎表皮置于载玻片上。
(2)用吸管吸取甲基绿-派洛宁混合液滴一滴在载玻片的表皮上，处理 30—40min。
(3)吸一滴蒸馏水冲洗表皮，并立即用吸水纸吸干。
(4)盖上盖玻片，镜检。
(5)在光学显微镜下，可见细胞核除核仁外被染成蓝绿色，表明其含有 DNA，而细胞质和核仁因含较多的 RNA 故被染成淡红色。

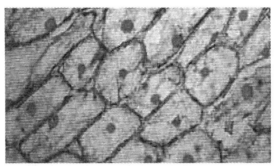

图 4-9-1　洋葱内表皮细胞中 DNA 和 RNA 的分布

【注意事项】

(1)Schiff 试剂应避光，因试剂暴露于空气中易被氧化而变成红色，使试剂失效。
(2)派洛宁易溶于水，在用蒸馏水漂洗盖玻片时要严格控制时间，并注意观察颜色变化，防止过度脱色。
(3)丙酮主要起分色作用，目的是使两种颜色均能清楚显示，分色效果主要受时间影响。

【实验报告及作业】

(1)甲基绿-派洛宁混合溶液染色时为什么呈绿色，细胞质变成红色？
(2)绘图描述动植物细胞中 DNA 和 RNA 的分布。

(苏　露)

第五篇　综合性实验

实验一　细胞融合

一、培养细胞融合

【实验目的】

了解 PEG 诱导细胞融合的基本原理。

【实验原理】

细胞融合(cell fusion)又称细胞杂交,是指两个或两个以上的细胞通过质膜融合形成单个双核或多核的现象。在自然情况下,体内或体外培养细胞间所发生的融合,称为自然融合。而在体外用人工方法(使用融合诱导因子)促使相同或不同细胞间发生融合,称为人工诱导融合。人工方法诱导细胞融合开始于 20 世纪 50 年代,现在这项技术已成为研究细胞遗传、细胞免疫,肿瘤及细胞工程的重要手段。通过实验,了解细胞融合的原理,掌握细胞融合的基本方法。

人工诱导融合中常用的诱导因子有:生物的(如灭活的仙台病毒)、化学的(如聚乙二醇)和物理的(如电融合)因子。在人工诱导作用下,各类细胞的膜结构发生改变,使两细胞接触点处质膜的脂类分子发生疏散和重组,由于两细胞接口处双分子层质膜的相互亲和以及彼此的表面张力作用,使细胞发生融合,聚乙二醇是一种去垢剂,易得,用法简单、融合效果稳定,是目前运用的比较多的一种诱导剂。

细胞融合的范围很广,从种内、种间、属间、科间一直到动植物两界之间都获得了成功。目前,这一技术已成为研究细胞遗传、细胞免疫、肿瘤和培育生物新品种的重要手段。

【实验器材及试剂】

(1)器材:普通光学显微镜、离心机、恒温水浴锅、离心管、滴管、载玻片、盖玻片。

(2)试剂:葡萄糖、枸橼酸钠、Nacl、KCl、$Na_2HPO_4 \cdot 2H_2O$、$Na_2HPO_4 \cdot H_2O$、葡萄糖、酚红。

【试剂配制】

1. Alsver 液

葡萄糖 2.08g,枸橼酸钠 0.80g,NaCl 0.42g,溶于 100mL 蒸馏水中。

2. GKN 液

NaCl	8g
KCl	0.4g
$Na_2HPO_4 \cdot 2H_2O$	1.77g

Na$_2$HPO$_4$·H$_2$O	0.69g
葡萄糖	2g
酚红	0.01g

加蒸馏水至 1000mL。

3. 配制 50% PEG 液 0.5mL

取一定量的 PEG-4000 放入刻度离心管中，在沸水浴中加热，使其溶化，待冷至 50℃ 时，加入预热 50℃等体积的 GKN 液中，混匀即可。

【实验方法与步骤】

(1) 一瓶已长成 HeLa 细胞或 CHO 细胞，按常规方法消化制成细胞悬液。如果用鸡血细胞，可取肝素抗凝的弃血清鸡血 0.1mL。

(2) 将悬液移入离心管中，以 800rpm 离心 7—8min，弃上清液，加入 8mL Hank's，再次悬浮细胞，离心洗涤一次，弃上清液后将离心管倒置于滤纸上，尽量流尽剩余液体（这一步很重要，因为残留液体会改变 PEG 的浓度）。

(3) 用手指轻弹离心管底部，使沉淀物松散。然后吸取制备好的 50% PEG 0.4mL，在 37℃水浴中，于 90s 内逐滴加入离心管中，边加边振摇离心管，使之与细胞混匀，然后加入 8—10mL Hank's 液轻轻吸打混匀，在 37℃水浴中静置 5min 以稀释 PEG。离心弃去上清液后，加入 2—3mL 含小牛血清的 1640 培养液，在 37℃水浴中孵育 30min。

(4) 离心弃上清液后，取一滴融合后的细胞悬液滴片，加盖片镜检。

【注意事项】

(1) 细胞融合对温度的敏感性很高，过高和过低的温度都会严重影响细胞融合。制备的 50% PEG 一定要保温在于 37℃水浴中，不然冷却后结晶析出。

(2) 在离心管中加 PEG 之前，一定要将离心管倒置在滤纸上，流尽剩余液体，否则残留液会改变 PEG 的浓度。

(3) pH 是该实验中细胞融合的关键，因此实验所配制的试剂 pH 应控制在 7.0—7.2。

(4) 实验结果：

在显微镜下可以观察到有细胞或两个以上的细胞膜融合在一起一个异核体细胞。要注意辨别融合细胞。

二、动物细胞融合

【实验目的】

掌握细胞融合技术。

【实验原理】

在诱导物（如仙台病毒，聚乙二醇）作用下，相互融合的细胞发生凝集，随后在质膜接触处发生质膜成分的一系列变化，主要是某些化学键的断裂与重排，最后打通两质膜，形成双核或多核细胞（此时称同核体或异核体）。通过有丝分裂，细胞核便发生融合，形成杂种细胞。

【器材及试剂】

(1)器材：普通光学显微镜、离心机、电子天平、离心管、注射器、细滴管、载片、盖片。

(2)试剂：葡萄糖、枸橼酸钠、酚红。

(3)材料：公鸡静脉血。

【试剂配制】

见本实验第一部分。

【实验方法与步骤】

(1)用注射器取 2mL Alsver 液，再从翼下静脉取鸡血 2mL，注入试管内，再加 6mL Alsver 液，混匀后置 4℃冰箱中备用。

(2)实验时取"1"液 1mL 于离心管中，加入 4mL 0.85%的 NaCl 液，混匀平衡后以 1200rpm 离心 5min。

(3)去上清液。再重复步骤(2)两次，最后一次离心 10min。

(4)在沉降血球中加入 1mL GKN 液，混匀使之成为细胞悬液。(可加 GKN 液调节稀释使每立方毫米含红细胞 3—4 万个)。

(5)在"4"液中加入 6—8 滴(约 0.5mL)50%的 PEG 液，迅速混匀，常温下 2—3min 滴片镜检。

(6)观察时注意不同程度的融合现象。通常分为以下五个阶段：

1)两细胞膜接触，粘连。

2)细胞膜形成穿孔。

3)两细胞的细胞质连通。

4)通道扩大，两细胞连成一体。

5)细胞完全合并，形成一个含有两个或多个核的圆形细胞。

6)计算细胞融合率：

$$融合率 = \frac{视野内发生融合的细胞核总数}{视野内所有细胞核总数} \times 100\%$$

【实验报告及作业】

(1)简述动物细胞融合的基本过程。

(2)选一理想视野，根据镜下结果绘图，并以图及列式计算融合率。

(张雅青　苏　露)

实验二 应用细胞融合技术制备染色体提前凝集标本

【实验目的】

(1)通过细胞融合技术,初步了解染色体提前凝集标本的制备原理和方法。

(2)了解间期细胞三种时相的提前凝集染色体特点。

【实验原理】

细胞融合是指在自然条件下或用人工方法(生物、物理或化学方法)使两个或两个以上的细胞合并形成一个细胞的过程。

在间期细胞中,遗传物质是以染色质形式存在的,看不到分裂期才出现的染色体。20世纪70年代初,由于发现M期校内有某种促进染色体凝集因子,它无种属特异性,所以在细胞融合和染色体技术的基础上,建立了制备染色体提前凝集标本的方法。即让M期细胞与间期(I期)细胞融合,从而诱导I期细胞染色质提前浓缩成染色体。形成的这种染色体称为提前凝集的染色体(prematurely condensed chromosome, PCC)。这项技术已应用于细胞周期分析、正常细胞核肿瘤细胞染色体的微细结构的研究、多种因素作用细胞使染色体损伤及修复效应的研究,预测某种血液病的病程、预后及复发的临床实践等方面。

【实验器材及试剂】

(1)器材:普通光学显微镜、离心机、水浴锅、10mL刻度离心管、5号针头注射器、试管架、染色槽、废液缸、吸水纸、擦镜纸、冰冻载玻片、香柏油、记号笔、酒精灯。

(2)试剂:50% PEG(聚乙二醇)、Hank's液(pH 7.4)、RPMI-1640培养基(10%灭活小牛血清,pH 7.4)、10μg/mL秋水仙素、0.075mol/L KCL低渗液、2%枸橼酸钠溶液、0.2%次甲基蓝染液、1/15mol/L PBS、Carnoy固定液、Giemsa染液。

(3)材料:人宫颈癌上皮细胞(HeLa细胞)。

【试剂配制】

50% PEG 的配制

称取0.5g PEG(MW4000),倒入离心管中,在酒精灯上加热使之融化(约为0.5mL),再加入预热的Hank's液0.5mL混匀,放在37℃水浴中备用。

【实验方法与步骤】

1. 收集培养的M期HeLa细胞

(1)取一瓶处于对数生长期的HeLa细胞,向培养基中加入10μg/mL秋水仙素使终浓度为0.04μg/mL,在37℃二氧化碳培养箱内继续培养12小时,使大量生长的细胞被阻断于M期。

(2)每组取一瓶经上述处理的细胞,以平行于细胞生长面方向反复振摇,使培养液不断冲刷细胞层(或用细胞吹打),M期细胞因变成球形容易脱离瓶壁而悬浮。将含有M期细胞的培养液移入离心管中,1000rpm离心5min,弃去上清,加入5mL Hank's液,用吸管吹打成细胞悬液。

2. 收集培养的 HeLa 细胞

取一瓶生长良好的 HeLa 细胞，弃去培养基。加入少量 0.25% 的胰蛋白酶消化 2—3min，弃去胰酶消化液。然后加入 5mL Hank's 液，用吸管吹打成单个悬浮细胞备用。

3. 细胞融合

(1) 将上述 1、2 两管细胞倒入一个离心管中充分混匀。1000rpm 离心 5min，去掉上清，再小心地吸尽残液。

(2) 用指弹法弹散细胞，在 37℃水浴条件下吸取 0.5mL Hank's 液以终止 PEG 的作用。在 37℃水浴中静置 5min。

(3) 1000rpm 离心 5min，弃去上清，加入 2mL 有血清的 RPMI-1640 培养基，同时用针头注射器垂直加入 10μg/mL 秋水仙素一滴，轻轻地吹打成悬液，37℃水浴中温育 30—60min。PCC 一般从融合后 10min 开始，50min 左右达到高峰。

4. 制备 PCC 标本

(1) 细胞温育后。1000rpm 离心 5min 弃去上清液，加入 10mL 0.075mol/L KCl 低渗液轻轻制成悬液。

(2) 在 37℃处理 25min 左右，终止时加入 1mL Carnoy 固定液固定 30min，1000rpm 离心 5min，弃去上清留 0.2mL。

(3) 用吸管轻轻吹打成悬液，取预冷的载玻片滴一张片，酒精灯烤干后，Giemsa 染色 15min 左右，水冲洗，干燥后镜检。

5. 结果分析

(1) 在低倍镜下，可以看到 M 期与 I 期细胞融合而诱导产生的 PCC 图像，由于处于 I 期不用时相的细胞均能与 M 期细胞融合而被诱导产生 PCC，因此有三种不同形态特点的提前凝集染色体：G_1 期 PCC、S 期 PCC 和 G_2 期 PCC。

(2) 形态特点分别是：G_1 期 PCC 为单线染色体，细长，着色浅呈蓬松的线团状；S 期 PCC 由于染色体解旋，DNA 以多点进行复制，复制后的部分着色较深，以双线染色体片段形式存在，故呈粉末颗粒状结构；G_2 期 PCC 因 DNA 复制完毕，所以可见凝集的双线染色体，但较 M 期染色体细长。

【实验报告及作业】

(1) 根据上述 I 期各时期 PCC 特点，在自己制备的标本中观察并分析各期 PCC 的图像。

(2) 绘制 G_1 期、G_2 期 S 期的图像。

（张雅青　苏　露）

实验三 聚丙酰胺凝胶电泳分离蛋白质

【实验目的】

(1)掌握聚丙烯酰胺凝胶电泳技术。

(2)掌握蛋白质的分离方法。

【实验原理】

聚丙烯酰胺凝胶电泳(polyacrylamide gel electrophoresis),简称为 PAGE,是以聚丙烯酰胺凝胶为作为支持介质的一种常见电泳技术。聚丙烯酰胺凝胶由单体丙烯酰胺(acrylamide,Acr)和甲叉双丙烯酰胺交联而形成,聚合过程中以过硫酸铵(AP)为催化剂,以四甲基乙二胺(TEMED)为加速器。在聚合过程中,TEMED 催化过硫酸铵产生自由基,后者引发丙烯酰胺单体聚合,同时甲叉双丙烯酰胺与丙烯酰胺链间产生甲叉键交联,从而形成三维网状结构。蛋白质在 PAGE 中的迁移率与分子的大小、电荷及其空间结构等因素有关,不同的蛋白质,可根据所带电荷大小、形状而得到分离。

【仪器及试剂】

(1)仪器:电泳仪,电泳槽,离心机,移液管,装凝胶用的玻璃管(内径为 5mm、长度为 90mm)。

(2)试剂:pH 8.0 Tris-Cl、NaCl、叠氮钠、甘氨酸、硫酸铵、甲醇、冰乙酸、甘油、考马斯亮蓝 R-250、溴酚蓝、30%丙烯酰胺、10%过硫酸铵、10% SDS、TEMED(四甲基二乙胺)。

【试剂配制】

1. 细胞裂解液

pH 8.0 Tris-HCl 50mmol/L,NaCl 150mol/L,叠氮钠 0.02%,SDS 0.1%,PMSF 100μL,抑肽酶 1μg/mL,NP-40 1%,脱氧胆酸钠 0.5%。

2. 分离胶缓冲液(4%)

pH 8.8 1.5mol/L Tris-HCl 100mL。

3. 浓缩胶缓冲液(4%)

pH 6.8 1.0mol/L Tris-HCl 100mL。

4. 10%过硫酸铵

用少量煮过 10min 并冷却的蒸馏水配制,100mL,4℃储存。

5. 电极缓冲液(10%)

称 Tris 15.1g,甘氨酸 72g 溶于水中,定容 500mL,使用前 1∶9 稀释。

6. 样品染色液

0.09%考马斯亮蓝 R-250,454mL 50% 甲醇,46mL 冰乙酸定容到 500mL。

7. 加样缓冲液

丙三醇 3.2mL,pH 6.8 2mol/L Tris-HCl 1.25mL,溴酚蓝粉末少许加水至 10mL。

8. 脱色液

5mL 甲醇，7.5mL 的冰乙酸，加蒸馏水至 100mL（现用现配）。

9. 凝胶配制

A. 5%浓缩胶：30%丙烯酰胺溶液 1.3mL，1.0mol/L Tris-HCl pH 6.8 1mL，10% SDS 0.08mL，10%过硫酸铵 0.08mL，TEMED 0.008mL，H_2O 5.5mL。

B. 8%分离胶：30%丙烯酰胺溶液：4mL，1.5mol/L Tris-HCl pH 8.8 3.8mL，10% SDS 0.15mL，10%过硫酸铵 0.15mL，TEMED 0.009mL，H_2O 6.9mL。

【实验方法与步骤】

（一）蛋白质的提取

(1) 将 HeLa 用胰酶消化后，用 PBS 吹打制备成浓度为 1×10^5，收集到离心管中。
(2) 转入 EP 管中，用 PBS 洗一次。
(3) 加入 100μL 细胞裂解液，打匀。
(4) 冰浴 20min。
(5) 离心，13 000rpm，5min。
(6) 吸上清，加等量的缓冲液。
(7) 煮沸变性 5min，放入 –20℃ 冰箱保存。

（二）电泳

1. 胶膜固定

将两块洗净的玻璃板，按要求对齐，夹好。将胶膜装入电泳槽固定好，并将胶膜下端封好，防漏。（电泳槽按要求清洗干净）

2. 制备分离胶

按分离胶配制方法配好分离胶，缓慢注入胶膜中（占玻璃板的 2/3），为了防止氧化，沿玻璃板壁轻轻加一层水层（注意不能将胶冲起），室温下聚合 40min。

3. 制备浓缩胶

配制好 3%浓缩胶，将胶膜中上层水倾倒出去，用滤纸吸干余水，倒入浓缩胶插好样品梳，注意避免气泡出现。

4. 电泳

将胶膜装好，去胶条后，装入电泳槽中检查是否漏液后，倒入电泳缓冲液，胶膜内侧的液面没过矮板但不可超过高板（矮板在内）。

5. 上样

将样品梳拔出，用电机缓冲液冲洗样品孔。样品与样品缓冲液按一定比例混合好（蛋白含量大约为 1—2μg/μL）。用微量注射器加入加样孔，加样量为 5—10μL。

6. 电泳

连接直流稳压电源，矮板连负极，打开电源开之前关。调节电流，进入分离胶为 10mA，进入分离胶之后为 20mA。

7. 染色

关闭电源，取下凝胶膜。用剪刀轻轻撬起胶膜的下方一侧，一个玻璃板即可取下，用刀片轻轻将胶德尔两侧划一下，掀起胶的一角，慢向前推同时注水，靠水流压力和润滑作用，将玻璃板与胶分开。一次不行，可从另一端在操作或两端同时操作，在脱色摇床上用考马斯亮蓝染色 1h。

8. 脱色

将胶取出，蒸馏水冲洗数次后，放入脱色液中，数小时换液一次，直至背景清晰为止(或直接用少许水煮到背景清晰为止)。

【注意事项】

(1)在 SDS-PAGE 不连续电泳中，制胶缓冲液使用的电泳是 Tris-HCl 缓冲系统，浓缩胶是 pH 6.7，分离胶 pH 8.9；而电泳缓冲液使用的 Tris-甘氨酸缓冲系统。在浓缩胶中，其 pH 环境呈弱酸性，因此甘氨酸解离很少，其在电场的作用下，泳动效率低；而 Cl 离子却很高，两者之间形成导电性较低的区带，蛋白分子就介于二者之间泳动。由于导电性与电场强度成反比，这一区带便形成了较高的电压梯度，压着蛋白质分子聚集到一起，浓缩为一狭窄的区带。当样品进入分离胶后，由于胶中 pH 的增加，呈碱性，甘氨酸大量解离，泳动速率增加，直接紧随氯离子之后，同时由于分离胶孔径的缩小，在电场作用下，蛋白分子根据其固有的带电性和分子大小进行分离。

(2)配胶时，最后再加入 TEMED，以防胶过早凝聚。

(3)SDS-PAGE 电泳凝胶中各主要成分的作用。

1)聚丙烯酰胺的作用：丙烯酰胺与为蛋白质电泳提供载体，其凝固的好坏直接关系到电泳成功与否，与促凝剂及环境密切相关。

2)制胶缓冲液：浓缩胶选择 pH 6.7，分离胶选择 pH 8.9，选择 Tris-HCl 系统，TEMED 与 AP：AP 提供自由基，TEMED 是催化剂，催化自由基引起的聚合反应进行；十二烷基磺酸钠(SDS)：阴离子去污剂，作用有四：去蛋白质电荷、解离蛋白质之间的氢键、取消蛋白分子内的疏水作用、去多肽折叠。

(4)聚丙烯酰胺的充分聚合，可提高凝胶的分辨率。

建议做法：待凝胶在室温凝固后，可在室温下放置一段时间使用。忌即配即用或 4 度冰箱放置，前者易导致凝固不充分，后者可导致 SDS 结晶。一般凝胶可在室温下保存 4 天，SDS 可水解聚丙烯酰胺。

(5)出现"微笑"(两边翘起中间凹下)形带主要是由于凝胶的中间部分凝固不均匀所致，多出现于较厚的凝胶中。

处理办法：待其充分凝固再做后续实验。

(6)出现"皱眉"(两边向下中间鼓起)形带主要出现在蛋白质垂直电泳槽中，一般是两板之间的底部间隙气泡未排除干净。

处理办法：可在两板间加入适量缓冲液，以排除气泡。

(7)条带出现拖尾现象可能是样品融解效果不佳或分离胶浓度过大引起的。

处理办法：加样前离心；选择适当的样品缓冲液，加适量样品促溶剂；电泳缓冲液时间过长，重新配制；降低凝胶浓度。

(8)出现纹理现象主要是样品不溶性颗粒引起的。

处理办法：加样前离心；加适量样品促溶剂。

(9) 出现"鬼带","鬼带"就是在跑大分子构象复杂的蛋白质分子时，常会出现在泳道顶端(有时在浓缩胶中)的一些大分子未知条带或加样孔底部有沉淀，主要由于还原剂在加热的过程中被氧化而失去活性，致使原来被解离的蛋白质分子重新折叠结合和亚基重新缔合，聚合成大分子，其分子量要比目标条带大，有时不能进入分离胶。但它却于目标条带有相同的免疫学活性，在 WB 反应中可见其能与目标条带对应的抗体作用。

处理办法：在加热煮沸后，再添加适量的 DTT 或 Beta 巯基乙醇，以补充不足的还原剂；或可加适量 EDTA 来阻止还原剂的氧化。

(10) 在实验中常会遇到溴酚蓝已跑出板底，但蛋白质却还未跑下来的现象。主要与缓冲液和分离胶的浓度有关。

(苏　露)

实验四　肿瘤细胞的软琼脂集落形成实验

【实验目的】

(1)掌握细胞集落形成的技术。
(2)掌握肿瘤细胞的软琼脂集落培养和测定方法。

【实验原理】

细胞集落形成实验是单个细胞在体外培养基中由一个祖先细胞增殖 6 代以上，其后代所组成的细胞群体，称为集落或克隆。每个克隆含有 50 个以上的细胞，大小在 0.3—1.0mm 之间。集落形成率表示细胞独立生存能力。非整倍体无限细胞系和癌细胞株中，仍然存在不同细胞亚群，他们的功能和生长特点有些差异，其中有些亚群细胞对培养环境有较大的适应性和具有较强的独立生存能力，细胞集落率高。纯化细胞群来自一个共同的祖细胞，细胞遗传性状、生物学特性相似，利于实验研究。原代培养细胞和二倍体有限细胞系，细胞集落率很低。细胞集落化培养之前，应先测定细胞集落形成率，以了解细胞在极低密度条件下的生长能力。

细胞集落形成实验是检测活细胞的增殖能力，影响细胞集落形成率的因素很多，包括培养液、血清质量、温度、酸碱度、记忆细胞密度等。

目前认为仅有肿瘤干细胞具有形成集落的能力，肿瘤细胞能无限繁殖，所以具有这种能力，而成熟分化的细胞则不能形成集落。如 HL-60 细胞是一种急性早幼粒细胞白血病细胞，在体外无需加刺激因子，可在软琼脂培养基中形成集落。二甲基亚砜是一种细胞分化诱导剂，经二甲基亚砜处理后的 HL-60 细胞按粒系途径定向成熟分化，同时细胞的增殖力降低，几乎全部细胞丧失了软琼脂中形成集落的能力。因此，这种方法可用于细胞分化的基础研究和临床肿瘤治疗的疗效检验等方面。集落抑制率常用于抗癌药物敏感试验、肿瘤放射生物学试验。

$$集落抑制率 = \left(1 - \frac{实验组集落形成率}{对照组集落形成率}\right) \times 100\%$$

常用方法有平板集落形成试验、软琼脂集落形成试验。

【器材及试剂】

(1)器材：倒置显微镜、超净工作台、二氧化碳培养箱、水浴锅、离心机、培养瓶、吸管、酒精灯、血细胞计数板、16mm 的塑料多孔培养板(或 35mm 培养皿)，废液瓶。
(2)试剂：含有 15%—20%小牛血清的 RPMI-1640 培养液、0.25%胰蛋白酶消化液、Giemsa 染液、3%琼脂、二甲基亚砜(DMSO)。
(3)材料：HeLa 细胞。

【实验方法与步骤】

(一) 平板克隆形成试验

本法适用于贴壁生长的细胞，包括培养的正常细胞和肿瘤细胞。

(1) 取指数生长期细胞，用 0.25%胰蛋白酶消化，吹打形成单细胞悬液。

(2) 离心，1000rpm，8min，弃上清，用含 10%胎牛血清的 1640 培养液将细胞重新吹打成悬液。

(3) 细胞悬液反复吹打，使细胞充分分散，单个细胞百分率应在 95%以上。细胞记数，并用培养基调节细胞浓度，备用。

(4) 根据细胞增殖能力，将细胞悬液倍比稀释。一般按照每皿含 50、100、200 个细胞的浓度分别接种 5mL 细胞悬液到培养皿（直径 60mm）中，以十字方向轻轻晃动培养皿，使细胞分散均匀。

(5) 培养皿置 37℃、5%CO_2 以及饱和湿度环境下，静置培养 2—3 周，中间根据培养液 pH 变化适时更换新鲜培养液。

(6) 当培养皿中出现肉眼可见克隆时，终止培养，弃去培养液，PBS 液小心浸洗 2 次，空气干燥。

(7) 加固定液（甲醇：冰乙酸=3：1）固定 15min，弃固定液后，空气干燥。

(8) 用 Giemsa 染液染色 10min，流水缓慢洗去染液，空气干燥。

(二) 软琼脂集落形成试验

本法适用于非锚着依赖性生长的细胞，如骨髓造血干细胞、肿瘤细胞株、转化细胞系。利用琼脂液无黏着性又可凝固的特性，将肿瘤细胞混入琼脂液中，琼脂液凝固使肿瘤细胞置于一定位置，琼脂中肿瘤细胞可能向周围作全方位的移动，因此可以用来检测肿瘤细胞的主动移动能力。肿瘤细胞在适宜培养基中又可以增殖，从而可以测定肿瘤细胞克隆形成率。造血系统软琼脂集落形成试验方法相同，主要用于有关细胞分化的研究，但使用的培养基不同。

(1) 同上(1)—(3)步骤。

(2) 调整细胞悬液密度为 1×10^3 个/mL 细胞。

(3) 制备底层琼脂，称取琼脂 0.25g，加入双蒸水 32mL，高压灭菌后冷却 50℃，依次加入 50℃预热的 5 倍浓缩的 RPMI-1640 培养液 8mL、小牛血清 10mL、青霉素 100U/mL、链霉素 100μg/mL、8% $NaHCO_3$ 0.2mL，混匀后分装于培养皿（直径 60mm）中，室温下琼脂完全凝固。

(4) 制备上层琼脂，称取琼脂 0.15g，加入双蒸水 32mL，高压灭菌后冷却至 40℃，依次加入成分同上，混匀后置于 40℃水浴中保温，防止凝固。

(5) 将细胞浓度调整到 10^5 个细胞/mL，取 0.1mL 细胞悬液，加入到 5mL 40℃的上层琼脂中，混匀后迅速取 0.5mL 加入到铺有底层琼脂的培养皿中，在室温下水平放置 10min，待上层琼脂凝固后移入凑培养箱中，37℃、5% CO_2 静置培养 2—3 周。上层琼脂中细胞最终浓度为 2000 个细胞/mL。

(6) 计算集落形成率：

$$集落形成率(\%) = \frac{集落数}{接种细胞数} \times 100$$

(三) 肿瘤细胞的软琼脂集落形成

(1) 取数生长期的 HL-60 细胞，调整细胞浓度，制成 300—1000 活细胞/mL 的细胞悬液。

(2) 取二个培养瓶每个瓶中加 9mL 调整好浓度的细胞悬液，然后各加入 1mL 3%琼脂（已融化，在 65℃水浴中放置），迅速加入，混匀。

(3) 用微量加样器吸 140μL 二甲基亚砜(MDSO)，加到一个瓶中，充分混匀，为实验组，另一瓶不加 DMSO，为空白对照组。

(4) 取一个 16mm 多孔培养板，每孔加 1mL(35mm 培养皿需加 2mL)细胞琼脂悬液，勿产生气泡，将实验组和对照组分两组加好，盖上盖并做好标记。

(5) 在室温放置 20min 使细胞琼脂悬液凝固。

(6) 然后移培养板或平皿于 CO_2 培养箱中 37℃进行培养。

(7) 培养 7—10 天，肉眼观察并计数细胞集落。

(8) 以肉眼可见的细胞团(含 500 个以上细胞)作为计数集落的标准。对照组 HL-60 细胞在含 0.3%的软琼脂培养基中生长良好，每个孔中可见有多个集落形成，而实验组 HL-60 细胞因经二甲基亚砜诱导分化，细胞在软琼脂中的集落形成明显减少。

(9) 集落的计数和计算：

$$集落数 = \frac{n孔中细胞集落数总和}{n孔}$$

$$集落形成率 = \frac{集落数}{接种培养细胞总数} \times 100\%$$

【注意事项】

(1) 琼脂对热和酸不稳定，如果反复加热，容易降解，产生毒性，同时琼脂硬度下降。故琼脂应高压灭菌(10 磅，15min)后按一次用量进行分装。

(2) 细胞悬液中，细胞分散度>95%。

(3) 平板培养早期尽量不要晃动培养皿，以免细胞脱落，导致实验误差增加。

(4) 软琼脂培养时，注意琼脂与细胞混合时温度不要超过 40℃，以免烫伤细胞。

(5) 接种细胞密度不宜过高。

(6) 平板培养期间应及时更换新鲜培养基，保持培养物获得充分的营养成分。

【实验报告及作业】

(1) 定期观察细胞培养过程中集落的形成。

(2) 显微镜下计数大于 50 个细胞克隆数，然后按下式计算集落形成率。

(3) 比较平板集落实验和软琼脂细胞集落形成实验的异同。

(苏 露)

实验五　细胞吞噬现象的观察

【实验目的】

(1) 了解小鼠腹腔巨噬细胞吞噬现象的原理。
(2) 熟悉细胞吞噬作用的基本过程及其意义。
(3) 掌握小白鼠腹腔注射给药和颈椎脱臼处死方法。

【实验原理】

在高等动物体内存在着具有防御功能的吞噬细胞系统，它由粒细胞和单核细胞等白细胞构成，是机体免疫系统的重要组成部分。在白细胞中，以单核细胞和粒细胞的吞噬活动较强，故称此两类细胞为吞噬细胞。单核细胞在骨髓中形成后会进入血液，通过毛细血管进入肝、脾、淋巴结及结缔组织中进一步发育，分化为巨噬细胞。巨噬细胞时机体内的一种重要的免疫细胞，具有非特异性的吞噬功能，主要靠吞噬来处理异物。当机体受到某些损伤因素时(如微生物、其他病原体或异物浸入)，吞噬细胞首先由于趋化作用而向异物游走，当接触到病原体或异物时，伸出伪足包围异物，并发生内吞作用形成吞噬泡将病原体或异物吞入细胞，继而溶酶体与吞噬泡融合消化异物(图 5-5-1)。

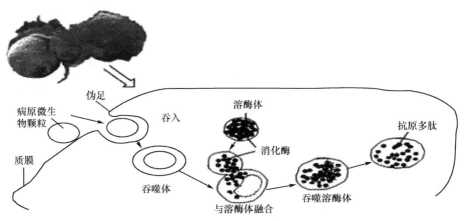

图 5-5-1　单核巨噬细胞吞噬过程示意图

在机体的免疫过程中，巨噬细胞承担着噬菌、杀菌、清除体内被损伤和衰老的细胞，以及传递抗原信息，吞噬细胞将捕获的抗原进行加工处理后，把降解的抗原信息传递给 T\B 淋巴细胞。吞噬细胞又是天然杀伤细胞的激活剂，而且对 B 淋巴细胞的激活、增殖和分化具有调节作用。但静息的巨噬细胞其分泌和杀伤功能低下，受到病原微生物或炎症因子的刺激时，巨噬细胞成为激发或致敏状态，分泌能力得以增强，但杀伤功能仍很低。只有活化的巨噬细胞才具有较强的吞噬能力，具有非特异抗感染和抗肿瘤作用。

【器材与试剂】

(1) 器材：普通光学显微镜、超净工作台、离心机、试管、试管架、剪刀、镊子、载玻片、盖玻片、注射器、吸管、吸水纸、培养皿(瓶)。

(2)试剂：0.85%生理盐水、肝素抗凝剂、NaCl 溶液、0.8mol/L 甲醇溶液、0.8mol/L 丙三醇溶液、1%鸡血悬液、4%台盼蓝溶液、6%淀粉肉汤、Alsever 溶液、Giemsa 染液、RPMI-1640 溶液、Hank's 液。

【试剂配制】

1. 4%台盼蓝染液

称 0.2g 台盼蓝，再加入 0.85%生理盐水 50mL 即可。

2. 6%淀粉肉汤

称取牛肉膏 0.3g，蛋白胨 1.0g、氯化钠 0.5g 和台盼蓝 0.3g 分别加入到 100mL 蒸馏水中溶解，再加入可溶性淀粉 6g，混匀后煮沸灭菌，置 4℃冰箱保存，使用时温浴溶解。

3. Alsever 溶液

称取 2.05g 葡萄糖、0.89g 枸橼酸钠（$Na_9C_6H_5O_7 \cdot 2H_2O$）、0.05g 柠檬酸（$C_6H_6O_7 \cdot H_2O$）和 0.42g 氯化钠，用蒸馏水定容至 100mL，调 pH 至 7.2，过滤灭菌或高压灭菌 10min，置 4℃冰箱保存。

【实验方法与步骤】

（一）1%鸡红细胞悬液制备

取一只健康活鸡现杀，取血 5mL 放入盛有 20mL Alsever 溶液的烧杯中，混匀后置于 4℃冰箱保备用（2 周内有效）。使用前，取用 Alsever 溶液保存的新鲜鸡血 5mL，加入 8mL 的 0.85%的 NaCL 溶液，小心混匀，离心 1500rpm，5min，如此洗涤 3 次，最后配成 1%的鸡红细胞悬液。

（二）观察小鼠腹腔中巨噬细胞的吞噬活动

(1)取 6 周左右的小鼠，实验前 2 天，剃去腹部的毛并消毒，每天向小鼠腹腔注射 1mL 液状石蜡或 0.5—1mL 的 6%淀粉肉汤（含 0.3%台盼蓝，起标记作用），以刺激腹腔产生较多的巨噬细胞。

(2)实验时，每组取一只注射过淀粉肉汤的小白鼠，腹腔注射 1%鸡红细胞悬液 0.5—1mL（注射时从小鼠下腹外侧进针），半小时后再向腹腔注射 0.9%生理盐水 1mL，然后用手轻揉小鼠腹部，有利于细胞悬液分散均匀。

(3)30—60min 后，用颈椎脱臼法处死小白鼠(图 5-5-2)，（一手捏着鼠头、颈连接处，一手捏住鼠尾，分别向两端用力牵拉，直到拉死为止），迅速剖开腹腔，用不带针头的注射器贴腹腔背壁处直接抽取腹腔液，滴片，制备一张临时装片，盖上盖玻片。放置 2—3min 后在显微镜下观察。

(4)吸取的腹腔液与 Hank's 液 1∶1 混合，并且滴数滴于载玻片上，37℃温育 30min。

(5)玻片取出，用生理盐水冲洗，吹干，甲醇固定 5min。

(6)Giemsa 染液染色，干燥后油镜观察。

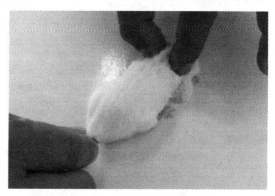

图 5-5-2 小鼠颈椎脱臼法

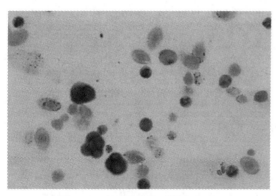

图 5-5-3 吞噬细胞吞噬红细胞

(7) 实验结果分析(图 5-5-3)：在高倍镜下观察，可见圆形或形状不规则的巨噬细胞，其胞质中含有数量不等的蓝色颗粒(为吞入的含台盼蓝的淀粉肉汤形成的吞噬泡)，还可见少量淡黄色、椭圆形的有核的鸡红细胞。慢慢移动载玻片标本，仔细观察巨噬细胞吞噬鸡红细胞的过程：有的鸡红细胞(一个至多个)紧贴于巨噬细胞的表面，有的巨噬细胞已将部分或全部的鸡红细胞吞噬。有的巨噬细胞已吞入一个或几个红细胞，形成了椭圆形吞噬泡。有的巨噬细胞内的吞噬泡已于溶酶体融合正在被消化，体积缩小呈圆形。

(三) 分离小鼠腹腔中的巨噬细胞

(1) 处理小白鼠如上述二中的 1 步，收集腹腔中静置的巨噬细胞，不注射刺激物，放血处死小白鼠以减少腹腔中的红细胞。消毒腹部，沿腹中线注入 3—4mL 冰中预冷的无菌 PBS(含 10U/mL 肝素和 10%小牛血清的 PBS)，轻按腹部。

(2) 将小白鼠移入超净工作台，用消毒好的解剖剪剪开小鼠的腹壁，用吸管吸出渗出液，再用同样容量的预冷 PBS 冲洗腹腔 2—3 次，合并渗出液于离心管中。4℃离心，2500rpm，10min，弃去上清液。

(3) 用预冷的 RPMI-1640 培养液洗涤细胞 3 次，每次 4℃离心，2500rpm，10min，弃去上清液。用预冷的适量 RPMI-1640 培养液悬浮细胞，台盼蓝染色计数并测定细胞活力。

(四) 分离小鼠脾脏、胸腺和骨髓中的巨噬细胞

(1) 用外科方法无菌摘取小鼠脾脏和胸腺，置于盛有预冷 RPMI-1640 培养液(含 5%小牛血清)的平皿中，剪去结缔组织和脂肪，用无菌注射器芯将脾脏或胸腺挤压通过 200 目的钢丝网，获得单个细胞。

(2) 离心 2000rpm，10min，弃去上清液。用含 5%小牛血清的 RPMI-1640 培养液将细胞配成约 1×10^8—5×10^8/mL。

(五) 巨噬细胞的纯化

1. 用贴壁法纯化巨噬细胞

(1) 用含 20%—40%小牛血清的 RPMI-1640 培养液将巨噬细胞配成 2×10^6-4×10^6/mL 的浓度。以每平方厘米 2×10^5—4×10^5 个巨噬细胞的密度将细胞悬液接种到玻璃培养皿(瓶)或塑料培养皿(瓶)中。37℃ 5% CO_2 二氧化碳培养箱中培养 1h 或 24h。1h 培养节省时间但会丢失一些黏附力弱的巨噬细胞，而 24h 可以得到较多的巨噬细胞(20%—40%的小牛血清可以减少 B 淋巴细胞的黏附)。

(2) 摇晃培养皿(瓶)，悬浮未黏附细胞，吸出细胞悬液。用预温的 Hank's 液洗涤细胞 3—4 次。悬浮细胞可重复黏附，得到更多巨噬细胞。用适量含 2.5mmol/L EDTA 的无钙镁 Hank's 液消化细胞 37℃，15—30min。用吸管吹打分离细胞，离心 2500rpm，10min，弃去上清液。

(3) 用预冷的 Hank's 液洗涤细胞 3—4 次，每次离心 $250 \times g$ 10min，去上清液。最后用含 10%小牛血清的 RPMI-1640 培养液悬浮细胞，台盼蓝染色计数细胞并决定细胞活力，将细胞配成所需的浓度。

2. 用不连续密度梯度离心纯化巨噬细胞

(1) 取 15mL 离心管，将制备好的各浓度密度梯度材料按下浓上淡的顺序依次分层加在离心管中，每个浓度 2mL。最后加上上述巨噬细胞悬液 3—5mL(约含 2×10^7—5×10^7 细胞)。

(2) 4℃水平离心 1000rpm，30min，垂直取出离心管，小心吸出各交界面的细胞。分别用预冷的含 1%小牛血清 RPMI—1640 培养液洗涤各交界面细胞 2 次，每次 $200 \times g$ 10min。用含 10%小牛血清的 RPMI—1640 培养液将细胞配成所需的浓度。

【注意事项】

(1) 给小白鼠腹腔注射时要注意进针角度，勿过深，注射量要合适，避免损伤内脏及血管。
(2) 台盼蓝具有一定的毒性，剂量掌握要合适，否则小鼠会死亡。

【实验报告及作业】

(1) 简述细胞吞噬作用的基本过程及其意义。
(2) 绘制小鼠吞噬细胞吞噬鸡红细胞的过程图。

(苏　露)

实验六 细胞膜的通透性观察

【实验目的】

(1) 了解细胞膜对物质通透性的一般规律。
(2) 了解溶血现象及其发生机制。
(3) 掌握普通光学显微镜下细胞及细胞碎片的形态。

【实验原理】

细胞膜是细胞与环境进行物质交换的选择通透性屏障。它是一种半透膜,可选择性控制物质进出细胞。各种物质出入细胞的方式是不同的,水是生物界最普遍的溶剂,水分子可以按照物质浓度梯度从渗透压低的一侧通过细胞膜向渗透压高的一侧扩散,这种现象就是渗透。渗透作用是细胞膜的主要功能之一。将红细胞放在低渗盐溶液中,水分子大量渗到细胞内,可使细胞胀破,血红蛋白释放到介质中,由不透明的红细胞悬液变为红色透明的血红蛋白溶液,这种现象称为溶血。将红细胞放在某些等渗盐溶液中,由于红细胞膜对各种溶质的通透性不同,使得不同溶质透入细胞的速度相差甚大,有些溶质甚至不能透入细胞。当溶质分子进入红细胞后使其分子浓度增加,即引起胞内膜渗透压升高,水分子则从渗透压低的胞外侧向渗透压高的胞内侧透入,使细胞膨胀,当膨胀达到一定程度时,红细胞膜破裂,血红蛋白逸出,也可发生溶血现象。因此,发生溶血现象所需时间长短可作为测量物质进入红细胞速度的一种指标。本实验选用红细胞作为细胞膜透性的实验材料,将其放入不同的介质溶液中,观察红细胞的变化。

【器材与试剂】

(1) 器材:普通光学显微镜、普通离心机、扭力天平、10mL 试管、10mL 刻度离心管、试管架、2mL 注射器(无需针头)或 5mL 移液管、洗耳球、滴管、载玻片、盖玻片、擦镜纸、记号笔等。

(2) 材料:小鼠血细胞。

(3) 试剂:0.128mol/L NaCl 溶液、0.05mol/L NaCl 溶液、0.4mol/L NaCl 溶液、0.128mol/L NH_4Cl 溶液、0.128mol/L NH_4AC 溶液、0.128mol/L $NaNO_3$ 溶液、0.32mol/L 葡萄糖、0.32mol/L 甘油、0.32mol/L 乙醇、0.32mol/L 丙酮、蒸馏水、氯仿、2% Triton X-100。

【试剂配制】

Alsever 溶液

葡萄糖	2.05g
枸橼酸钠($Na_9C_6H_5O_7 \cdot 2H_2O$)	0.89g
枸橼酸($C_6H_6O_7 \cdot H_2O$)	0.05g
氯化钠	0.42g
蒸馏水	100mL

调 pH 至 7.2,过滤灭菌或高压灭菌 10min,置 4℃冰箱保存。

【实验方法与步骤】

(1) 取小鼠血液 5mL(防止污染),放入盛有 20mL Alsever 液瓶中,混匀后置冰箱保存备用(2 周内使用)。

(2) 使用前,取用 Alsever 液保存的新鲜血 1mL,加入 8mL 的 0.128mol/L 的 NaCl 溶液,小心混匀,1000rpm 离心 5min,如此 3 次洗涤,最后配成 30%的红细胞(CRBC)悬液。

(3) 取 11 支试管,按表 5-6-1 中所示测试溶液,分别取样各 3mL,作出标记后,各管均加入红细胞悬液 2 滴,混匀后静置于温室中,观察各支试管中发生溶血的时间及其变化。

(4) 观察并记录实验现象并完成表 5-6-1。

(5) 分析结果

1) 试管内液体分两层:上层浅黄色透明,下层红色不透明为不溶血(-),镜下观察时红细胞完好呈双凹盘状。

2) 如果试管内液体混浊,上层带红色者,称不完全溶血(+或++),镜下观察时有部分红细胞呈碎片。

3) 如果试管内液体变红而透明者,称完全溶血(+++),镜观察时下发现细胞全部呈碎片。

表 5-6-1 各种溶液的溶血现象观察结果

编号	测试溶液	是否溶血	时间	分析原因
1	0.128mol/L NaCl			
2	0.05mol/L NaCl			
3	0.4mol/L NaCl			
4	0.128mol/L NaNO$_3$			
5	0.128mol/L NH$_4$Cl			
6	0.128mol/L NH$_4$AC			
7	0.32mol/L 甘油			
8	0.32mol/L 乙醇			
9	0.32mol/L 丙酮			
10	0.32mol/L 葡萄糖			
11	氯仿			
12	Triton X-100			

【注意事项】

(1) 每一组实验器材,都要注意各种试剂的标签。试管要根据实验所要装的溶液种类来编号,吸管也要对应编号,切勿混淆,以保证实验结果的准确性。

(2) 血在离心时,试管均需在扭力天平上平衡,离心结束后,小心弃去上层血浆及中层血小板等成分,尽量控干。

(3) 目测红细胞体积或置于带刻度的离心管中,加入生理盐水配成 30%的红细胞悬液。

(4) 试管中有红细胞和测试溶液时,不应强力摇晃,以免造成人为的红细胞破裂。

【实验报告及作业】

(1) 书写实验报告,并就细胞膜对不同物质的渗透性不同,对实验结果进行分析。

(2) 目测法判断标准:快速溶血:+++;慢速溶血:++或+;不溶血:-。

(3) 红细胞在不同溶液中的溶血时间为什么不同。

(苏 露)

实验七 细胞毒性实验

【实验目的】

(1)评价医疗器械和材料致细胞毒性反应的潜在性,并预测最终生物体应用时的组织细胞反应。

(2)通过体外细胞培养技术,可检测供试品接触细胞后细胞发生生长抑制、功能改变、溶解、死亡或其他毒性反应。

【实验原理】

细胞毒性试验是一种在离体状态下模拟生物体生长环境,检测生物医用材料及制品或其浸提液对细胞溶解(细胞死亡)、抑制细胞生长和其他毒性作用的方法。该法可分为浸提液法、直接接触法和间接接触法三种。目前绝大多数器械及材料是通过浸提液来进行检测的。其中细胞增殖法和MTT比色法是目前最为常用的浸提液试验,通过材料的浸提液与培养的细胞广泛接触,可分析材料中各组成成分及其浓度对细胞的毒性影响。

【器材及试剂】

(1)器材:超净工作台、CO_2培养箱、冰箱、倒置光学显微镜、普通光学显微镜、蒸汽灭菌锅、液氮罐、抽滤瓶、电热恒温水浴锅、96孔培养板、可调式微量加样器、酶标仪、纯水机、天平、离心机、吸管、冻存管、离心管、滤器等。

(2)试剂:RPMI-1640培养基,小牛血清,消化液,L-谷氨酰胺,抗生素液,$NaHCO_3$溶液,二甲基亚砜,平衡盐溶液。

(3)材料:小鼠成纤维细胞

1)供试液,应按产品标准规定制备样品浸提液。

2)阴性对照:选用经确认过的不产生细胞毒性反应的材料,例如高密度聚乙烯。

3)阳性对照:选用经确认过的可重现细胞毒性反应的材料,例如含有有机锡添加剂的聚氯乙烯。

【试剂配制】

PBS配方:NaCl 8g,KCl 0.2g,Na_2HPO_4 1.44g,KH_2PO_4 0.24g,调pH 7.4,定容1L。

【实验方法与步骤】

(一) 细胞增殖法

(1)浸提液的制备:根据ISO 10993—5和ISO 10993—12,按一定比例含小牛血清的细胞培养液,置于37℃培养24小时。

(2)细胞悬液的制备:将传代培养48h的细胞,用细胞培养液分别制备成4×10^5个/mL和1×10^5个/mL的细胞悬液备用。

(3)将4×10^5个/mL细胞悬液分别注于试管内,置37℃二氧化碳培养中培养24h,24h后,每管舍弃原培养液,各对照组分别用相应的对照液进行交换,试验组用50%浸提液的新鲜培养液进行交换，置37℃二氧化碳培养箱中继续培养。

(4) 分别于2,4,7天将对照组和试验组各6管取出，丢弃原细胞培养液，用磷酸盐缓冲液(PBS)洗涤，甲醛溶液固定后，加结晶紫染色。

(5) 加入十二烷基硫酸钠，用分光光度计在波长588nm下测定吸光度值，并根据其吸光度公式计算细胞的相对增殖度(RGR)。

$$RGR(\%) = \frac{试验组平均吸光度值}{空白对照组平均吸光度值} \times 100\%$$

(6) 比色：将1×10^5个/mL细胞悬液分接种于96孔细胞培养板(100μL/孔)，置37℃二氧化碳培养中培养24h，等细胞贴壁生长后，去除上清液，加入相应的对照组，试验组用50%浸提液的新鲜培养液进行交换，置37℃二氧化碳培养箱中继续培养。于2天后取出，加入MTT液继续培养4h。吸除原液，加入二甲基亚砜，震荡10min。用酶联免疫检测仪在波长为630nm下测定其吸光度值，根据上述公式计算细胞相对增殖度(RGR)。

(7) 根据细胞相对增殖度来评定细胞的毒性反应。

细胞毒性反应评定：

1) 反应0级，相对增殖度RGR(%)≥100。
2) 1级，RGR为75—99。
3) 2级，RGR为50—74。
4) 3级，RGR为25—49。
5) 4级，RGR为1—24。
6) 5级，RGR为0。

(二) 普通MTT法

1. 接种细胞

用含10%胎牛血清培养液配成单个细胞悬液，以每孔1000—10 000个细胞接种到96孔板，每孔体积200μL。

2. 培养细胞

5% CO_2，37℃培养箱中培养3—5天。

3. 呈色

培养3—5天后，每孔加MTT溶液(5mg/mL用PBS配制，pH 7.4)10μL，继续培养4h，终止培养，小心吸弃孔内培养上清液，对于悬浮细胞需要离心后再吸弃孔内培养上清液。每孔加100μL二甲基亚砜，震荡10min，使结晶物充分溶解。

4. 比色

选择490nm波长，在酶联免疫检测仪上测定各孔光吸收值，记录结果，以时间为横坐标，吸光值为纵坐标绘制细胞生长曲线。

(三) 药物MTT法

1. 贴壁细胞

(1) 收集对数期细胞，调整细胞悬液浓度，每孔加入100μL，铺板使待测细胞调密度至1000—10 000孔(边缘孔用无菌PBS填充)。

(2) 5% CO_2，37℃孵育，至细胞单层铺满孔底(96孔平底板)，加入浓度梯度的药物，原则上，细胞贴壁后即可加药，或两小时，或半天时间，但我们常在前一天下午铺板，次日上午加药。一般5—7个梯度，每孔100μL，设3—5个复孔。建议设5个，否则难以反映真实情况。

（3）5% CO_2，37℃ 孵育16—48h后，移到倒置显微镜下观察。

（4）每孔加入20μL MTT溶液（5mg/mL，即0.5% MTT），继续培养4h。若药物与MTT能够反应，可先离心后弃去培养液，小心用PBS冲2—3遍后，再加入含MTT的培养液。

（5）终止培养，小心吸去孔内培养液。

（6）每孔加入150μL二甲基亚砜，置摇床上低速振荡10min，使结晶物充分溶解。在酶联免疫检测仪OD 490nm处测量各孔的吸光值。

（7）同时设置调零孔（培养基、MTT、二甲基亚砜），对照孔（细胞、相同浓度的药物溶解介质、培养液、MTT、二甲基亚砜）。

（8）放置37℃，5% CO_2 孵育16—48小时，倒置显微镜下观察。

2. 悬浮细胞

（1）收集对数期细胞，调节细胞悬液浓度1×10^6/mL，按次序将。

1）补足的1640（无血清）培养基40μL。

2）加Actinomycin D（有毒性）10μL用培养液稀释，（储存液100mg/mL，需预实验中寻找最佳稀释度，1∶10—1∶20）。

3）需检测物10μL。

4）细胞悬液50μL（即5×10^4细胞数/孔），共100μL加入到96孔板（边缘孔用无菌水填充）。每板设对照（加100mL 1640溶液）。

（2）置37℃，5% CO_2 孵育16—48h，倒置显微镜下观察。

（3）每孔加入10μL MTT溶液（5mg/mL，即0.5% MTT），继续培养4h。[悬浮细胞推荐使用WST-1，培养4h后可跳过步骤（4）]，直接酶联免疫检测仪OD570nm（630nm校准）测量各孔的吸光值。

（4）离心（1000rpm、10min），小心吸掉上清，每孔加入100μL二甲基亚砜，置摇床上低速振荡10min，使结晶物充分溶解。在酶联免疫检测仪OD570nm（630nm校准）测量各孔的吸光值。

（5）同时设置调零孔（培养基、MTT、二甲基亚砜），对照孔（细胞、相同浓度的药物溶解介质、培养液、MTT、二甲基亚砜），每组设定3复孔。

【注意事项】

1. 实验前应明确的问题

（1）选择适当的细胞接种浓度：一般情况下，96孔培养板的一内贴壁细胞长满时约有10^5个细胞。但由于不同细胞贴壁后面积差异很大，因此，在进行MTT试验前，要进行预实验检测其贴壁率、倍增时间以及不同接种细胞数条件下的生长曲线，确定试验中每孔的接种细胞数和培养时间，以保证培养终止致细胞过满。这样，才能保证MTT结晶形成酶量与细胞数呈的线性关系。否则细胞数太多敏感性降低，太少观察不到差异。

（2）药物浓度的设定：一定要多看文献，参考别人的结果再定个比较大的范围先初筛。根据自己初筛的结果缩小浓度和时间范围再细筛。切记！否则，可能你用的时间和浓度根本不是药物的有效浓度和时间。

（3）时间点的设定：在不同时间点的测定OD值，输入Excel表，最后得到不同时间点的抑制率变化情况,画出变化的曲线,曲线什么时候变得平坦了(到了平台期)那个时间点应该就是最好的时间点(因为这个时候的细胞增殖抑制表现的最明显)。

(4)培养时间:200μL 的培养液对于 10 的 4—5 次方的增殖期细胞来说,很难维持 68h,如果营养不够的话,细胞会由增殖期渐渐趋向 G0 期而趋于静止,影响结果,我们是在 48h 换液的。

(5)MTT 法只能测定细胞相对数和相对活力,不能测定细胞绝对数。做 MTT 时,尽量无菌操作,因为细菌也可以导致 MTT 比色 OD 值的升高。

(6)理论未必都是对的。要根据自己的实际情况调整。

(7)实验时应设置调零孔,对照孔,加药孔。调零孔加培养基 100μL、MTT10、二甲基亚砜 100μL。对照孔和加药孔都要加细胞、培养液、MTT、二甲基亚砜,不同的是对照孔加溶解药物的介质,而加药组加入不同浓度的药物。

(8)避免血清干扰。用含 15%胎牛血清培养液培养细胞时,高的血清物质会影响试验孔的光吸收值。由于试验本底增加,会试验敏感性。因此,一般选小于 10%胎牛血清的培养液进行。在呈色后,尽量吸净培养孔内残余培养液。

(9)如加入 MTT 后都有个别孔立即变为蓝黑色,则污染的可能性极大。在加 MTT 前可以先在镜下观察,看看是否有孔染菌,染菌的孔常常是临近的。

2. MTT 的配制

配制 MTT 时用 PBS 溶解,也有人用生理盐水配,60℃水浴助溶。MTT 一般最好现用现配,过滤后 4℃避光保存两周内有效,或配制成 5mg/mL 保存在-20℃长期保存,避免反复冻融,最好小剂量分装,用避光袋或是黑纸、锡箔纸包住避光以免分解。当 MTT 变为灰绿色时就绝对不能再用了。

MTT 有致癌性,用的时候小心,有条件最好带那种透明的薄膜手套。配成的 MTT 需要无菌,MTT 对菌很敏感。往 96 孔板加时不避光也没有关系,毕竟时间较短,或者你不放心的时候可以把操作台上的照明灯关掉。

3. 关于细胞的接种(铺板)

细胞过了 30 代以后就不要用了,因为状态不好了,培养板要用好的(最好进口板),不好的板或重复利用的板只可做预实验。

接种时最好按照预实验摸索出的密度接种,因为细胞密度在 10 000/mL 左右时,所测得的 OD 值的区间即细胞抑制率(或者增值率)的所呈现的线性关系最好,结果最可信。如果铺的太稀细胞的杀伤不会很明显,太密细胞可能都会凋亡,因为细胞长得太快营养会不够,最后导致死亡。且而细胞过密或者过少,增殖都会过快或者过慢,其增值率线性关系不佳。故而 MTT 细胞密度多采用 10 000/mL,100μL/孔。

细胞密度要根据不同细胞的特点来定。如果你做的药品对细胞具有刺激作用那么取小点的细胞浓度,如果你做的药品对细胞具有抑制作用那么取大点的细胞浓度,这样与对照的区别更明显,数据更好。悬浮细胞每孔的细胞数可达到 10^5,贴壁细胞可为 10^3—10^4。

4. 加入 MTT

MTT 最关键的是所加细胞数目和加入真正起作用的 MTT 的适当比例。

(苏　露)

实验八　细胞凝集反应实验

【实验目的】
(1)了解细胞膜的表面结构。
(2)掌握凝集素促使细胞凝集的原理。
(3)了解细胞凝集反应的方法,了解细胞发生凝集反应的原因。

【实验原理】
细胞膜是由蛋白质不同程度镶嵌在脂双层中所形成的动态流动结构,脂类和蛋白质又能与寡糖分子结合为糖蛋白和糖脂分子,糖蛋白和糖脂分子伸至细胞表面的分枝状寡糖链在质膜表面形成细胞外被。目前认为:细胞间的分子识别,细胞的生长和分化,免疫反应和肿瘤发生都和细胞表面的分支状糖分子有关。

凝集素(lectin)是一类含糖的(少数例外)并能与糖专一结合的蛋白质,被认为与糖的运输、储存物质的积累、细胞间的互作以及细胞分裂的调控有关。它具有凝集细胞和刺激细胞分裂的作用。凝集素使细胞凝集是由于它与细胞表面的糖分子连接,在细胞间形成"桥"的结果,加入与凝集素互补的糖可以抑制细胞的凝集。

凝集素是指一种从各种植物,无脊椎动物和高等动物中提纯的糖蛋白或结合糖的蛋白,因其能凝集红细胞(含血型物质),故名凝集素。常用的为植物凝集(phytagglutinin,PNA),通常以其被提取的植物命名,如刀豆素A(concanavalin A,ConA)麦胚素(wheat germ agglutinin,WGA)、花生凝集素(peanut agglutinin,PNA)和大豆凝集素(soybean agglutinin,SBA)等,凝集素是他们的总称。凝集素不是来源或参与免疫反应的产物,他们具有的某些"亲和"特性,能被免疫细胞化学技术方法所应用。血型鉴别实验,也是凝集反应的一种。

下面介绍几种细胞凝集的反应技术。

1. 直接凝集反应技术

颗粒型抗原(细菌、螺旋体、红细胞等)与相应的抗体血清混合后,在电解质的参与下,经过一定时间,抗原抗体凝集成肉眼可见的凝集块,这种现象称为凝集反应。分为玻片法和试管法。

(1)玻片法是一种定性试验方法,可用已知抗体来检测未知抗原。若鉴定新分离的菌种时,可取已知抗体滴加在玻片上,将待检菌液一滴与其混匀。数分钟后,如出现肉眼可见的凝集现象,为阳性反应。该法简便快速,除鉴定菌种外,尚可用于菌种分型、测定人类红细胞的ABO血型等。

(2)试管法是一种定量试验的经典方法。可用已知抗原来检测受检血清中有无某抗体及抗体的含量。用来协助临床诊断或供流行病学调查研究。操作时,将待检血清用生理盐水连续成倍稀释,然后加入等量抗原,最高稀释度仍有凝集现象者,为血清的效价,也称滴度,以表示血清中抗体的相对含量。

2. 间接凝集反应

将可溶性抗原(抗体)先吸附于一种与免疫无关的、一定大小的颗粒状载体的表面,然后与相应抗体(或抗原)作用。在用电介质存在的适宜条件下,即可发生凝集,称为间接凝集反应。用做载体的微球可用天然的微粒性物质,如人(O 型)和动物(家兔、绵羊)的红细胞、活性炭颗粒或硅酸铝颗粒等。也可用人工合成或天然高分子材料制成,如聚苯乙烯胶乳微球等,由于载体颗粒增大了可溶性抗原的反应面积,当颗粒上的抗原与微量抗体结合后,就足以出现肉眼可见的反应,敏感性比直接凝集反应高得多。

【实验器材与试剂】

(1)器材:普通光学显微镜,捣碎机、冷冻离心机、托盘天平,载玻片,5mL 注射器,滴管 2 支,离心管 2 支。

(2)实验试剂

1)PBS 缓冲液:称取 NaCl 7.2g,Na_2HPO_4 1.48g,KH_2PO_4 0.43g,加蒸馏水溶解,混合后用蒸馏水定容至 1000mL 中,调 pH 到 7.2。

2)1%肝素溶液:0.1g 肝素钠定容至 10mL 生理盐水中。

3)2%的红细胞:以无菌方法抽取兔子耳缘静脉血液(加 1%肝素抗凝剂),用生理盐水洗 5 次,每次 2000rpm,离心 5min,最后按沉淀压积的红细胞体积用生理盐水配成 2%兔血细胞悬液。

(3)材料:马铃薯块茎。

【实验方法与步骤】

(1)称取土豆去皮块茎 2g,切成小块,加 10mL PBS 缓冲液,浸泡 2h,浸出的粗提液中含有可溶性土豆凝集素。

(2)以无菌方法抽取兔子静脉血液(加抗凝剂),加生理盐水 3mL,在 2000rmp,离心 5min,重复 3 次离心,最后按压积红细胞体积用生理盐水配成 2%红细胞液。

(3)分别用滴管吸取土豆凝集素和 2%红细胞液各一滴,置双凹片左孔内,充分混匀。

(4)同时分别用滴管吸取 PBS 缓冲液和 2%的红细胞悬液各一滴,置双凹片右孔内,充分混匀,做对照实验。

(5)摇晃 5—10min 后,观察有无发生细胞凝集并置显微镜下观察(图 5-8-1)。

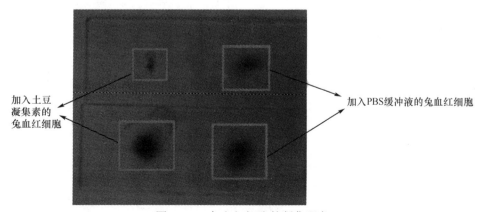

图 5-8-1 兔血红细胞的凝集现象

(6)实验结果

1)土豆凝集素+血红细胞:在振荡过程中,溶液中红细胞集,溶液由混浊变澄清,溶液中的红细胞渐渐凝集成颗粒状，逐渐聚拢，最后在液滴中形成若干细小血块。液体干了后呈粉末状。最后红细胞发生凝集。

2）PBS 缓冲液+血红细胞：在振荡过程中，红细胞不断向中间靠拢，最终形成中间颜色较深，边缘颜色较浅的红细胞浑浊溶液。液体干了未见粉末状颗粒。最后红细胞未发生凝集。

3）结论：土豆凝集素可使血液发生凝集，PBS 缓冲液不能使血液发生凝集。混合土豆凝集素 9min 时开始发生凝集，可以观察到细小沙粒状的细胞团，随时间流逝小细胞团变大。如图 5-8-2 可示，混合了土豆凝集素的图血红细胞凝集成块，周围液体较澄清，而混合了 PBS 缓冲液的兔血红细胞未发生凝集，液体混浊。低倍镜下可看到，凝集了的细胞聚成一簇不规则的团，而未发生凝集的红细胞很均匀，如图 5-8-3。

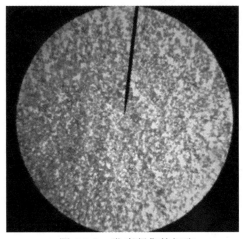
图 5-8-2 发生凝集的细胞

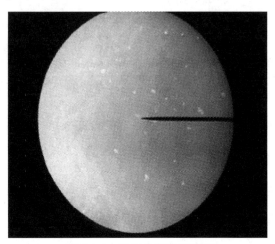
图 5-8-3 未发生凝集的细胞

【注意事项】

(1)浸出土豆凝集素时选发芽的或发青色的土豆。

(2)滴加血红细胞悬浮液时要控制量，半滴即可，过多凝集效果不明显。

(3)区分血清和血浆，血清指血液自然沉降后所得上清液，而血浆是血液加抗凝剂后离心所得上清液。

(4)凝血是指多个细胞凝集成不规则细胞簇，溶血是红细胞在低渗溶液作用下，肿胀破裂放出血红蛋白的过程。

【实验报告及作业】

(1)绘图表示血细胞凝集现象，并说明原因。

(2)哪些因素影响细胞凝集反应。

(苏 露)

实验九　细胞增殖的检测方法

【实验目的】
(1) 了解细胞增殖原理。
(2) 学习掌握细胞增殖的检测方法。

【实验原理】
细胞增殖是生物体的重要生命特征，细胞以分裂的方式进行增殖，单细胞生物以细胞分裂的方式产生新的个体。多细胞生物以细胞分裂的方式产生新的细胞，用来补充体内衰老和死亡的细胞。细胞增殖是指细胞在周期调控因子的作用下，通过 DNA 复制、RNA 转录和蛋白质合成等复杂反应而进行的分裂系列过程，其中核 DNA 的复制倍增是整个过程的重要特征。细胞增殖检测技术广泛应用于分子生物学、遗传学、肿瘤生物学、免疫学、药理和药代动力学等研究领域。

目前常用的细胞增殖检测方法包括胸腺嘧啶核苷($3H$-TdR)渗入法、MTT 检测法、羟基荧光素二乙酸盐琥珀酰亚胺脂(CFSE)检测法、Brdu 检测法以及 EdU 检测法。直接测定 DNA 合成是细胞增殖检测的最准确方法之一，是测定物质毒性、评估药物安全评价、细胞健康的基本方法。

1. BrdU 标记法原理

用 BrdU 预处理的细胞中，BrdU 可代替胸腺嘧啶核苷插入复制的 DNA 双链中，而且这种置换可以稳定存在，并带到子代细胞中。细胞经过固定和变性处理后，可用免疫学方法检测 DNA 中 BrdU 的含量(如采用鼠抗 BrdU 单克隆抗体特异识别 BrdU，再采用辣根过氧化酶标记的山羊抗鼠 IgG 二抗标记，最后用比色法或荧光的方法进行定量测定)，从而判断细胞的增殖能力。

2. ^{3}H-TdR 渗入法原理

胸腺嘧啶核苷(TdR)是 DNA 特有的碱基，也是 DNA 合成的必需物质。用同位素 ^{3}H 标记 TdR 即 ^{3}H-TdR 作为 DNA 合成的前体能掺入 DNA 合成代谢过程。淋巴细胞在有丝分裂原 PHA、ConA 等的刺激下，产生增殖反应，DNA 和 RNA 合成明显增加，如在培养液中加入 ^{3}H-胸腺嘧啶核苷(^{3}H-TdR)，则可被转化中的细胞摄入。测定标记淋巴细胞的放射强度可反映淋巴细胞增殖的程度。

3. 结晶紫法原理

结晶紫(CV)是一种三苯甲烷类染料，常用作生物染色剂和无机离子的显色剂。其染色原理是结合到细胞骨架上，但并不改变其本身。再用洗脱液将其洗脱，用酶联免疫检测仪在 570nm 波长处测定其光吸收值，可反映细胞量。

【器材及试剂】
(1) 器材：200 目筛网、96 孔培养板(平底)、手术器械、二氧化碳培养箱、超净工作台、液体闪烁仪、多头细胞取集器、49 型玻璃纤维滤纸。

(2) 试剂：RPMI-1640 细胞培养液、小牛血清、2-巯基乙醇(2-ME)、青霉素、链霉素、刀豆蛋白A（ConA）、Hank's液、PBS缓冲液（pH 7.2—7.4）、^{3}H-TdR、闪烁液[2，5-二苯基恶唑（PPO）0.5g、1，4-双-(5-苯基恶唑基)-苯（POPOP）0.25g、二甲苯500mL混匀]。

【实验方法与步骤】

1. BrdU（5-溴脱氧尿嘧啶核苷）标记法

(1) 细胞以 $1.5×10^5$/mL 细胞数接种于直径35mL培养皿中（内放置一盖玻片），培养1天，用含0.4% FCS 培养液同步化3天，使绝大多数细胞处于G0期。

(2) 终止细胞培养前，加入BrdU（终浓度为30μg/L），37℃，孵育40min。

(3) 弃培养液，玻片用PBS洗涤3次。

(4) 甲醇/乙酸固定10min。

(5) 经固定的玻片空气干燥，0.3% H_2O_2-甲醇30min灭活内源性氧化酶。

(6) 5%正常兔血清封闭。

(7) 甲酰胺100℃，5min变性核酸。

(8) 冰浴冷却后PBS洗涤，加1抗即抗小鼠BrdU单抗（工作浓度1∶50），阴性对照加PBS或血清。

(9) 按ABC法进行检测，苏木素或伊红衬染，在显微镜下随机计数10个高倍视野中细胞总数及BrdU阳性细胞数，计算标记指数（LI）。

2. 胸腺嘧啶核苷（^{3}H-TdR）渗入法

(1) 脾细胞悬液制备：无菌取脾，置于盛有适量无菌Hank's液的小平皿中，用镊子轻轻将脾撕碎，制成单细胞悬液。经200目筛网过滤，用Hank's液洗3次，每次1000rpm离心10min。然后将细胞悬浮于2mL的完全培养液中，用台盼蓝染色计数活细胞数（应在95%以上），最后用RPMI-1640完全培养液将细胞数调成 $5×10^6$ 个/mL。

(2) 淋巴细胞增殖反应：将脾细胞悬液加入到96孔培养板中，200μL/孔，每一份脾细胞悬液分装6个孔，3孔加ConA（5ug/mL），另3个孔不加ConA作为对照。置5% CO_2，37℃培养72h，培养结束前6h，每孔加入 ^{3}H-TdR 20μL，使其终浓度为 $(3.7—18.5)×10^4$Bq/mL。用多头细胞收集器将细胞取集于玻璃纤维滤纸上。滤纸片充分干燥后置测量瓶中，加入7mL闪烁液，用液闪仪测定每分钟脉冲数（cpm）。

(3) 数据处理及结果判定：一般采用方差分析，但需按方差分析的程序先进行方差齐性检验，方差齐，计算F值，F值<0.05，结论：各组均数间差异无显著性；F值≥0.05，P≤0.05，用多个实验组和一个对照组间均数的两两比较方法进行统计；对非正态或方差不齐的数据进行适当的变量转换，待满足正态或方差齐要求后，用转换后的数据进行统计；若变量转换后仍未达到正态或方差齐的目的，改用秩和检验进行统计。

以每分钟脉冲数（cpm）表示增殖程度，用刺激指数（SI）来表示

$$SI=实验孔 cpm/对照孔 cpm$$

受试样品组的SI值显著高于对照组的SI值，即可判定该项实验结果阳性。

3. 结晶紫法

(1) 体外细胞培养结束后，去培养液，加入11%的戊二醛固定，置于振荡器上摇20min。

(2) 固定细胞用去离子水洗涤至戊二醛液洗净。

(3) 置空气或烘箱37℃彻底干燥。

(4) 加入 0.1%的结晶紫液对细胞染色,振摇 30min。

(5) 用蒸馏水洗涤,至多余的结晶紫液冲洗干净。

(6) 置空气或 37℃烘箱中彻底干燥。

(7) 加入 10%的乙酸对细胞吸收的结晶紫进行提取。

(8) 1h 后在酶标仪上测定光吸收度,波长 595nm。

4. 酸性磷酸酶法

(1) 96 孔细胞培养板中培养细胞,去培养液。用 0.01mol/L PBS 洗涤 1 次(如为悬浮细胞则用离心洗涤)。

(2) 去洗涤液后加入磷酸酶底物 100μL/孔。

(3) 37℃,孵育 1—4 小时。

(4) 加入 0.1mol/L 氢氧化钠 10μL/孔。

(5) 在多孔酶标仪上 405nm 处测光吸收度,将细胞培养板其中不含细胞,同样处理过的一孔作为空白对照,所测的每孔光吸收度可间接反应每孔中的细胞数。如在同样条件下作一细胞数的系列标准对照,以细胞数为 X 轴,光吸收度为 Y 轴,可作直线回归,可推算出每孔中的细胞。

(苏　露)

实验十　Western 印迹技术

【实验目的】

(1) 了解 Western 印迹技术的原理。

(2) 掌握 Western 技术的实验步骤。

【实验原理】

Western 免疫印迹(Western Blot)即蛋白质免疫印迹技术，是采用聚丙烯酰胺凝胶电泳，将被测物蛋白质转移到膜上，然后利用抗体进行检测的方法。对已知表达蛋白，可用相应抗体作为一抗进行检测，对新基因的表达产物，可通过融合部分的抗体检测。

经过 PAGE 分离的蛋白质样品，转移到固相载体(例如硝酸纤维素薄膜)上，固相载体以非共价键形式吸附蛋白质，且能保持电泳分离的多肽类型及其生物学活性不变。以固相载体上的蛋白质或多肽作为抗原，与对应的抗体起免疫反应，再与酶或同位素标记的第二抗体起反应，经过底物显色或放射自显影以检测电泳分离的特异性目的基因表达的蛋白成分。该技术也广泛应用于检测蛋白水平的表达。

【器材与试剂】

(1) 器材：低温高速离心机、电泳仪、滤纸、硝酸纤维薄膜、培养瓶、玻璃棒、加样枪、1.5 mL 离心管等。

(2) 试剂：Tris 碱、甘氨酸、甲醇、KCl、NaCl、0.1%Tween-20、冰乙酸、10%叠氮钠、DAB、小牛血、30%丙烯酰胺、TEMED。

【试剂配制】

1. 转移缓冲液 TB(用前配)

甘氨酸	2.9g
Tris	5.8g
甲醇	200mL

加蒸馏水至 1000mL。

2. TBS 液

Tris	12.1g
NaCl	8.8g

加蒸馏水至 100mL。

5N HCl 调 pH7.5。

3. TBST

TBS	700mL
20% Tween	1.65mL

现用现配。

4. 2X 样品稀释液

0.5mol/L Tris-HCl (pH 6.8)	1.25mL
甘油	3mL
0.5%溴酚蓝	0.2mL

加蒸馏水 5.5mL。

5. 10% APS

称取 0.5gAPS 加入 5mL 蒸馏水中。

6. 65%蔗糖

称取 1.3g 蔗糖加入 2mL 蒸馏水中。

7. 封闭液

含 20%小牛血清的 PBST。

8. 浓缩胶、分离胶

配制参考附录三。

【实验方法与步骤】

(一) 样品的处理

1. 贴壁细胞总蛋白的提取

(1)倒掉培养液,用 PBS 冲洗细胞 2—3 次。

(2)加入 1mL 裂解液,摇匀后置于冰上 10—20min。

(3)裂解完后,用干净的刮棒将细胞刮于培养瓶的一侧动作要快),然后用枪将细胞碎片和裂解液移至 1.5mL 离心管中。(整个操作尽量在冰上进行。)

(4)4℃下 12 000rpm 离心 5min。

(5)取少量上清进行定量,剩余的上清分装转移到 0.5mL 的离心管中放于-20℃保存。

(6)将蛋白样品调至等浓度,充分混合后加上样缓冲液后直接上样。

2. 组织中总蛋白的提取

(1)将少量组织块用干净的剪刀将组织块尽量剪碎,按每 50—100mg 加 1mL 裂解液,放于匀浆器中,进行匀浆。然后置于冰上。

(2)裂解 30min 后,即可用移液器将裂解液移至 1.5mL 离心管中,然后在 4℃下 12 000rpm 离心 5min。

(3)取少量上清进行定量,剩余的上清分装于 0.5mL 离心管中并置于-20℃保存。

(4)将蛋白样品调至等浓度,充分混合后加上样缓冲液后直接上样。

3. 加药物处理的贴壁细胞总蛋白的提取

(1)将培养液倒至 1.5mL 离心管中,于 2500rpm 离心 5min。

(2)弃上清,加入 4mL PBS 并用枪轻轻吹打洗涤,然后 2500rpm 离心 5min。弃上清后用 PBS 重复洗涤一次。

(3)用加样枪洗干上清后,加 100μL 裂解液(含 PMSF)冰上裂解 30min,裂解过程中要经常弹一弹以使细胞充分裂解。

(4)将裂解液与培养瓶中裂解液混在一起 4℃、12 000rpm 离心 5min,取上清分装于 0.5mL 离心管中并置于-20℃保存。

(二) 蛋白含量的测定

1. 制作标准曲线

(1) 从-20℃取出 1mg/mL 牛血清,室温融化后,备用。

(2) 取 18 个 1.5mL 离心管,3 个一组,分别标记为 0μg, 2.5μg, 5.0μg, 10.0μg, 20.0μg, 40.0μg。

(3) 按表 5-10-1 在各管中加入各种试剂。

(4) 混匀后,室温放置 2min。在分光光度计上比色分析。

表 5-10-1 加入各管中的试剂剂量

离心管标记	0μg	2.5μg	5.0μg	10.0μg	20.0μg	40.0μg
1mg/mL BSA	—	2.5μL	5.0μL	10.0μL	20.0μL	40.0μL
0.15mol/L NaCl	100μL	97.5μL	95.0μL	90.0μL	80.0μL	60.0μL
G250 考马斯亮蓝溶液	1mL	1mL	1mL	1mL	1mL	1mL

2. 检测样品蛋白含量

(1) 取足量的 1.5mL 离心管,每管加入 4℃储存的考马斯亮蓝溶液 1mL。室温放置 30min 后即可用于测蛋白。

(2) 取一管考马斯亮蓝加 0.15mol/L NaCl 溶液 100μL,混匀放置 2min 可作为空白样品,将空白倒入比色皿中在做好标准曲线的程序下按 blank 键测空白样品。

(3) 弃空白样品,用无水乙醇清洗比色皿 2 次(每次 0.5mL),再用无菌水洗一次。

(4) 取一管考马斯亮蓝加 95μL 0.15moL/L NaCl NaCL 溶液和 5μL 待测蛋白样品,混匀后静置 2min,倒入扣干的比色杯中按 sample 键测样品。

(三) 电泳分离

参照 SDS-PAGE 电泳。

(四) 转膜

杂交膜的选择是决定 Western 的关键。用于 Western blot 的膜主要有两种:硝酸纤维素膜(NC)和 PVDF 膜。NC 膜使蛋白印迹的标准固相支持物,PVDF 膜灵敏度、分辨率以及蛋白亲和力都比 NC 膜高,非常适合低分子量蛋白的检测。PVDF 膜在使用之前必须用甲醇浸泡饱和 3—5s。

1. 槽式湿转

(1) 剥胶:要先将玻璃板撬掉才可剥胶。撬的时候动作要轻,要在两个边上轻轻地反复撬。撬一会儿玻璃板便开始松动,直到撬去玻板。(撬时一定要小心,玻板很易裂。)除去小玻璃板后,将浓缩胶轻轻刮去(浓缩胶影响操作),要避免把分离胶刮破。

(2) 将胶浸于转移缓冲液中平衡 10min。

(3) 根据胶的大小剪取 6 张滤纸和 1 张硝酸纤维素膜。(切滤纸和膜时一定要戴手套,因为手上的蛋白会污染膜。)

(4) 将切好的硝酸纤维素膜置于转移缓冲液中平衡 10min。(用镊子捏住膜的一边轻轻置于有超纯水的平皿里,要使膜浮于平衡液上,只有下层才与平衡液接触。这样由于毛细管作用可使整个膜浸湿。若膜沉入水里,膜与水之间形成一层空气膜,这样会阻止膜吸水。)

(5) 在加有转移缓冲液的平皿中放入转膜用的夹子、两块海绵垫、一支玻棒、滤纸和浸过的膜。

(6)装配转移三明治,将夹子打开使黑的一面保持水平。在上面垫一张海绵(用玻棒来回擀几遍以擀走里面的气泡)。再垫三层滤纸(一手固定滤纸一手用玻棒擀去其中的气泡),将分离胶盖于滤纸上,用手调整使其与滤纸对齐,轻轻用玻棒擀去气泡。

(7)将膜盖于胶上,要盖满整个胶(膜盖下后不可再移动)并除气泡。在膜上盖3张滤纸并除去气泡。最后盖上另一个海绵,擀几下就可合起夹子。整个操作在转移液中进行,要不断地擀去气泡。膜两边的滤纸不能相互接触,接触后会发生短路。(转移液含甲醇,操作时要戴手套,实验室要开门以使空气流通。)

(8)将夹子放入转移槽槽中,要使夹的黑面对槽的黑面,夹的白面对槽的红面。电转移时会产热,将转移槽放在冰浴中,加入TB,插上电极。一般用100V转移2 h。

(9)转完后将膜用1×丽春红染液染5 min(于脱色摇床上摇)。然后用水冲洗掉没染上的染液就可看到膜上的蛋白。将膜晾干备用。

2. 免疫反应

(1)用25mL TBS 洗膜5min,室温下不断摇动。

(2)置膜与25mL 封闭缓冲液中1h,置于37℃摇床。

(3)15mL TBS/T 洗3次,每次5min。

(4)加入合适稀释度的一抗,室温下孵育1—2h 或4℃过夜,缓慢摇动。

(5)15mL TBS/T 洗3次,每次5min。

(6)加入合适稀释度的碱性磷酸酶或辣根过氧化物酶(HRP)标记的二抗,37℃孵育1h,缓慢摇动。

(7)15mL TBS/T 洗3次,每次5min。

(8)15mL TBS 洗3次。

(9)DAB 显色。

3. 化学发光、显影、定影

(1)将A 和B 两种试剂在保鲜膜上等体积混合;1 min 后,将膜蛋白面朝下与此混合液充分接触;1min 后,将膜移至另一保鲜膜上,去尽残液,包好,放入X 线片夹中。

(2)在暗室中,将1×显影液和定影液分别倒入塑料盘中;在红灯下取出X 线片,用切纸刀剪裁适当大小(比膜的长和宽均需大1cm);打开X 线片夹,把X 线片放在膜上,一旦放上,便不能移动,关上X 线片夹,开始计时;根据信号的强弱适当调整曝光时间,一般为1min 或5min,也可选择不同时间多次压片,以达最佳效果;曝光完成后,打开X 线片夹,取出X 线片,迅速浸入显影液中显影,待出现明显条带后,即刻终止显影。显影时间一般为1—2min(20—25℃),温度过低时(低于16℃)需适当延长显影时间;显影结束后,马上把X 线片浸入定影液中,定影时间一般为5—10min,以胶片透明为止;用自来水冲去残留的定影液后,室温下晾干。

应注意的是:显影和定影需移动胶片时,尽量拿胶片一角,手指甲不要划伤胶片,否则会对结果产生影响。

4. 凝胶图像分析

将胶片进行扫描或拍照,用凝胶图像处理系统分析目标带的分子量和净光密度值。

(苏 露)

实验十一　细胞凋亡的检测技术

【实验目的】

(1) 了解细胞凋亡的原理。

(2) 了解细胞凋亡检测方法的种类，掌握凋亡细胞的形态特征。

【实验原理】

细胞凋亡(apoptosis)，是一种有序的或程序性的细胞死亡方式，是受基因调控的细胞主动性死亡过程，是细胞核受某些特定信号刺激后进行的正常生理应答反应，然后凋亡的细胞将被吞噬细胞吞噬。细胞凋亡具有可鉴别的形态学和生物化学特征。研究细胞凋亡的方法有很多，如形态学观察、生物化学、免疫化学、分子生物学测定方法以及流式细胞仪检测等。目前细胞凋亡的检测广泛应用于肿瘤细胞和组织的病理学研究，临床诊疗，新药研制，肿瘤放化疗以及从促凋亡角度探索肿瘤的基因治疗等方面。

细胞凋亡与细胞坏死都是细胞死亡，但细胞凋亡的形态及生化特征与细胞坏死不同(表5-11-1)。

表 5-11-1　细胞凋亡与细胞坏死的区别

	坏死	凋亡
性质	病理性，非特异性	生理性或病理性，特异性
诱导因素	强烈刺激，随机发生	较弱刺激，非随机发生
生化特点	被动过程，无新蛋白合成，不耗能	主动过程，有新蛋白合成，耗能
形态变化	细胞结构全面溶解、破坏、细胞肿胀	胞膜及细胞器相对完整，细胞皱缩，核固缩
炎症反应	溶酶体破裂，局部炎症反应	溶酶体相对完整，局部无炎症反应
DNA 电泳	弥漫性降解，电泳呈均一 DNA 片状	DNA 片段化，电泳呈"梯"状条带
凋亡小体	无	有
基因调控	无	有

1. 吖啶橙(AO)染色检测细胞凋亡原理

吖啶橙的荧光随 pH 而变，随着 pH 的下降，由原来的绿色变成橙红色。吖啶橙与 DNA 和 RNA 通过两个部位结合，连接碱基对和磷酸盐基团，吖啶橙与碱基结合，形成第一复合物。第二复合物在多核苷酸表面，由吖啶橙于磷酸盐基团连接而成。pH6.0 时，DNA 结合染料的聚合加速，pH 低于 3.8 时，聚合受抑制，而在 RNA pH6.0 和 pH3.8 都能聚合而使颜色变红。

2. 电泳法检测细胞凋亡的原理

细胞凋亡中染色体 DNA 的断裂是个渐进的分阶段的过程，染色体 DNA 首先在内源性的核酸水解酶的作用下降解为 50—300kb 长的 DNA 片段，再进一步被切断，形成 180—200bp 的寡核苷酸片段，在凝胶电泳上表现为阶梯状的电泳图谱。利用这一特性，可通过 DNA 凝胶电泳来判断凋亡的发生现象。

3. 原位缺口末端标记法

DNA 双链断裂或只要一条链上出现缺口二产生一系列 DNA 的 3′-末端，从而可进行凋亡细胞的检测，这类方法称为脱氧核糖核苷酸末端转移酶介导的缺口末端标记法（TUNEL），TUNEL 鉴定的原理基于细胞凋亡时产生 DNA 断链，所介导的酶是 TdT，能将外源性的生物素或地高辛标记的 dUTP 无需 DNA 模板连接到凋亡细胞核的 DNA 断链的 3-羟基末端，DNA 断链可是单股断链也可使双股断链，因此，此法可检测凋亡细胞核中的单股和双股 DNA 断链。

4. PI 单染法实验原理

其原理主要是根据细胞凋亡时在细胞、亚细胞和分子水平上所发生的特征性改变。这些改变包括细胞核的改变、细胞器的改变、细胞膜成分的改变和细胞形态的改变等，其中细胞核的改变最具特征性，主要包括以下几个方面：

1) 细胞核的改变：由于凋亡细胞核的改变，造成各种染色体荧光染料对凋亡细胞 DNA 可染性发生改变。研究表明，用各种染色体荧光染料对经固定的凋亡细胞进行染色，其 DNA 可染性降低。许多学者把这种 DNA 可染性的降低认为是凋亡细胞的标志之一。

2) 光散射特性：凋亡细胞形态上的改变影响它们的光散射特性。在流式细胞仪上，前散射光与细胞的大小有关，而侧散射光反映的是光在细胞内的折射作用，与细胞内的颗粒多少有关。在细胞凋亡时，细胞固缩，体积变小，故前散射光降低，这一特性往往被认为是凋亡细胞的特点之一。此外细胞凋亡时由于染色体降解，核破裂形成，细胞内颗粒往往增多，故凋亡细胞侧散射光常增加。细胞坏死时，由于细胞肿胀，其前散射光增大；侧散射光在细胞坏死时也增大，因此可根据前散射光和侧散射光区别凋亡细胞和坏死细胞。但需要注意的是，根据前散射光和侧散射光判断凋亡细胞的可靠性受被检测细胞形态上的均一性和核胞浆比率影响很大。因此在某些淋巴细胞凋亡中，用光散射特性检测凋亡的可靠性较好，而在肿瘤细胞凋亡中，其可靠性就较差。根据光散射特性检测凋亡细胞最主要的优点是可以将光散射特性与细胞的表面免疫荧光分析结合起来，用以区别经这些特殊处理发生选择性凋亡的淋巴细胞亚型。也可用于活细胞的分类。

在正常细胞中，磷脂酰丝氨酸(PS)只分布在细胞膜脂质双层的内侧，而在细胞凋亡早期，细胞膜中的磷脂酰丝氨酸(PS)由脂膜内侧翻向外侧。Annexin V 是一种分子量为 35—36kD 的 Ca^{2+} 依赖性磷脂结合蛋白，与磷脂酰丝氨酸有高度亲和力，故可通过细胞外侧暴露的磷脂酰丝氨酸与凋亡早期细胞的胞膜结合。因此 Annexin V 被作为检测细胞早期凋亡的灵敏指标之一。

碘化丙啶(PI)是一种核酸染料，它不能透过完整的细胞膜，但对凋亡中晚期的细胞和死细胞，PI 能够透过细胞膜而使细胞核染红。因此将 Annexin V 与 PI 匹配使用，就可以将处于不同凋亡时期的细胞区分开来。

5. Annexin V/PI 双染色法基本原理

细胞凋亡早期改变发生在细胞膜表面，细胞膜表面的磷脂酰丝氨酸(PS)从细胞膜内转移到细胞膜外，使 PS 暴露在细胞膜外表面。Annexin V 是一种 Ca^+ 依赖的磷脂结合蛋白，具有易于结合到磷脂类如 PS 的特性，对 PS 有高度的亲和性。因此，Annexin V 被作为检测细胞早期凋亡的灵敏指标之一。将 Annexin V 进行荧光素标记，标记了的 Annexin V 作为荧光探针，利用流式细胞仪检测细胞凋亡的发生。

Annexin V 与核酸染料 PI 结合使用，可以区分处于不同凋亡时期的细胞。

【器材及试剂】

(1) 器材：显微镜、倒置显微镜、CO_2 培养箱、超净工作台、微量移液器、离心机、吸管、染色缸、计数板、载玻片、盖玻片、离心管等。

(2) 试剂：明矾、氧化汞、乙醇、二甲苯。

(3) 材料：Hela 细胞。

【实验方法与步骤】

(一) 凋亡细胞的形态学检测方法

细胞凋亡时，形态上早期可见凋亡细胞与周围细胞脱离接触，细胞变圆，细胞膜向内皱缩、蜷曲，膜的完整性未破坏，胞浆浓缩、内质网扩张、细胞核固缩破裂呈团块状或新月状分布、内质网和细胞膜进一步融合将细胞分成多个完整包裹的凋亡小体，凋亡小体最后被邻近正常细胞或吞噬细胞吞噬消化。在凋亡过程中细胞内容物并不释放到细胞外，不会影响其他细胞，因而不引起炎症反应。

1. 苏木素-伊红(HE)染色

(1) 让贴壁生长的细胞在盖玻片上面爬行生长。

(2) 取出盖玻片，用 PBS 轻轻的漂洗后，晾干，用 4%的甲醛或多聚甲醛在常温下固定 5—10min。

(3) 蒸馏水冲洗后，用 HE 染色 5—10min，蒸馏水冲洗。

(4) 加入 1%盐酸乙醇分化液至粉红色。

(5) 自来水浸泡 15min 或温水 5min，自来水变蓝。

(6) 置伊红染液中染色 5min，自来水冲洗。

(7) 依次用 50%乙醇、70%乙醇、80%乙醇、90%乙醇、95%乙醇和 100%乙醇脱水，每步 1min。

(8) 二甲苯进行透明后，用中性树脂封片，镜下观察。

(9) 光镜观察：凋亡细胞呈圆形，核固缩、破裂，胞核深染，胞质浓缩，染色质成团块状，细胞膜皱褶、卷曲和出胞，以及"出芽"形成膜包裹的凋亡小体。正常细胞染色后仍保持细胞原有的生长形状，细胞核规整，染成均一蓝色。细胞涂片时，可见凋亡细胞核固缩、破裂，染色变深。正常细胞染色体为均匀淡蓝色或蓝色，而坏死细胞肿胀，可见细胞膜的连续性破坏，核染色体染成很淡的蓝色甚至消失。

2. 吖啶橙(AO)染色操作方法

(1) 制备浓度为 10^7/mL 的活细胞悬液。

(2) 用微量移液器吸去 95μL 的活细胞悬液，加入 5μL 吖啶橙储存液混匀。

(3) 用滴管吸去一滴混合液滴于干净的载玻片上，直接用盖玻片封片。

(4) 荧光显微镜选用激发滤片 BG12，BV 等，阻断滤片用 515nm 或 SP3。

(5) 荧光显微镜观察：活细胞核 DNA 呈黄色或黄绿色荧光，胞质和核仁的 RNA 呈红色荧光。凋亡细胞核染色质呈黄绿色浓聚在核膜内侧，可见细胞膜呈泡状膨出及凋亡小体。

3. 透射电镜观察

凋亡细胞体积变小,凋亡细胞表面微绒毛消失,细胞质浓缩。凋亡 I 期(pro-apoptosis nuclei)的细胞核内染色质高度盘绕,出现许多称为气穴现象(cavitations)的空泡结构,Ⅱa 期细胞核的染色质高度凝聚、边缘化;细胞凋亡的晚期,细胞核裂解为碎块,产生凋亡小体。

(二) 电泳法实验步骤

(1)培养细胞的悬浮液经 1000rpm,离心 5min,去上清液,用预冷的 PBS 缓冲液洗涤 2 次,离心并去掉上清液。

(2)加细胞裂解液,混匀后,50℃孵育 12—16h,不时摇晃。

(3)用酚/氯仿/异戊醇混合液抽提一次,再用氯仿/异戊醇混合液抽提第二次,上下颠倒混匀,10 000rpm 离心 5min,吸取抽提物。

(4)向抽提物中加入 3mol/L 的乙酸铵,混匀后,加入无水乙醇 2mL,上下颠倒几次,可见絮状白色沉淀物,置于 4℃ 2h。

(5)12 000rpm 离心 5min,弃上清,用 70%乙醇重复上述步骤,洗涤一次,弃上清。

(6)沉淀 DNA,真空抽干或空气干燥,然后加入 TE 缓冲液,使提取得 DNA 溶解。

(7)吸取上述 DNA 溶解液 10μL,加入 5μL 的 RNase,置于 37℃培养箱中 1h。

(8)吸取样品 2μL,与加样缓冲液按 6:1 的比例混合后加入到凝胶孔内,并在第一孔加入分子量标记物。

(9)用含嗅乙锭的凝胶电泳缓冲液,按电压 50V,电泳 1—2h。

(10)将电泳后的凝胶置于 0.5μg/mL 的 EB 水溶液中染色 30min。

(11)用蒸馏水冲洗数次。

(12)结果分析,凋亡细胞的 DNA 凝胶电泳呈现典型的阶梯状降解带纹。

(三) 原位缺口末端标记法实验步骤

(1)将培养的细胞制成 5×10^7/mL 的细胞悬液,加入 4%中性甲醛,室温下固定 10min。

(2)取 50—100μL 的细胞悬液,滴在载玻片上,室温下干燥后,用 PBS 冲洗两次,每次 5min。

(3)加入含 2% H_2O_2 的 PBS,阻断内源性过氧化物酶 30min,用 PBS 洗两次,每次 5min。

(4)切片浸泡在 2×SSC 80℃ 20min,PBS 洗两次,每次 5min。

(5)加 2 滴 TdT 酶缓冲液,置室温下 1—5min。

(6)用滤纸吸取切片周围多余的液体,再滴加 54μL TdT 酶反应液,置湿盒中反应于 37℃反应 1h。

(7)取出切片,置染色缸中,加入已预热的洗涤与终止反应缓冲液,置 37℃培养箱中 30min,不时将载玻片轻微搅动。

(8)用 PBS 洗 3 次,每次 5min,直接在切片上滴加两滴 H_2O_2 酶标记的抗地高辛抗体,置湿盒中反应 30min。

(9)用 PBS 洗 4 次,每次 5min。

(10)在切片上直接滴加 0.05% DAB 溶液,室温下显色 3—5min。

(11)用蒸馏水洗 4 次,每次 3min。

(12)用苏木精对比染色，室温下染色10min。
(13)用二甲苯脱水3次，每次2min，封片，干燥，镜检。
(14)镜下可见凋亡细胞的核呈棕色或棕褐色着染，细胞核形态呈碎点状，不规整，大小不一。

(四) 流式细胞术测定法实验步骤

1. PI 单染法步骤

(1)将细胞用不含 EDTA 的胰蛋白酶消化 3—5min，待消化充分，弃去胰酶，加入 PBS 5mL。
(2)用吸管反复吹打，已入离心管。
(3)1000rpm 离心 5min，弃上清。
(4)加入 PBS 漂洗，1000rpm 离心 5min，重复三次，以除去细胞碎片。
(5)加入 PBS，反复吹打，制成浓度为 10^6/mL，置于 4℃冰箱保存。
(6)加入预冷(−20℃)的 70%乙醇固定，4℃过夜。
(7)1000rpm 离心 5min，弃上清。
(8)加入 PBS 3mL，吹打，使细胞重悬 5min，1000rpm 离心 5min，弃上清。
(9)加入 100μL RNA 酶 37℃水浴孵育 30min。
(10)加入 500μL PI 染色，4℃避光孵育 30min。
(11)流式细胞仪检测之前轻弹试管，设立 PI 单染细胞组，PI 用氢离子激发荧光，激光光波波长为 488nm，发射光波波长大于 630nm，产生红色荧光分析 PI 荧光强度的直方图也可分析前散射光对侧散射光的三点光。
(12)结果判断：在前散射光对侧散射光的散点图或地形图上，凋亡细胞与正常细胞相比，前散射光降低，而侧散射光可高可低，与细胞的类型有关。

2. Annexin V/PI 双染色法实验步骤

(1)细胞收集：将细胞制成浓度为 1×10^6—5×10^6/mL 的悬浮液，移到 10mL 的离心管中，1000rpm，离心 5min，弃去培养液。
(2)用孵育缓冲液洗涤 1 次，1000rpm 离心 5min，弃上清液。
(3)加入 100μL 的标记溶液，轻轻吹打制成重悬细胞，室温下避光孵育 10—15min。
(4)1000rpm，离心 5min，沉淀细胞，孵育缓冲液洗 1 次。
(5)加入荧光(SA-FLOUS)溶液，4℃下孵育 20min，避光并不时振动。
(6)流式细胞仪分析：流式细胞仪激发光波长用 488nm，用一波长为 515 nm 的通带滤器检测 FITC 荧光，另一波长大于 560nm 的滤器检测 PI。
(7)结果判断：凋亡细胞对所有用于鉴定细胞活性的染料如 PI 有抗染性，PI 染液进入损伤细胞的细胞膜，使细胞核着色产生红色荧光，而细胞膜完好的细胞则不会有红色荧光产生。因此，在细胞凋亡的早期 PI 不会着染而没有红色荧光信号。正常活细胞与此相似。

(苏　露)

附　　录

附录一　常用试剂的配制

一、试剂配制及使用规则

在生物医学实验中，配制试剂是一项基础工作，试剂配制不当，特别是标准液配制不准，或是在使用中不小心造成污染，常常导致实验失败。因此，每个实验工作人员必须认真做好试剂的配制与使用工作。

(一) 器具必须干净

如器具不干净，即使试剂再纯，已经恒重，配出来的试剂也会污染，影响实验和分析结果。所有器具包括容量瓶、烧杯、吸管、玻璃棒和药匙等都要经过适当的洗涤以后才能使用，绝对不允许马虎。

(二) 原装试剂的使用规则

使用原装试剂除需纯度高，配制准确外，还应严防污染，否则会对结果造成很大的误差，下面简述试剂使用中应注意的几个问题。

(1) 取用原装试剂时，首先必须辨明瓶签，确定是否为所需试剂。同时应仔细核对分子式、结晶水和试剂品级等；进口试剂应核对外文名称，以免取错。

(2) 取试剂用的药匙和称取试剂用的器皿都应保持清洁、干燥，绝不可用纸取试剂；对已经从试剂瓶中取出的试剂，没有用完的部分，可分开保存，不可再倒回原试剂瓶中，以免影响试剂的纯度，严禁药匙用后不经洗净又去取另外一种试剂。

(3) 试剂开口后，如非一次用完，应及时地予以封闭保存，对一些不稳定并易受空气影响的试剂更需注意。易吸水潮湿的试剂经密塞后，外面应加蜡封；见光变质的试剂，外面应用黑纸包裹。

(4) 使用有挥发性的强酸、强碱(如浓盐酸、浓硝酸和浓氨水等)以及有毒性的气体(如溴)时，应在毒气橱内开启瓶塞和取量。若无毒气橱，应在空气流通处开瓶，人站在上风向，眼应侧视，操作宜迅速，用毕立即塞紧瓶塞。

(三) 试剂溶液的使用规则

(1) 取试剂溶液时，应辨明试剂名称、浓度，无瓶签的试剂不能乱用。

(2) 取用试剂时应观察溶液的透明度、颜色和有无沉淀，以确定试剂是否变质。变质试剂不可作分析用。

(3) 一般溶液，可用大试剂瓶盛装，储存。常用溶液可分装于小试剂瓶，作日常工作使用，可用吸管直接插入小试剂瓶中吸取，用完后再从大试剂瓶中分装出一些使用，一旦发生污染、变质就可倒掉不用，这样可以避免大瓶试剂的浪费。标准溶液，应将试剂倒在试管中吸取,不能将吸管直接插入试剂瓶中吸取。每次根据需用量倒出,剩余者不可倒回原瓶中,以免污染,影响整个实验结果。

(4) 倾倒试剂时,左手握住瓶体,右手拔出瓶塞,从瓶签的对侧倒出溶液,避免最后一滴溶液从瓶壁外流出,腐蚀标签。瓶塞开启后应将塞子放在桌上,塞心向上不可与任何物品接触,以免污染试剂,更应注意绝不可使瓶塞张冠李戴。试剂量取完毕后,应立即盖好瓶塞,归还原处,防止瓶口敞开太久使灰尘及脏物落入瓶中污染试剂。

(5) 取用腐蚀性及有毒性试剂时,需用滴定管或橡皮吸球接于吸管一端吸取,严禁用嘴直接吸取,以免发生意外。

(四) 细胞生物学与遗传学实验常用试剂浓度表示方法

实验室配制的试剂浓度的表示方法主要有 3 种:质量浓度(如质量百分浓度)和体积浓度(如摩尔浓度、当量浓度)和质量-体积浓度 3 类。质量百分浓度通常是指溶质的质量占全部溶液质量的百分率表示的叫质量百分浓度,用符号%表示。摩尔浓度指 1 升溶液中所含溶质的摩尔数来表示的叫摩尔浓度,用符号 M 表示。当量浓度(已淘汰)指 1 升溶液中所含溶质的克当量数来表示的叫当量浓度,用符号 N 表示。质量-体积浓度用单位体积(1 升)溶液中所含的溶质质量数来表示,以符号 g/L 或 mg/L 表示。实验室配制的试剂所用的水一般要求为无菌的去离子水,细胞培养所用试剂要求为三蒸水。所用的试剂要求是分析纯或分子生物学试剂级。除非有特殊要求,试剂一般要求进行无菌处理,有的试剂可用高压蒸汽灭菌,有的则需要滤膜过滤除菌,要根据实验的具体要求而定。

二、常规溶液的配制

(一) 磷酸缓冲液(phosphate buffer solution,PBS)

1. 不同 pH 的 PBS

甲液:1/15mol/L Na_2HPO_4 溶液

    Na_2HPO_4 9.465g

    蒸馏水加至 1000mL。

乙液:1/15mol/L KH_2PO_4 溶液

    KH_2PO_4 9.07g

    蒸馏水加至 1000mL。

分装在棕色瓶内,于 4℃冰箱中保存,用时甲、乙两液各按不同比例混合,即可得所需 pH 的缓冲液,见附表 1-1 所示。

附表 1-1 不同 pH 的 PBS 缓冲液

pH	甲液 mL	乙液 mL	pH	甲液 mL	乙液 mL
5.29	2.5	97.5	6.81	50.0	50.0
5.59	5.0	95.0	6.98	60.0	40.0
5.91	10.0	90.0	7.17	70.0	30.0
6.24	20.0	80.0	7.38	80.0	20.0
6.47	30.0	70.0	7.73	90.0	10.0
6.64	40.0	60.0	8.04	95.0	5.0

2. 2mmol/L pH 6.0

甲液：0.2mol/L $NaH_2PO_4 \cdot 2H_2O$，31.41g/L

乙液：0.2mol/L $NaH_2PO_4 \cdot 12H_2O$，71.7g/L

甲液 8.77mL+乙液 1.23mL 加 H_2O 至 1000mL。

3. 0.0175mol/L pH 6.3

甲液 77.5mL+乙液 22.5mL 加 H_2O 至 1140mL。

4. 0.1mol/L pH 6.3

甲液 77.5mL+乙液 22.5mL 加 H_2O 至 200mL。

5. 0.01mol/L pH 7.1

$NaH_2PO_4 \cdot 2H_2O$	0.39g
NaH_2PO_4	1.07g
NaCl	0.85g
H_2O	至 1000mL

6. 0.1mol/L pH 7.4

甲：KH_2PO_4 1.36g/L

乙：NaH_2PO_4 1.419g/L

甲液 21mL+乙液 79mL 混合使用。

7. 0.01mol/L pH7.4

0.1mol/L $NaH_2PO_4 \cdot 2H_2O$	80mL
0.1 mol/L NaH_2PO_4	19.2mL
H_2O	至 1000mL

(二) 碳酸盐缓冲液

1. 0.1mol/L pH 9.4

$NaHCO_3$	8.4g
H_2O	1000mL

2. 0.1mol/L pH 9.0

1mol/L $NaHCO_3$	1000mL
H_2O	1000mL

3. 0.2mol/L pH 9.0

1mol/L $NaHCO_3$	1000mL
NaCL	29.25g
H_2O	1000mL

(三) 0.3%台盼蓝染液

称取台盼蓝(Trypan blue)粉 0.3g，溶于 100mL 生理盐水中，加热使之完全溶解，用滤纸过滤除渣，装入瓶内室温保存。

(四) 0.5%酚红指示剂

酚红	0.5g
0.1mol/L(0.4%)NaOH	15mL
H_2O	85mL

将0.5g酚红置研钵中，缓漫滴加0.1mol/L NaOH溶液边加边磨，并不断吸出已溶解的酚红液，直至全部溶解，然后加入85mL双蒸水，颜色为深红，经粗滤纸过滤后使用，室温保存。

(五) 5.6% $NaHCO_3$ 溶液

称 $NaHCO_3$ 5.6克，溶于100mL蒸馏水中，室温保存即可（如需要也可10磅15min高压灭菌，4℃冰箱保存）。

(六) 10μg/mL 秋水仙素

秋水仙素	10mg
生理盐水	100mL

装入茶色瓶中，为储备液，4℃冰箱中保存。甩时取储备液1mL加生理盐水9mL即可。

(七) 0.4%KCl-0.4%枸橼酸钠低渗液

将0.4% KCl和0.4%枸橼酸钠两液等量混合即可，室温保存。

(八) 2%枸橼酸钠

称取枸橼酸钠2g，加100mL双蒸水即可，室温保存。

(九) 0.2%次甲基蓝染液

称次甲基蓝(methylene blue)0.2g，加蒸馏水100mL，室温保存。

(十) 0.5%乙酸洋红(aceto carmine)染液

洋红	1g
乙酸	90mL
H_2O	110mL

将90mL乙酸加入110mL蒸馏水煮沸，然后将火焰移去，立即加入1g洋红，使之迅速冷却过滤，加饱和氢氧化铁（媒染剂）水溶液数滴，直到呈葡萄酒色。室温保存。加铁使洋红沉淀于组织而着色。此染液室温存放时间越长效果越好，室温保存。

(十一) 1%甲苯胺蓝(toluidine blue)

称取甲苯胺蓝1克，加蒸馏水100mL。

(十二) 1/3000 中性红染液

取中性红(neutral red)0.1克，加蒸馏水300mL。室温保存。

(十三) Giemsa 染液

1. 储备液

Giemsa 粉	1g

纯甘油	66mL
甲醇	66mL

先将 Giemsa 粉置于研钵中加少量甘油，充分研磨，呈无颗粒的糊状。再将全部甘油加入，放入 56℃温箱中 2h，然后加入甲醇，保存于茶色瓶中。一般两周后使用为好。

2. 工作液

临用时将储备液与 pH6.8 的磷酸缓冲液按照 1:20 混合。

(十四) 埃利希(Ehrlich)苏木精染液

苏木精	1.0g
乙醇	50mL
乙酸	5mL
甘油	50mL
硫酸铝钾	5g
H_2O	50mL

将苏木精溶于少量的乙醇中，再加乙酸并搅拌，以加速其溶解。当苏木精溶解后将甘油加入并摇动容器，同时加入其余的乙醇；硫酸铝钾需研磨并加热，然后溶解于蒸馏水中，将其一滴滴地加入上边的溶液，并不断摇动，此液配好后，将瓶口用纱布盖好，置通风处，经常摇动以加速其成熟，成熟约需 4 周左右，成熟的染液为深红色。

(十五) 0.5%氨基黑染色液

可用于各种聚丙烯胺及琼脂凝胶中蛋白带的染色。

氨基黑	1.25g
冰乙酸	35mL

蒸馏水加至 250mL，过滤后备用。
染色后用 7%乙酸脱色即可。

三、细胞化学和细胞组分分离溶液

(一) M 缓冲液

咪唑(imidazole)	3.404g
KCl	3.0g
$MgCl_2 \cdot 6H_2O$	101.65mg
ECTA	380.35m
EDTA	29.224mg
巯基乙醇	0.07mL
丙三醇	297mL

蒸馏水加至 1000mL。
用 1mol/L HCl 调 pH 至 7.2 室温保存。

(二) 2% Triton X-100 溶液

量取 2mL Triton X-100（聚乙二醇辛基苯基醚）液，加 M 缓冲液 98mL 即可。

(三) 0.2%考马斯亮蓝 R-250 染液

甲醇	50mL
乙酸	10mL
考马斯亮蓝	0.2g

蒸馏水加至 40mL 充分溶解过滤后备用。
上述染色液染色时需用甲醇：乙酸：水=3：3：4 脱色液脱水。

(四) 固绿染液

1. 0.1%碱性固绿染液(pH 8.0—8.5)

(1) 0.1% 固绿水溶液

固绿（fast green）	0.1g
H_2O	100mL

(2) 0.05% Na_2CO_3 溶液

Na_2CO_3	50mg
H_2O	100mL

用时按 1：1 体积混合即可。

2. 0.1%酸性固绿染液(pH 2.2)

(1) 0.1%固绿水溶液。

(2) 1/75mol/L 盐酸液

盐酸（比重 1.19）0.109mL 加蒸馏水至 100mL。
用时按 1：1 混合。

(五) 甲基绿-哌咯宁染液

1. 1mol/L 乙酸缓冲液(pH 4.8)

乙酸	17mL
蒸馏水加至 200mL	
乙酸水	13.5g
蒸馏水加至 100mL	

用时分别取两液 40mL、60mL 混匀即可。

2. 甲基绿-哌咯宁（methyl green-Pyronin）

5%哌咯宁水溶液	6mL
2%甲基绿水溶液	6mL
蒸馏水	16mL
1mol/L 乙酸缓冲液	16mL

1mol/L 乙酸缓冲液临用时才可加入染液中。

(六) Schiff试剂

将碱性品红 0.5g 加入 100mL 沸蒸馏水，持续煮沸 5min，并随时搅拌，待冷却到 50℃时过滤到棕色瓶中，加 1mol/L HCl 10mL，冷却至 25℃时加入 1g NaHSO$_3$，此时需很好的振荡，避光过夜。次日取出(呈淡黄色)加 0.25g 活性炭剧烈振荡 1min。过滤后即得 Schiff 试剂。避光低温保存。

(七) 联苯胺混合液

联苯胺(4.4 diamine benzidine)	0.2g
95%乙醇	100mL
3% 过氧化氢	2滴

此液临用时配制。

(八) 1%番红水溶液

番红(Safranin)	1.0g
H$_2$O	100mL

(九) 1% SDS(十二烷基硫酸钠 sodium dodecyl sulfate，SDS)

SDS	10g
45%乙醇	100mL

(十) pH 7.8 1mol/L Tris(三羟甲基氨基甲烷/盐酸缓冲液 trihydroxymethyl amino methane Tris-HCl)

Tris	12.114g
H$_2$O	100mL

先将 Tris 溶于少量蒸馏水，用 HCl 调 pH 至 7.8，然后加水至 100mL。

(十一) Ringer 溶液

氯化钠(冷血动物用 0.65g)	0.9g
氯化钾	0.042g
氯化钙	0.025g
H$_2$O	100mL

(十二) 淀粉肉汤培养基

蛋白	2g
淀粉	6g
牛肉汤	100mL

用 10% NaHCO$_3$ 调 pH 至 7.0—7.2。

(十三) 0.25mol/L 蔗糖-0.003mol/L 氯化钙溶液

蔗糖	85.5g
氯化钙	0.33g

| H$_2$O | 1000mL |

(十四) 1%詹纳斯绿 B 染液

取詹纳斯绿(Janus green B) 1.0g Ringer 液 100mL。

(十五) 1%刚果红染液

| 刚果红 | 1g |
| H$_2$O | 100mL |

(十六) Gomori 硝酸铅作用液

| 0.05mol/L 乙酸缓冲液(pH 5) | 100mL |

0.6 乙酸加蒸馏水 200mL、取其 42mL

乙酸钠 1.36g 加蒸馏水 200mL，取其 158mL 共 200mL

B-甘油磷酸钠	2g
乙酸铅	2g
5%氯化镁	5mL

以上作用液在临用时配制，最终在 pH 5—5.2，过滤使用。

四、细胞培养和细胞融合溶液

(一) 0.01mol/L PBS(磷酸盐缓冲液 phosphate buffer saline，PBS)pH 7.2

0.2mol/L 磷酸氢二钠液(甲液)：

| NaH$_2$PO$_4$·12H$_2$O | 35.814g |

双蒸水加至 500mL

0.2mol/L 磷酸二氢钠液(乙液)：

| NaH$_2$PO$_4$·12H$_2$O | 15.601g |

双蒸水加至 500mL

取甲液 36mL，乙液 14mL 和 NaCl 8.2 克，加双蒸水至 1000mL。混匀待完全溶解分装，经高压灭菌后保存于 4℃冰箱备用。

(二) 50% PEG(聚乙二醇 polyethyleneglycol，MV=1500)

称取 0.5g PEG，用前放入试管中在酒精灯火焰上熔化，加入等量 37℃预热的 MEM 培养液，混匀，保温在 37℃水浴中待用。

(三) MEM 培养液(含 10%小牛血清)

MEM 培养液	9.4g
双蒸水	1000mL
NaHCO$_3$	1.5g
谷氨酰胺(L-glutamine)	0.292g

56℃灭活 30min 的小牛血清 110mL。

MEM 粉末加水溶解后，用 NaHCO$_3$ 调 pH 到 7.1(因在抽滤过程中 pH 升高 0.2—0.3)，

然后加灭活的小牛血清和谷氨酰胺，待完全溶解后，立即用 G_6 玻璃滤器抽滤除菌，分装，置 4℃冰箱保存备用。

(四) 0.25%胰蛋白酶-0.02% EDTA 混合消化液

胰蛋白酶(trypsin)粉	0.25g
EDTA 粉	20.0mg
0.01mol/L PBS	100mL

先用少量 PBS 溶解胰蛋白酶，然后将 EDTA 粉末和剩下的液体加入混合，置 37℃水浴中 1h 左右(待彻底溶解，液体呈透明为止)，用 G_5 抽滤，分装置 4℃冰箱中保存。

(五) Hank's 液

1. 原液甲

NaCl	160g
KCl	8g
$MgSO_4 \cdot 7H_2O$	2g
$MgCl_2 \cdot 6H_2O$	2g

溶于 800mL 馏水中

$CaCl_2$(无水)	2.8g

溶于 100mL 蒸馏水中

将两种液体混合后，加水至 1000mL 用滤纸滤过，再加 2mL 氯仿防腐，置 4℃冰箱备用。

原液乙

$Na_2HPO_4 \cdot 12H_2O$	3.04g
KH_2PO_4	1.2g
葡萄糖	20.0g

溶于 800mL 蒸馏水中，用滤纸过滤，然后加 0.5%酚红 80mL，再加水至 1000mL，最后加入 2mL 氯仿防腐，置 4℃冰箱备用。

2. 使用液

甲乙两液各 1 份，双蒸水 18 份，混匀分装包扎好瓶口，经 10 磅 15min 高压灭菌后置 4℃冰箱中保存。使用时用 5.6% $NaHCO_3$ 调 pH 到所需要求。

(六) 1640 培养液(含 10%小牛血清)

RPMI-1640 粉	10.39g
双蒸水加至 1000mL	

通入适量的 CO_2 气体，边通入 CO_2 边慢慢搅拌，使其(呈透明)完全溶解。用 $NaHCO_3$ 1.5g 调 pH 到 7.2。

双抗 1 万 U/mL	10mL
灭活小牛血清	110mL

混匀上述液体，立即用 G_6 抽滤除菌分装，置 4℃冰箱备用。

(七) 青、链霉素溶液

青霉素钠盐(40万U/瓶)	5瓶
链霉素(100万U/瓶)	2瓶

将两者溶于200mL 0.9%的无菌生理盐水，分装小瓶，-30℃保存。双抗在培养基中的终浓度为各100U为宜。

(八) 二甲基亚砜诱导HL-60细胞分化使用的终浓度为1.4%

(九) BrdU溶液(200Uμg/mL)

用无菌青霉素瓶，在室温下称取1.0mg，在无菌条件下加入灭菌生理盐水9.0mL，溶解，混匀，用黑纸包严，避光置冰箱冰格中保存。最好用时现配。

(十) 2×SSC溶液

用分析天平称取氯化钠17.53g，枸橼酸钠8.82g溶于蒸馏水中，加蒸馏水至1000mL。

(十一) 3%琼脂

取琼脂粉3g，加入双蒸水到100mL，搅匀，高压消毒后(121℃ 20min)，冷藏备用，使用前重新加热煮沸(储存时间不宜过长)。

五、凝胶电泳溶液

(一) 细胞裂解缓冲液(100mL)

2%两性电解质(pH 9—11)	10mL
尿素	54g
4% NP-40	4mL
1% DTT	1g

去离子水加至100mL。

(二) 平衡缓冲液

Tris碱	1.51g
2.1% SDS	2.1g
丙三醇	10mL
溴酚蓝	0.5μl
DTT	1.33g

0.125mol/L Tris-HCL(pH 6.8)加至100mL。

(三) 30%丙烯酰胺/1.8% N, N′-亚甲双丙烯酰胺溶液

30%丙烯酰胺	30g
N, N′-亚甲双丙烯酰胺	1.8g

加入60mL去离子水，37℃水浴溶解后，定容至100mL，过滤除菌。

(四) 30%丙烯酰胺/0.8% N,N′-亚甲双丙烯酰胺溶液

30%丙烯酰胺	30g
N, N′-亚甲双丙烯酰胺	0.8g

加入 60mL 去离子水，37℃水浴溶解后，定容至 100mL，过滤除菌。

(五) L 缓冲液

1.5mol/L Tris-HCl (pH 8.6)

Tris-碱	18.15g

加入 80mL 去离子水，用 HCl 调 pH 至 8.6，定容至 100mL。

(六) L10 缓冲液

取 3 份 L 缓冲液，加入 5 份水。

(七) L20 缓冲液

取 3 份 L 缓冲液，加入 1 份丙三醇。

(八) 电泳缓冲液

0.025mol/L Tris	3.03g
甘氨酸	14.41g
SDS	1g
H_2O	加至 1000mL

(九) 0.05%琼脂糖

琼脂糖	0.5g
电极缓冲液	100mL

(十) 50%丙三醇

丙三醇	50mL
溴酚蓝	微量
H_2O	50mL

(十一) 固定液

乙醇	500mL
冰乙酸	100mL
H_2O	400mL

(十二) 染色液

考马斯亮蓝 R-250	0.5g
甲醇	500mL
冰乙酸	100mL
H_2O	400mL

(十三) 脱色液

甲醇	50mL
冰乙酸	125mL
H_2O	825mL

(十四) 保存液

冰乙酸	140mL
H_2O	1860mL

六、制备电镜标本的溶液

(一) 2.5%戊二醛溶液

25%戊二醛 10mL
0.2mol/L 磷酸盐缓冲液

装入茶色瓶中，保存于 4℃冰箱备用。

(二) 0.1mol/L 二甲砷酸钠缓冲液

二甲砷酸钠 10.70g
H_2O 500mL

将二甲砷酸钠置于 500mL 容量瓶中，先加水约 400mL，震荡使其溶解，用 HCl 调 pH 到 7.4，加入剩余蒸馏水，4℃冰箱保存。

(三) 包埋剂

环氧树脂 Epon812 56.30g
DDSA(十二烷基琥珀酸酐 Dodecyl succinic anhydride, DDSA) 14.60g
MNA(甲基内次甲基邻苯二甲酸酐 Methyl Nadic anhydride, MNA) 29.00g

混合上述三种包埋剂成分，搅拌 30min 使其充分混匀。再加加速剂 2,4,6一三(二甲氨基甲基)苯酚(2,4,6-tris(dimethyl aminomethyl phenol, DMP-30) 1.5mL，继续搅拌 30min，置于干燥罐中(室温)备用。

(四) 2%单宁酸

单宁酸 2g
H_2O 100mL

溶解后过滤装茶色瓶中，4℃冰箱保存。

(五) 高锰酸钾固定剂

枸橼酸三钠	60mmol/L
氯化钾	25mmol/L
氯化镁	35mmol/L

| 高锰酸钾 | 125mmol/L |

pH 为 7.4—7.8，装茶色瓶中，4℃冰箱中保存，有效期 2 个月左右。

(六) 1% OsO_4 溶液

| OsO_4 | 0.5g |
| 0.1mol/L 二甲砷酸钠缓冲液 | 50mL |

OsO_4 一般为 0.5 或 1g 安瓿中封闭包装，配制时剥去商标，用自来水洗净，放洗涤液中泡 4—12h 后用水冲洗，在安瓿上划痕，用蒸馏水洗净，投入茶色瓶中，加缓冲液，用玻璃棒在瓶中捣碎，轻轻摇动放冰箱中，48h 后完全溶解。此药蒸气对人眼、角膜、鼻腔和口腔黏膜有固定作用，用时特别小心，在通风橱内操作。

七、实验室安全注意事项

实验前应对实验所用的试剂要十分熟悉；处理浓酸和浓碱要特别小心；严格按实验操作规程进行操作。下面列出细胞生物学和医学遗传学常见的危险化学试剂。

1. 丙烯酰胺和甲叉双丙烯酰胺

强的神经毒素并可通过皮肤吸收（其效应是累加的）。操作时应注意戴手套及防护面具，在通风橱中操作。

2. 人的血液、血制品和组织

可能含隐藏的传染性化学物质，如肝炎病毒或 HIV 病毒，应注意操作安全。

3. BrdU

诱变剂，不要吸入、吞咽或通过皮肤吸收。操作中应戴上手套和安全镜，在通风橱中操作。

4. DAPI

二氨基苯基吲哚，一种染色体的荧光燃料，当受到紫外线激发时就发出蓝光。可能的致癌物，会对人体引起有害的刺激效应，避免吸入、吞咽或通过皮肤吸收。操作中应戴上手套和面罩。

5. 乙醚

易挥发、易燃物，对眼睛、黏膜和皮肤有刺激效应。中枢神经系统抑制剂，具有麻醉效应。操作中应戴上手套和面罩，在通风橱中进行。

6. 溴化乙锭（EB）

强的诱变剂，具有中度的毒性，使用溴化乙锭要戴合适的手套。

7. 姬姆萨（Giemsa）

咽下可致命或引起眼睛失明。通过吸入和皮肤吸收是有毒的。其可能的危险是不可逆的效应。注意戴合适手套及防护面具，在通风橱中操作，不要吸入粉末。

8. 盐酸胍

对黏膜、上呼吸道、皮肤和眼睛有刺激作用。可因吸入、咽下或皮肤吸收而危害健康。戴合适手套及防护面具，不要吸入粉末。

9. 硫氰酸胍

可因吸入、咽下或皮肤吸收而危害健康，戴合适手套及防护面具。

10. 液氮
温度为-185℃。处理冻存样品时应十分小心。使用时应该戴上隔热手套和面罩。

11. 甲醇
有毒，能引起眼睛失明。

12. 酚
具有强腐蚀性，能引起严重烧伤。注意戴合适手套及防护面具，穿上工作服，在通风橱中操作。与酚接触的皮肤应用大量的水清洗和肥皂水洗，而不要用乙醇洗。

13. PMSF
苯甲基磺酰氟，光谱的蛋白酶抑制剂，为极毒的胆碱酯酶抑制剂，对呼吸道的黏膜、眼睛和皮肤具有极强的损害作用。吸入、吞咽或皮肤吸收都可能是致命的。操作时应注意戴合适手套及防护面具，穿上工作服，在通风橱中操作。万一接触，要立即用大量的水冲洗眼睛或皮肤，已污染的工作服丢弃掉。

14. SDS
有毒，一种刺激物，并造成对眼睛的严重损伤的危险。可因吸入、咽下或皮肤吸收而损害健康。戴合适的手套和安全眼镜，只在化学通风橱中操作。

15. Tris
可因吸入、咽下或皮肤吸收而受害。

16. 紫外光或紫外线
可损伤眼视网膜。切勿在没有防护装置下用裸眼直视紫外光源。紫外线也是诱变剂和致癌的。

17. X-gal
一种显色剂，当β-半乳糖苷酶水解这种显色底物时，在细菌培养平板中形成蓝色。X-gal可能对眼睛和皮肤有毒。

(苏 露)

附录二　器械的清洗和消毒

一、常用的消毒和灭菌方法

(一) 物理消毒法

1. 高压蒸气灭菌

为医院常用的方法,是一种可靠、经济、快速灭菌的方法,灭菌后无残留毒素。对生物材料有良好的穿透力,能造成蛋白质变性凝固而使微生物死亡。在不同的压力下,蒸汽所达到的温度不同,不同消毒物品所需的有效消毒压力和时间也不相同,121℃灭菌时间为30min,126℃为20min,需消毒的物品包装不可过大、过厚或过紧,一般为20cm×30cm×40cm,外包材料要有良好蒸汽穿透性,又能阻挡微生物入侵,常用平纹布或医用包装纸。一般压力为1kg/cm^2,20—30min,即可达到消毒效果。

2. 干烤灭菌

利用热辐射及干热空气进行灭菌。一般将待检灭菌的物品如金属、玻璃、陶瓷制品包装后,均可在烤箱内干热灭菌。通常加热至160℃,保温2h可完全灭菌。但不宜超过170℃,玻璃量具易变形。降温过速,骤冷易引起玻璃器皿炸裂。干热灭菌时装入干烤箱内的物品切勿紧密,应有空隙,利于热空气流动,过密,致使温度不均,部分物品灭菌不彻底。

干热灭菌后要关掉开关并使物品逐渐冷却后再打开,切忌立即打开,以免温度骤变而使箱内的玻璃器皿破裂。

3. 灼烧与火焰灭菌

灼烧主要是用于接种工具灭菌,在火焰上灼烧即可达到彻底灭菌,火焰灭菌通常用于无菌操作中,将试管口、玻璃瓶口、硅氟塑料塞等反复通过火焰数次,利用火焰对管口等进行灭菌,阻止管口污染,作为无菌操作过程中的辅助灭菌手段。

4. 紫外消毒法

紫外线是一种低能量的电磁辐射,可杀死多种微生物。革兰阴性菌对其最为敏感,其次是革兰阳性菌,但结核杆菌却有较强抵抗力。一般紫外线消毒对芽孢,真菌孢子无效。紫外线的直接作用是通过破坏微生物的核酸及蛋白质等而使其灭活,间接作用是通过紫外线照射产生的臭氧杀死微生物。紫外线广泛用于室内空气消毒,如手术室、烧伤病房、传染病房、实验室等,直接照射消毒,用法简单,效果好。

消毒用紫外线灯管有15W、20W、30W等规格。瓦数代表灯管在25—40℃时紫外线输出能量。灯管寿命一般为3000—4000h,超过此时限效果不靠。灯管距地面约2.0—2.5m高。每10—15cm^{2}面积可设30W灯管一个,最好每照射2h后,间歇1h后再照,以免臭氧浓度过高。灯管用铝制灯罩作反向或侧向照射,可用于有人在的条件下消毒空气。对污染表面消毒时,灯管距表面不超过1m,灯管周围1.5—2cm处为消毒有效范围,消毒时间为1—2h。

紫外线不仅对皮肤、眼睛有伤害，而且对培养细胞与试剂等也会产生不良影响，因此，不要开着紫外灯进行操作。

5. 煮沸

是最简单有效的消毒方法，不需要特殊设备即可进行。煮沸 100℃，5min，能杀死一般细菌的繁殖体。许多芽孢需经煮沸 5—6 小时才死亡。水中加入 2%碳酸钠，可提高其沸点达 105℃。既可促进芽孢的杀灭，又能防止金属器皿生锈。金属器械、棉织品、食具、玻璃制品等可用煮沸消毒。但毛皮、呢绒和塑料制品等不能煮沸消毒。煮沸法不适用于芽孢污染的消毒。

6. 过滤除菌

是将液体或气体用微孔薄膜过滤，是大于孔径的细菌等微生物颗粒阻留，从而达到除菌的目的，在体外培养时，过滤除菌大多用于遇热容易变性而失效的试剂或培养液。目前，大多数实验室采用微孔滤膜过滤除菌培养液。关键步骤是安装滤膜及无菌过滤过程。

(1)玻璃滤器又称玻璃砂芯漏斗，根据滤孔大小，玻璃除菌漏斗可分 G1—G6 几种类型，一般 G5、G6 可达要求，最常用的是 G6 型滤器，它可以有效除菌。如培养基、碳酸氢钠及其他溶液都可用 G6 型滤器除菌。玻璃滤器在高压灭菌之后，会在滤板上析出少量碱性物质，用前最好先用水洗或部分滤液洗涤。新的玻璃滤器用水通过后用温盐酸通过，最后再用水洗。用过的滤器需浸于温硫酸中一段时间后再用水洗。玻璃滤器常用减压方法抽滤。注意当抽滤液体临近完毕时，应减小压力。否则当液体抽完时再减压，细菌有可能会被抽滤下去，而造成污染。使用玻璃滤器时应注意下列事项：

1)新购置的玻璃滤器使用前需用酸溶液进行抽滤，并用蒸馏水冲洗干净、烘干后使用。

2)使用前需高压灭菌，使用后应用洗涤液进行抽滤，然后放入洗涤液中浸泡 48 小时，取出用蒸馏水冲洗抽滤烘干保存。在烘干过程中，切勿中途打开烘箱，要待烘箱降至室温后再打开烘箱取出，以防炸裂。高压灭菌后不能马上排气，要待压力自然下降后再打开压力锅，以免破裂。

3)滤器使用后须进行洗涤处理，以免因沉淀物堵塞而影响过滤效果。

4)使用时注意滤板两面的负压差不得大于 98kPa。

5)滤器在加热或冷却时应注意缓慢进行。

6)玻璃滤器在使用时不宜过滤氢氟酸、热浓磷酸、热或冷的浓碱溶液。

(2)微孔滤器

微孔滤器是一种利用特制薄膜进行过滤的一种装置。具有灵敏度高、方便、经济省时的特点。很多国家都将此法列入药典，作为无菌检查的标准方法。微孔滤膜常用的是乙酸纤维薄膜。滤膜上的微孔总面积相当于薄膜总面积的 80%～85%，所以过滤速度快，阻力小，与其他过滤介质相比，速度可提高 10 倍。过滤时，因吸附或吸收所造成的样品损失极少。滤膜可以耐高温高压灭菌，孔径不变。上海医工所研制的滤膜，其孔径规格范围为 0.15～0.8μm。组织培养常用 0.2μm 孔径的滤膜，其除菌效果与 G6 玻璃滤器相当。

微孔滤膜过滤器的主要组成为(图 F2-1)：入口端、出口端、垫圈、微孔膜、支持板。入口端连接针头，出口端连接针筒，使用时将滤膜装入两塑料盒盖之间，旋紧盒盖。其原理主要是用比细菌直径(一般为 0.5—3μm)小的微孔滤膜(直径 0.22μm)将细菌从培养液中去除，实际上为除菌而非灭菌。此法的突出优点是可以不破坏溶液中的各种物质的化学成分。

使用方法如下:

1)组装与灭菌:使用滤膜时应避免折皱,灭菌前,将 0.22 μm 孔径的滤膜装在微孔滤器中(光面向上),旋紧压平,包装后灭菌后待用。一般在滤膜上面加一层粗滤纸,用以将大颗粒物质吸附,减少滤膜被堵塞的可能。

2)压滤:稍用力压针头,如果感到有空气阻力,说明滤膜完好无损。若没有阻力,则可能滤膜已经遭到破坏,滤器不能使用。将溶液加到检验合格的滤器中,加压缓缓挤入过滤到无菌试管中,滤毕,将针头拔出。压滤时,用力要适当,不可太猛太快,以免细菌被挤压通过滤膜。

3)无菌检查:无菌操作吸取除菌滤液 0.1ml 于肉汤蛋白胨平板上,涂布均匀,置 37℃培养箱中培养 24h,检查是否有细菌生长。

4)清洗:拆开滤器,将微孔滤膜弃去,将塑料滤器清洗干净,装上新的微孔滤膜,组装包扎,进行灭菌,以便再次使用。

整个除菌过程应保证严格无菌操作。过滤时防止各连接处出现渗漏现象。

(二)化学消毒法

利用化学消毒剂杀灭病原微生物的方法,使病原体的蛋白质产生不可修复的损伤,以达到杀灭病原体的目的。常用化学消毒剂按其杀灭微生物的效能可分为高效、中效、低效消毒剂三类。

(1)高效消毒剂能杀灭包括细菌芽孢和真菌孢子在内的各种微生物,能灭活所有病毒。可作为灭菌剂使用的一定是高效的化学消毒剂。如含氯或含碘消毒剂、过氧乙酸、过氧化氢、臭氧、甲醛、戊二醛和环氧乙烷等。

(2)中效消毒剂能杀灭细菌芽孢以外的各种微生物。如乙醇(酒精)和煤酚皂溶液等。

(3)低效消毒剂只能杀灭一般细菌繁殖体、部分真菌和亲脂性病毒,不能杀灭结核杆菌、亲水性病毒和细菌芽孢。如洗必泰和新洁尔灭等。

处理直接接触损伤皮肤黏膜或经皮肤进入组织器官的物品,应用高效消毒剂。处理不直接进入组织器官或仅接触未破损的皮肤黏膜的物品,可以用中效消毒剂。

(三)抗生素消毒

抗生素主要用于消毒培养液,是培养过程中预防微生物污染的重要手段,也是微生物污染不严重时的急救方法。不同抗生素杀灭的微生物不同,应根据需要选择。

二、玻璃器械清洗和消毒

(一)新的玻璃器皿的洗消

(1)自来水刷洗,除去灰尘。

(2)烘干、泡盐酸:烤箱中烘干,然后再浸入 5%稀盐酸中 12 小时以除去脏物、铅、砷等附着物。

(3)刷洗、烘干:将浸泡过的玻璃器皿放到含洗涤剂的自来水中,再用软毛刷反复刷洗,自来水冲干净后用烤箱烘干。

(4)泡酸、清洗：用清洁液(重铬酸钾120g：浓硫酸200mL：蒸馏水1000mL)浸泡，浸酸不应少于6h，一般过夜或更长，然后从酸缸内捞出器皿用自来水冲洗15次，最后蒸馏水冲洗3—5次和用双蒸水过3次。浸酸后的器皿是否冲洗干净，直接影响到细胞培养的成败。

(5)烘干、包装：洗干净后先烘干，然后用牛皮纸(油光纸)包装。

(6)高压消毒：包装好的器皿装入高压锅内盖好盖子，打开开关和安全阀，当蒸气成直线上升时，关闭安全阀，当指针指向15磅时，维持20—30min。

(7)高压消毒后烘干。

(二) 旧的玻璃器皿的洗消

(1)刷洗、烘干：使用过的玻璃器皿可直接泡入来苏尔液或洗涤剂溶液中，泡过来苏尔溶液(洗涤剂)的器皿要用清水刷洗干净，然后烘干。

(2)泡酸、清洗：烘干后泡入清洁液(酸液)，12h后从酸缸内捞出器皿立即用自来水冲洗(避免蛋白质干涸后黏附于玻璃上难以清洗)，再用蒸馏水冲洗3次。

(3)烘干、包装：洗干净的器皿烘干后取出用牛皮纸(油光纸)等包装，以便于消毒储存及防止灰尘和再次被污染。

(4)高压消毒：包装好的器皿装入高压锅内，盖好盖子，打开开关和安全阀，随着温度的上升安全阀冒出蒸气，当蒸气成直线冒出3—5min后，关闭安全阀，气压表指数随之上升，当指针指向15磅时，调节电开关维持20—30min即可(玻璃培养瓶消毒前可将胶帽轻轻盖上)。

(5)烘干备用：因为高压消毒后器皿会被蒸气打湿，所以要放入烤箱内烘干备用。

三、金属器械洗消

金属器皿不能泡酸，洗消时可先用洗涤剂刷洗，后用自来水冲干净，然后用75%乙醇擦拭，再用自来水，然后用蒸馏水冲洗，再烘干或空气中晾干。放入铝制盒内包装好在高压锅内121℃高压(30min)消毒，再烘干备用。

四、橡胶和塑料

橡胶和制品通常处理方法是：先用洗涤剂洗刷干净，再分别用自来水和蒸馏水冲干净，再用烤箱烘干，然后根据不同品质进行如下的处理程序：

(1)针式滤器帽不能泡酸液，用0.5mol/L NaOH泡6—12h，或者煮沸20min，在包装之前要装好滤膜两张，安装滤膜时注意光面朝上(凹向上)，然后将螺旋稍微拧松一些，放入铝盒中在高压锅内15磅30min消毒，再烘干备用。注意在超净台内取出使用时应该立即将螺旋旋紧。

(2)胶塞烘干后用0.5mol/L 氢氧化钠溶液煮沸30min(用过的胶塞只要用沸水处理30min)，自来水洗净，烘干。然后再泡入0.5mol/L 盐酸液30min，再用自来水，蒸馏水，三蒸水洗净，烘干。最后装入铝盒内高压消毒，烘干备用。

(3)胶帽，离心管帽烘干后只能在0.5mol/L 氢氧化钠溶液中浸泡6—12h(切记时间不能过长)，自来水洗净，烘干。然后再泡入0.5mol/L 盐酸液30min，再用自来水，蒸馏水，三蒸水洗净，烘干。最后装入铝盒内高压消毒，烘干备用。

(4)胶头可用75%乙醇浸泡5min，然后紫外照射后使用即可。

(5)塑料培养瓶，培养板，冻存管：如果是新的，先用自来水初步刷洗，5%稀盐酸浸泡过夜，以中和碱性物质。放入清洗液中浸泡至少6h，最好浸泡过夜。浸泡过的器皿用流水灌满，倒掉，重复十次以上，直至清洁液全被冲净。再用蒸馏水漂洗2—3次，最后用三蒸水漂洗一次。对于培养板，用后立即以流水冲净或浸入水中。加少量洗涤剂超声。用流水冲洗干净，浸泡在清洁液中过夜，用流水冲洗干净，蒸馏水漂洗2—3次，，最后三蒸水漂洗2次。亦可器皿经冲洗干净后，晾干，2%氢氧化钠浸泡过夜，自来水冲洗，5%盐酸浸30min，流水冲洗，蒸馏水漂洗。

(6)透析袋的处理：首先将透析袋剪成合适的长度，在2% $NaHCO_3$ 和1mmol/L EDTA中煮沸10min；用蒸馏水彻底洗涤，在蒸馏水中煮10min，冷却后储存于4℃，并保证透析袋一直浸泡在水中；使用前用蒸馏水清洗透析袋内外，操作时一定要戴上手套。

(7)其他消毒方法：有的物品既不能干燥消毒，又不能蒸气消毒，可用70%乙醇浸泡消毒。塑料培养皿打开盖子，放在超净台台面上，直接暴露在紫外线下消毒。也可用氧化乙烯消毒塑料制品，消毒后需要用2—3周时间洗除残留的氧化乙烯。用20 000—100 000rad的γ射线消毒塑料制品效果最好。

为了防止清洗器材已消毒与未消毒发生混淆，可在纸包装后，用密写墨水做好标记。其法即用沾水笔或毛笔沾以密写墨水，在包装纸上作一记号，平时这种墨水不带痕迹，一经高温，即出现字迹，从而可以判定它们是否消毒。密写墨水的配制：氯化钴($CoCl_2 \cdot 6H_2O$) 2g，30%盐酸10mL，蒸馏水88mL。

【注意事项】

(1)严格执行高压锅的操作规程：高压消毒时，先检查锅内是否有蒸馏水，以防高压时烧干，水不能过多因为其将使空气流畅受阻，会降低高压消毒效果。检查安全阀是否通畅，以防高压时爆炸。

(2)安装滤膜时注意光面朝上：注意滤膜光滑一面是正面，要朝上，否则起不到过滤的作用。

(3)注意人体的防护和器皿的完全浸泡：A.泡酸时要戴耐酸手套，防止酸液溅起伤害人体。B.从酸缸内捞取器皿时防止酸液溅到地面，会腐蚀地面。C.器皿浸入酸液中要完全，不能留有气泡，以防止泡酸不彻底。

(苏 露)

附录三　细胞培养用液的配制与消毒

【器材与试剂】

(1) 器材：纯净水系统、电子天平、pH 计、磁力搅拌器。
(2) 试剂：干粉型培养基、胰蛋白酶、青霉素、链霉素。

【具体步骤】

(一) 水的制备

细胞培养用水必须非常纯净，不含有离子和其他的杂质。需要用新鲜的双蒸水、三蒸水或纯净水。

(二) PBS 的制备与消毒(也可用于其他 BSS，如：Hanks，D-Hank's 液的配制)

1. 溶解定容

将药品(NaCl 8.0g，KCl 0.2g，$Na_2HPO_4 \cdot H_2O$ 1.56g，KH_2PO_4 0.2g)倒入盛有双蒸水的烧杯中，玻璃棒搅动，充分溶解，然后把溶液倒入容量瓶中准确定容至 1000mL，摇匀即成新配制的 PBS 溶液。

2. 移入溶液瓶内待消毒

将 PBS 倒入溶液瓶(大的吊针瓶)内，盖上胶帽，并插上针头放入高压锅内 8 磅消毒 20min。注意高压消毒后要用灭菌蒸馏水补充蒸发掉的水分。

(三) 胰蛋白酶溶液的配制与消毒

胰蛋白酶的作用是使细胞间的蛋白质水解从而使细胞离散。不同的组织或者细胞对胰酶的作用反应不一样。胰酶分散细胞的活性还与其浓度、温度和作用时间有关，在 pH 为 8.0、温度为 37℃时，胰酶溶液的作用能力最强。使用胰酶时，应把握好浓度、温度和时间，以免消化过度造成细胞损伤。因 Ca^{2+}、Mg^{2+} 和血清、蛋白质可降低胰酶的活性，所以配制胰酶溶液时应选用不含 Ca^{2+}、Mg^{2+} 的 BSS，如：D-Hank's 液。终止消化时，可用含有血清培养液或者胰酶抑制剂终止胰酶对细胞的作用。

1. 称取胰蛋白酶

按胰蛋白酶液浓度为 0.25%，用电子天平准确称取粉剂溶入小烧杯中的双蒸水(若用双蒸水需要调 pH 到 7.2 左右)或 PBS(D-Hank's)液中。搅拌混匀，置于 4℃ 内过夜。

2. 用注射滤器抽滤消毒

配好的胰酶溶液要在超净台内用注射滤器(0.22 微米微孔滤膜)抽滤除菌。然后分装成小瓶于 –20℃ 保存以备使用。

(四) 青、链霉素溶液的配制于消毒

(1) 所用纯净水(双蒸水)需要 15 磅高压 20min 灭菌。
(2) 具体操作均在超净台内完成。青霉素是 80 万 U/瓶，用注射器加 4mL 灭菌双蒸水。链霉素是 100 万 U/瓶，加 5mL 灭菌双蒸水，即每毫升各为 20 万 U。

(3) 使用时溶入培养液中，使青链霉素的浓度最终为 100U/mL。

(五) RPMI-1640 的制备与消毒

1. 溶解、调 pH、定容

先将培养基粉剂加入培养液体积 2/3 的双蒸水中，并用双蒸水冲洗包装袋 2—3 次（冲洗液一并加入培养基中），充分搅拌至粉剂全部溶解，并按照包装说明添加一定的药品。然后用注射器向培养基中加入配制好的青链霉素液各 0.5mL，使青链霉素的浓度最终各为 100U/mL。然后用一个当量的盐酸和 NaOH 调 pH 到 7.2 左右。最后定容至 1000mL，摇匀。

2. 过滤器的消毒

清洗好过滤器，干燥，放入一张孔径 0.22μm 的微孔滤器，用布包好，15 磅 20min 进行高压灭菌处理。

3. 过滤器安装

在超净工作台中打开滤器，安装好支架，胶管一端接入滤泵再插入待除菌的液体中，出口端胶管伸入到已消毒好的瓶子中，用滤泵做正压过滤，过滤后要检查滤膜是否完好无损。

4. 分装

将过滤好的培养液分装入小瓶内置于 4℃冰箱内待用。

5. 用前准备

使用前要向 100mL 培养液中加入 1mL 谷氨酰胺溶液（4℃时两周有效）。

(六) 血清的灭活

细胞培养常用的是小牛血清，新买来的血清要在 56℃水浴中灭活 30min，其间要不时轻轻晃动，使受热均匀，防止沉淀析出，再经过抽滤方可加入培养基中使用。处理后的血清储存于 4℃。

(七) HEPES 溶液

HEPES 的化学全称为羟乙基哌嗪乙硫磺酸（N′-a-hydroxythylpiperazine-N′-ethanesulfonic acid）。对细胞无毒性作用。它是一种氢离子缓冲剂，能较长时间控制恒定的 pH 范围。使用终浓度为 10—50mmol/L，一般培养液内含 20mmol/L HEPES 即可达到缓冲能力。
1mol/L HEPE 缓冲液配制方法如下：

准确称取 HEPTS 238.3g，加入新鲜三蒸水定容至 1L。过滤除菌，分装后 4℃保存。

注意事项：因为现在市售 HEPES 为约 10g 包装的小瓶，所以可根据实际情况灵活配制，但是要保证培养液内 HEPES 的终浓度仍然为 20mmol/L。如：称取 4.766 克 HEPES 溶于 20mL 三蒸水中，过滤除菌后可完全（20mL）加入 1L 培养液中，或者每 100mL 培养液中加入 2mL 即可。

(八) 谷氨酰胺

合成培养基中都含有较大量的谷氨酰胺，其作用非常重要，细胞需要谷氨酰胺合成核酸和蛋白质，谷氨酰胺缺乏要导致细胞生长不良甚至死亡。在配制各种培养液中都应该补加一定量的谷氨酰胺。由于谷氨酰胺在溶液中很不稳定，4℃下放置 1 周可分解 50%，故应单独配制，置于 -20℃冰箱中保存，用前加入培养液。加有谷氨酰胺的培养液在 4℃冰箱中储存 2 周以上时，应重新加入原来的谷氨酰胺。一般培养液中谷氨酰胺的含量为 1—4mmol/L。可以配制 200mmol/L 谷氨酰胺液储存，用时加入培养液。配制方法为，谷氨酰胺 2.922g 溶于三蒸水加至 100mL 即配成 200mmol/L 的溶液，充分搅拌溶解后，过滤除菌，分装小瓶，–20℃保存，使用时可向 100mL 培养液中加入 1mL 谷氨酰胺溶液。

(九) 常用抗生素

(1) 100mg/mL 氨苄青霉素(ampicillin)：称取 1g 氨苄青霉素钠盐溶于 5mL 水中，定容至 10mL，分装成小份，–20℃储存。使用终浓度为 25—50μg/mL。

(2) 50mg/mL 羧苄青霉素(carbenicillin)：称取 0.5g 羧苄青霉素二钠盐溶于 2mL 水中，定容至 10mL，分装成小份–20℃储存。使用终浓度为 25—50μg/mL。

(3) 卡那霉素(kanamycin) 10 mg/mL：称取 0.1g 卡那霉素一硫盐溶于足量水中，定容至 10mL，分装成小份，–20℃储存。使用终浓度为 10—50μg/mL。

(4) 25mg/mL 氯霉素(chloramphenicol)：称取 0.25g 氯霉素溶于足量无水乙醇中，定容至 10mL，分装成小份，–20℃储存。使用终浓度为 12.5—25μg/mL。最高使用浓度为 170μg/mL。

(5) 50mg/mL 链霉素(streptomycin)：称取 0.5g 链霉素硫酸盐溶于足量无水乙醇中，定容至 10mL，分装成小份，–20℃储存。使用终浓度为 10—50μg/mL。

(6) 10 mg/mL 四环素(tetracycline)：称取 0.1g 四环素盐酸盐溶于足量水中，或将无碱的四环素溶于无水乙醇，定容至 10 mL，分装成小份，用铝箔包裹避光–20℃储存。使用终浓度为 10—50μg/mL。

(十) 肝素溶液的配制

含有肝素的培养液可以使内皮细胞纯度提高，肝素加入全培养液中最终浓度为 50μg/mL。因为现在市售的多为肝素钠，包装约为 0.56g/瓶，配制时，可将其溶于 100mL 三蒸水中，定容，过夜，然后过滤除菌，分装小瓶，保存温度为 4 ℃。使用时，向 100mL 培养液中加入 1mL(精确可加入 0.9mL)即可。

(十一) Ⅰ型胶原酶

0.1% Ⅰ型胶原酶溶液同胰蛋白酶一样配制和消毒灭菌。注意：因为Ⅰ型胶原酶分子颗粒比胰酶大，不容易过滤，因此可以用蔡式滤器过滤除菌。分装入 10mL 小瓶–20℃保存。

(十二) 明胶溶液

明胶难于过滤，所以配制 0.1%明胶溶液必须用无菌的 PBS 配制。所以制备过程中必须要注意无菌操作。首要的问题是如何无菌准确称量 0.1 克(配成 100mL 溶液)——即解决无菌分装药品的问题。其次要注意即使是 0.1%的溶液，明胶也难溶，因此要充分摇匀，过夜放置，然后无菌分装入 50mL 小瓶中，4℃保存。

【注意事项】

(1) 配制溶液时必须用新鲜的蒸馏水。

(2) 安装蔡式滤器时通常使用孔径 0.45 微米 和 0.22 微米滤膜各一张，放置位置为 0.45 的位于 0.22 微米的滤膜上方，并且要特别注意滤膜光面朝上。

(3)过滤时压力不要太大,以压力数字 2 为宜,否则细菌易滤过达不到除菌效果,或使滤膜破裂。

(4)配制 RPMI-1640 培养基时因为还要加入小牛血清,而小牛血清略偏酸性,为了保证培养液 pH 值最终为 7.2,可在配制时调 pH 至 7.4。

(5)培养基存放的条件和时间要求:

1)新鲜培养基,4℃条件下可存放 1 个月。

2)通常液体培养基在冷藏(−20℃)条件下可存放 6 个月到一年。

3)一旦在新鲜培养基中添加了血清和抗生素时,应该在两到三周内使用完,因为一些抗生素和血清中的基本成分在解冻后就开始降解。

4)大部分添加物和试剂最多可以冻融 3 次,如果次数过多将使含有的蛋白质发生降解和沉淀,这将会影响它的性能。

(苏 露)

附录四 配置 SDS-PAGE 聚丙烯酰胺凝胶电泳分离胶

1. 6%分离胶配制

溶液成分	不同体积(mL)凝胶液中各成分所需体积(mL)							
	5	10	15	20	25	30	40	50
H_2O	2.6	5.3	7.9	10.6	13.2	15.9	21.2	26.5
30%丙烯酰胺溶液	1	2	3	4	5	6	8	10
10% SDS	0.05	0.1	0.15	0.2	0.25	0.3	0.4	0.5
10%过硫酸铵	0.05	0.1	0.15	0.2	0.25	0.3	0.4	0.5
TEMED	0.004	0.008	0.012	0.016	0.02	0.024	0.032	0.04

2. 8%分离胶的配制

溶液成分	不同体积(mL)凝胶液中各成分所需体积(mL)							
	5	10	15	20	25	30	40	50
H_2O	2.3	4.6	6.9	9.3	11.5	13.9	18.5	23.2
30%丙烯酰胺溶液	1.3	2.7	4	5.3	6.7	8	10.7	13.3
1.5mol/L Tris (pH 8.8)	1.3	2.5	3.8	5	6.3	7.5	10	12.5
10% SDS	0.05	0.1	0.15	0.2	0.25	0.3	0.4	0.5
10%过硫酸铵	0.05	0.1	0.15	0.2	0.25	0.3	0.4	0.5
TEMED	0.003	0.006	0.009	0.012	0.015	0.018	0.024	0.03

3. 10%分离胶的配制

溶液成分	不同体积(mL)凝胶液中各成分所需体积(mL)							
	5	10	15	20	25	30	40	50
H_2O	1.9	4	5.9	7.9	9.9	11.9	15.9	19.8
30%丙烯酰胺溶液	1.7	3.3	5	6.7	8.3	10	13.3	16.7
1.5mol/L Tris (pH 8.8)	1.3	2.5	3.8	5	6.3	7.5	10	12.5
10% SDS	0.05	0.1	0.15	0.2	0.25	0.3	0.4	0.5
10%过硫酸铵	0.05	0.1	0.15	0.2	0.25	0.3	0.4	0.5
TEMED	0.002	0.004	0.006	0.008	0.01	0.012	0.016	0.02

4. 12%分离胶的配制

溶液成分	不同体积(mL)凝胶液中各成分所需体积(mL)							
	5	10	15	20	25	30	40	50
H_2O	1.6	3.3	4.9	6.6	8.2	9.9	13.2	16.5
30%丙烯酰胺溶液	2	4	6	8	10	12	16	20
1.5mol/L Tris (pH 8.8)	1.3	2.5	3.8	5	6.3	7.5	10	12.5
10% SDS	0.05	0.1	0.15	0.2	0.25	0.3	0.4	0.5
10%过硫酸铵	0.05	0.1	0.15	0.2	0.25	0.3	0.4	0.5
TEMED	0.002	0.004	0.006	0.008	0.01	0.012	0.016	0.02

5. 15%分离胶的配制

溶液成分	不同体积(mL)凝胶液中各成分所需体积(mL)							
	5	10	15	20	25	30	40	50
H_2O	1.1	2.3	3.4	4.6	5.7	6.9	9.2	11.5
30%丙烯酰胺溶液	2.5	5	7.5	10	12.5	15	20	25
1.5mol/L Tris (pH 8.8)	1.3	2.5	3.8	5	6.3	7.5	10	12.5
10% SDS	0.05	0.1	0.15	0.2	0.25	0.3	0.4	0.5
10%过硫酸铵	0.05	0.1	0.15	0.2	0.25	0.3	0.4	0.5
TEMED	0.002	0.004	0.006	0.008	0.01	0.012	0.016	0.02

6. 5%浓缩胶的配制

溶液成分	不同体积(mL)凝胶液中各成分所需体积(mL)							
	1	2	3	4	5	6	8	10
H_2O	0.68	1.4	2.1	2.7	3.4	4.1	5.5	6.8
30%丙烯酰胺溶液	0.17	0.33	0.5	0.67	0.83	1.0	1.3	1.7
1.0mol/L Tris (pH 6.8)	0.13	0.25	0.38	0.5	0.63	0.75	1.0	1.25
10% SDS	0.01	0.02	0.03	0.04	0.05	0.06	0.08	0.1
10%过硫酸铵	0.01	0.02	0.03	0.04	0.05	0.06	0.08	0.1
TEMED	0.001	0.002	0.003	0.004	0.005	0.006	0.008	0.01

(苏 露)

附录五 实验设计的原理与方法

学生生物医学实验能力的培养,是实验教学大纲明确提出的培养学生观察能力、思维能力、实验能力和自学能力等四种能力之一,生物医学实验设计能力既是实验能力的重要内容,也是实验能力的最高层次,其本身具有很强的综合性、灵活性和创造性等特点。实验设计的综合性,是指进行生物医学实验设计必须以一定的知识和实验技能为基础。换句话说,它既包含着对有关知识的掌握,也包含着对有关操作技能的掌握。实验设计的灵活性,是指对于要解决的问题,能根据不同的实验条件,设计不同的方案,即使在相同条件下,也能进行不同的设计。实验设计的创造性,是指能在实验设计中,不墨守成规,构思、设计出解决问题的新颖而巧妙的途径和方法。

(一) 实验设计的概念、特点和分类

1. 实验设计的概念

设计性实验是指给定实验目的、要求和实验条件,由学生自行设计实验方案并加以实现的实验;将一组随机抽取的实验对象随机分配到两种或多种处理组,观察比较不同处理的效应,这种研究称为"实验研究"。"实验设计"是为实验研究制定的周密计划。

2. 实验研究的特点

实验研究的特点主要有:

(1) 能有效地控制误差,节省人力、财力和物力,提高效率。
(2) 研究者能人为地设置处理因素。
(3) 受试对象接受何种处理及处理因素的水平是随机分配的。

3. 实验研究的分类

实验研究大体可分为定性、定量、对照、析因和模拟等类型。医学实验又可进一步分为:

(1) 实验室内实验:在动物身上进行的体内实验研究,或利用动物及人的器官、组织、细胞进行的体外实验研究。
(2) 临床实验:在临床患病人群中进行的实验研究。
(3) 社区干预试验:在某地区所有人群中进行的实验研究。

(二) 实验设计的基本要素

进行实验设计,首先要明确实验的目的性,即主要解决什么问题,要做到有的放矢。生物医学实验设计的基本要素主要包括处理因素、受试对象和实验效应3部分。

1. 确定处理因素

处理因素又称为研究因素,一般是外部施加的因素,确定处理因素时应注意3点:

(1) 抓住实(试)验中的主要因素。
(2) 确定和控制非处理因素。
(3) 处理因素要标准化。

2. 针对要求选取实验对象和样本

研究的对象,一般有人和动物两类。为了避免实验给人体带来的痛苦或损伤,除了一些对人体没有伤害的简单指标(如血压、血糖和转氨酶等)的观察可以在人体进行外，主要的实验对象是动物(包括正常动物、麻醉动物和病理模型动物等)、离体器官、组织和细胞。

(1)动物选择：选择合适的实验动物或细胞，对实验的成功具有重要的意义。一般选择接近于人类而又经济的动物，同时应根据实验目的、方法和指标来选择动物种类、品系、年龄、性别、窝别和体重等，尽量使样本具有更强的代表性，更能说明问题。

(2)人的选择：注意患者和正常人的正确区分，诊断要明确，受试对象依从性要好等。

3. 实验效应

受试对象在处理因素作用后呈现的反应或受到的影响称为实验效应，其具体表现形式是指标。指标的选定应符合以下原则：

(1)特异性：即选用能反映某一特定现象且不与其他现象相混淆的指标，如血压(尤其是舒张压)可作为高血压病的特异指标。

(2)客观性：即选用易于量化的、经过仪器测量和检验而获得的客观指标，如实验室的检查结果，以及细胞遗传学的诊断意见等，而少用易受研究人员心理状态、感官差异等影响的主观指标。

(3)重复性：即在相同条件下，指标可以重复出现。为提高重现性，需注意仪器的稳定性，减少操作误差，控制动物机能状态和实验环境条件。在注意到上述条件的情况下，重现性仍然很小，说明该指标不稳定，不宜采用。

(4)灵敏性：即能根据实验要求相应显示出微小的变化。它是由实验方法和仪器的灵敏度共同决定的。如果灵敏性差，对已经发生的变化不能及时检测出来或常常得到假阴性结果，这种指标应该放弃。

(5)精确性：精确性包括准确度和精密度两方面。准确度是指观察值与真实值的接近程度，主要受系统误差的影响。精密度是指重复观察时，观察值与其均数的接近程度，其差值属随机误差。实验效应指标要求既准确又精密。

(6)可行性：即指标既有文献依据或实验鉴定，又符合本实验室和研究者的技术设备和实际水平。

在选择指标时，还应注意以下关系及特点：

1)计量指标优于计数指标，将计数指标改为半定量指标也是一大进步。

2)动态指标优于静态指标，如体温、疗效、体内激素水平变化等，可按时、日、年龄等作动态观察。

3)所选指标要便于统计分析，选用合适的实验结果的统计处理方法也是实验设计中认真考虑的内容之一。

(三) 实验设计的基本原则

实验设计是实验研究极其重要的一个环节，应遵循科学、对照、重复和随机等原则。

1. 科学性原则

实验是人为控制条件下研究事物(对象)的一种科学方法；是依据假设，在人为条件下对实验变量的变化和结果进行捕获、解释的科学方法。科学研究的过程本身就是科学，并不是说研究的结论才是科学方法。因此，在实验设计中必须有充分的科学依据。生物医学实验中，一种生理(或病理)现象的发生往往有其复杂的前因后果，从不同角度全面地分析问题就是科学性的基本原则。如新陈代谢中的物质代谢有各种细胞的参与,有各种物质在不同方面的变化。分析问题、设计实验的全面性和科学性体现了逻辑思维的严密性。

2. 对照性原则

有比较才有鉴别,对照是比较的基础,要确定处理因素与实验效应之间的关系,没有对照不能说明问题。设对对照组,除受试因素外,实验组与对照组要有均衡性,条件越均衡,可比性越高,得出的结论就越可靠。实验中的无关变量很多,必须严格控制,要平衡和消除无关变量对实验结果的影响,对照实验的设计是消除无关变量影响的有效方法。由于同一种实验结果可能会被多种不同的实验因素所引起,因此如果没有严格的对照实验,即使出现了某种预想的实验结果,也很难保证该实验结果是由某因素所引起的,这样就使得所设计的实验缺乏应有的说服力。可见只有设置对照实验,才能有效地排除其他因素干扰结果的可能性。才能使设计显得比较严密,设置对照组的方法有下列几种:

(1) 阴性对照

1) 空白对照,即不给对照组做任何处理。如观察吸烟对外周血淋巴细胞染色体的影响,一组动物在香烟烟雾环境下生存,对照组不给烟雾处理,处理因素完全空白。

2) 假处理对照(也称实验对照):即除不用被研究的因素(如药物、毒物等)外,对照组的动物要经受与处理组同样的处理,如麻醉、手术、注射不含药物的溶媒等。这种对照的可比性好,较常用。

(2) 条件对照:这种对照方法是指不论实验组还是对照组的对象都作不同条件的处理,目的是通过得出两种相对立的结论,以验证实验结论的正确性。即虽给对照组施以部分实验因素,但不是所研究的试验处理因素(如安慰剂对照)。如对照组采用无药理作用的假药,它在药物剂型或处置上不能被受试者识别,称安慰剂。

(3) 自身对照:指对照组和实验组都在同一研究对象上进行;这样可以减小个体差异的影响,但不适用于不能在同一个体身上多次进行实验观察的情况。

(4) 历史对照:以过去的研究结果作对照。

(5) 相互对照:不单独设置对照组,而是几个实验组相互为对照。这种方法常用于等组实验中。

(6) 阳性对照:如标准对照:用现有标准方法或常规方法作对照,以便评价药物的作用。这种对照在新药药效学动物实验和临床实验中用得较多。因为在临床上不给患者做任何治疗是不符合医德的。

(7) 双盲对照:医生(实验人员)和被研究者均不了解观察不同因素的分组,只有设计者知道处理组和对照组的划分。

根据实验目的要求,凡是涉及确定变化因素之间的因果关系的实验中,一般都需要设计对照组实验。

3. 重复原则

即研究对象要有一定的数量,或者说样本含量应足够。根据每个具体研究,可有不同的方法来进行样本含量估计。如果处理组及对照组的观察例数太少,有可能把个别情况认为是普遍情况,把偶然或巧合的现象当作必然的规律性现象,以致实验结果错误地推广到群体,得出错误的结论。

一般来讲,实验的重复数越多,重现率愈高,实验结果的可信度愈好。例数多或实验次数多固然可以提高重现性和可信度，但又会增加不必要的人力和物力的浪费，还可能造成严格控制实验条件的困难。因此，应该在保证实验结果具有一定可靠性的前提下，确定最少的样本数，以节省人力和经费。样本数的计算如下：

(1)一般情况下选取的重复例数：在动物试验时，大动物(如犬、猴)每组5～20例，中等动物(如兔、豚鼠等)每组8～30只，小动物(如蛙、小白鼠和大白鼠等)每组10～40只。观察指标为计量资料的要比计数资料的实验所需的动物数少。

(2)根据以往资料估计试验对象例数：由于研究资料类型和研究方法不同及实验要求的不同，对实验对象例数(样本大小)的估计方法也不同。主要有样本平均数与总体平均数的比较、样本平均数比较、多个样本平均数比较、两样本率比较、配对分类资料和多个样本比较等。具体估计样本大小的方法，请参阅有关统计学资料。

4. 随机化与均衡原则

必须遵循随机化的原则，即应保证每个实验(研究)对象都有同等机会进入实验组或对照组或接受某种处理。常用的随机抽样法有简单随机抽样法、系统抽样法、整群抽样法、分层抽样法等，可根据具体情况进行选择。例如，大样本作分层抽样或整体抽样，小样本用双盲法。观察例数是否够，必须作统计学检验证明。即各处理组非实验因素的条件基本一致，以消除其影响。随机化是保证均衡性的重要手段。

5. 单因子变量原则

实验变量，或称自变量，指实验假设中涉及的给定的研究因素。反应变量，或称因变量，指实验变量所引起产生的结果或结论。而其他对反应变量有影响的因素称之为无关变量。例如，在验证温度对酶活性影响的实验中，就必须控制pH、底物量和酶量的相等，只改变单一因子—温度，观察不同的温度下酶活性的差异。遵循单因子原则，既便于对实验结果进行科学的分析，又增强实验结果的可信度和说服力。

6. 标准化原则

要统一标准，即标准化原则。选择样本、诊断标准、实验方法、观察指标、用药剂量、给药途径、仪器型别和精密程度等，均有统一标准。按标准化实施，方能保证资料的可靠性。

(四) 常用的实验设计思路

实验设计的基本思路如下。

(1)明确实验目的：要验证的生物医学事实，依据实验原理及实验要求的基本条件，选择适宜的实验材料(实验对象)。

(2)遵守实验原理：实验所依据的科学原理，涉及的生物医学及相关学科的方法和原理，应认真研究实验课题，依据科学的实验思维方法，找出其中的实验变量和反应变量，理解题目已知条件所隐含的意义。

(3)恰当选择实验对象：选择最能体现此生物医学事实的具体对象，如细胞、组织、器官或生物个体。

(4)细心注意对实验条件、材料用具和装置的理化条件和生物医学方法处理后，应认真研究实验装置设计的严密性和合理性；充分利用所给器材和试剂，构思实验变量的控制方法和实验结果的捕获方法。一般情况下，题目中所指定的器材、试剂，任何一种都应在实验的相关步骤中出现，避免遗漏或自行增加某种器材或试剂。

(5) 合理设计实验步骤，精心策划实验方法。严格设计实验过程；要注意实验步骤的关联性和延续性，实验操作的程序性和可操作性；实验步骤的关联性需要考虑步骤排列的顺序性和实验主体(生物个体、器官、组织、细胞等)活性的维持。

(6) 精心设置对照组实验，控制和消除无关变量对实验结果的影响，并引入科学的测量方法。

(7) 提出假设条件，并能够做到有效预测实验结果，假设是对可见现象作出可以检测的解释，假设的成立与否依赖证据(预测结果符合事实或实验则假设成立，反之则假设不成立)。

(8) 仔细观察实验现象，详细记录实验结果，只考虑单一实验变量对结果的影响。

(9) 认真分析原因，全面讨论结果，无论实验成功与否都要分析原因，对实验要进行多角度、全方位的分析讨论。科学描述实验结果，并从不同的角度分析实验结果，得出科学的实验结论。

据此，得出实验设计的基本思路为：明确要求和目的→联系理论原理→确定实验思路→设计实验步骤→实验结果的预期、分析和讨论。由于实验设计题目常常开放度较大，设计的实验步骤甚至在方法上可能不统一，但只要是科学、合理和可行，都应给予认可。

(五) 实验设计的基本内容与方法

1. 实验设计的基本内容

一个完整实验设计方案的基本内容应包括：

1) 实验课题(名称)：是关于一个什么内容的实验。
2) 实验目的：要探究或者验证的某一事实。
3) 实验原理：进行实验依据的科学道理。
4) 实验对象：进行实验的主要对象。
5) 实验条件：完成该实验必需的仪器和设备、药品等实验材料的条件。
6) 实验方法与步骤：实验采用的方法及必需操作程序。每一步必须是科学的；能及时地对仪器、步骤进行有效矫正。
7) 实验测量与记录：对实验现象、过程及结果应有科学的测量手段与准确客观的记录。
8) 实验结果预测及分析：能够预测出可能出现的实验结果并分析导致的原因。
9) 实验结果的分析和讨论及结论：对实验结果进行准确地描述并给出一个科学的结论。

2. 常用的实验设计方法

常用的实验设计方法有：

(1) 完全随机设计：将实验对象随机分配至两个或多个处理组去进行实验观察，又称单因素设计或成组设计。该设计常用于将受试对象按随机化原则分配到处理组和对照组中，各组样本例数可以相等，也可以不等，但相等时效率高。完全随机设计的优点是设计和统计分析方法简单易行；缺点是只分析一个因素，没有考虑个体间的差异，因而要求各观察单位要有较好的同质性，否则，需扩大样本含量。

(2) 配对(伍)设计：先按配比条件将受试对象配成对子或配伍组，再将各对或各区组中的个体按随机分配的原则给予不同的处理。该类设计考虑了个体差异的影响，可分析处理因素和个体差异对实验效应的影响，所以又称两因素实验设计，比完全随机设计的检验效率高。配对(伍)设计的优点是所需样本数和效率高于成组设计，而且很好地控制了混杂因素的作用，缺点是配对条件不宜满足。

(3)交叉设计：交叉设计是在自身配对设计基础上发展起来的。该设计考虑了一个处理因素(A、B两水平)，两个与处理因素无交互作用的非处理因素(试验阶段和受试对象)对试验结果的影响，交叉设计的优点是具备自身配对的全部优点，能控制时间因素(试验阶段)对处理方式的影响，因而优于自身对照设计，如减少个体差异对处理因素的影响，节省样本含量等。

(4)析因设计：析因设计是一种将两个或多个因素的各水平交叉分组，进行实验(或试验)的设计。它不仅可以检验各因素内部不同水平间有无差异，还可检验两个或多个因素间是否存在交互作用(interaction)。若因素间存在交互作用，表示各因素不是独立的，一个因素的水平发生变化，会影响其他因素的实验效应；反之，若因素间不存在交互作用，表示各因素是独立的，任一因素的水平发生变化，不会影响其他因素的实验效应。优点是一种高效率的实验设计方法，不仅能够分析各因素内部不同水平间有无差别，还具有分析各种组合的交互作用的功能。缺点是属全面试验，研究的因素数与水平数不宜过多。

(5)拉丁方设计：拉丁方设计是按拉丁方阵的字母、行和列安排实验(或试验)的三因素等水平的设计。该设计同时考虑三个因素对试验结果的影响；拉丁方设计的优点是：①拉丁方的行与列皆为配伍组，可用较少的重复次数获得较多的信息。②双向误差控制，使观察单位更加区组化和均衡化，进一步减少实验误差，比配伍组设计优越。

缺点是：①要求三因素的水平数相等且无交互作用。虽然当三因素的水平数不等时，可以通过调整次要因素的水平数以满足设计的要求，但有时无法达到；况且因素间可能存在交互作用，故在实际工作中有一定的局限性。②当因素的水平数(γ)较少时，易受偶然因素的影响。为了提高精确度，可应用 m 个 $\gamma \times \gamma$ 拉丁方设计(可参照有关统计学书籍)。

(苏　露)

附录六 细胞生物学实验设计与选题

实验教学是细胞生物学中的一个重要组成部分，长期以来实验课只是学生按照教师设定好的实验方案做，其目的一方面是验证课堂教学的理论，另一方面就是学习基本的科学实验方法。这样的实验教学方式固然有其可取之处，但其存在的问题是使学生这个求知的主体始终处于被动服从地位，忽视了学生的积极参与作用。因此，改革实验教学，变被动为主动，激发学生的科研兴趣，培养学生的科研素质及创新能力，是细胞生物学实验教学改革面临的重要课题。

实验教学是实施创新教育的重要环节，其在实验教学中除了使学生掌握一定的基础知识和操作技能之外，对于学生科学态度、科学思维、创新精神以及解决实际问题能力的培养也显得尤为重要。在实验教学中，学生不应只是学会做几个实验和掌握一些实验技术，更应当注重让学生在实际实验问题解决的任务活动中得到培养和锻炼，这才是提高学生解决问题能力的关键。而在传统的实验教学中，学生很少有机会也不必要进行实验设计，所做实验几乎均为无问题、无障碍实验。所以，学生问题的解决及各种解决真实实验问题的经验，可谓既无用武之地，也无积蓄之源。鉴于此，大学实验的课程体系中也应越来越凸现出设计性实验的重要性。

所谓设计性实验，就是让学生运用所学的知识，根据教学大纲或指导教师提供的实验题目或自身另选的实验题目，自行查阅参考资料，自行设计实验方案，自选与组（安）装实验设备，自拟实验操作步骤，在规定的时间内完成实验。学生做完实验后，以小论文的形式写出完整的实验报告，对实验结果进行系统的分析和综合总结，从而让学生经历一次科学实验过程的基本训练。也可以说，设计性实验是介于基础教学实验与科学实验之间的教学实验，目的是使学生运用所学的实验知识和技能，在实验思想设计、实验方法的形成、实验仪器的选择、实验条件的确定等方面受到系统的训练。

设计性实验是结合课程教学或独立于课程教学而进行的一种探索性实验。它不但要求学生综合多学科知识和多种实验原理来设计实验方案，而且要求学生能运用已有知识去发现问题、分析问题和解决问题。着重培养学生独立解决实际问题的能力、探索创新能力以及组织管理能力。开设综合性、设计性实验，是提高学生动手能力、分析问题和解决问题能力以及实施全面素质教育的一种十分有效的方式。

(一) 设计性实验及其在人才培养中的作用

在实验教学中引入设计性实验，可以充分发挥学生学习的主体性并有助于学生探究性学习能力和创新能力的培养。让学生在真实的实验问题情景和实际的实验问题解决的活动任务中得到全面的锻炼和培养，设计性实验在开发学生智力，培养学生分析问题与解决问题能力等方面也凸现出其独特的教育功能，是培育创新精神的最佳途径之一。

1. 开设设计性实验有助于学生学习主体性的发挥

设计性实验的一个很重要的特点是以学生为主体，充分发挥其主观能动性，依靠其自身的问题解决能力来完成整个实验，较之传统的那种从实验原理、方法、仪器和步骤都由教师设计的实验而言，学生有充分的自主权。在培养学生综合实践能力和创新思维方面取得了良好在实验的整个实施过程中，完全体现以人为本，以学生为中心的原则，体现了学生自主设计、自主实施、自主发挥、自主观察，分析和总结实验现象、解决实验过程中不断出现的新情况与新问题。在此过程中，更加关注学生主体作用，培养了学生主动思维、主动探索、主动设计的能力，客观上还创造了一种促使学生把强烈的自我发展的意识转化为自身努力获取知识和提高能力的实际行为，学生自身建构知识和发展能力的行为也促进了学生个体的全面发展和潜能的充分发挥，对其问题解决能力的提高具有重要的促进作用。

2. 开设设计性实验有助于学生探究性学习能力的提高

传统的大学实验中的基本实验都有其相应的实验思想，实验原理、实验内容、实验目的，仪器、步骤和注意事项也都一一列出，可操作性强，实验进行的具体过程较为明确，是一种属于训练学生基本的进行实验操作的能力、掌握基本的实验技能和方法的实验。而设计性实验却较之大不相同，设计性实验仅由指导教师提出任务与要求并设计一定的问题情境，学生面对教师提出的任务和要求，进行一系列的提出问题、明确问题；提出假设、检验假设的思维训练，在教师所提出的任务与要求的敦促之下去探索其所涉及的诸多方面。譬如实验思想和方法的形成与选择，最佳实验方法的获得、实验仪器的选择、实验条件的选择以及实验步骤的形成等，在这个过程中再提出一个解决活动系统中的逻辑性问题，并对结果进行系统的分析等。所以，在这个过程中，学习者得到了问题解决能力的充分训练。

3. 开设设计性实验有助于学生创新能力的培养

设计性实验要求学生在解决实际问题的过程中，依照实验方案动手进行操作，一切都要靠自己摸索。既要根据实验室的实际条件，合理选择一定规格的配套仪器、组装实验装置，准确控制实验条件，严格按照规范的操作规程进行一系列的操作，又要应付实验中出现的各种意外及问题。这就需要学生学思结合，手脑并用，综合运用所学的知识及实验技能战胜困难，有所发明，有所创造。在此类实验的整个过程中教师发挥实验顾问的作用，不具体参与到实验方案的设计和审核，教师只是提出实验材料的类型要求并提供一些当前研究热点的相关资料以供学生参考。在实验进行过程中，教师要组织学生讨论解决实验中遇到的问题，教师只可以以个人观点提供自己的看法参与讨论。但实验材料完全由学生自己选择，实施方案完全由学生自己设计，力求充分发挥学生的创新精神和团队合作精神。此外，实验报告或论文写作是一个总结再创造的过程，通过认真的反思，分析总结经验教训，对实验提出改进的意见和设想，使学生提高了分析问题及论文写作能力。实验及论文的写作过程，同时也锻炼了学生的意志，提高了学生的实践能力及综合素质，促进了学生创新能力的提高。

4. 开设设计性实验有助于培养学生团队协作精神

设计性实验以团队形式进行，将一个班级的学生分为几个实验团队，团队中每个人也有分工，这样全班就是一个大的实验团队。要求每一个成员都必须认真、仔细，通过交流探讨、团结合作，最终完成实验。通过开设设计性实验培养学生大局意识、协作精神和服务精神。

5. 开设设计性实验为高素质创新型人才培养创造了良好的环境条件

设计性实验首先要根据确立的实验题目、目的要求，结合实验条件去设计实验的方案，需要查阅大量资料，可锻炼学生收集信息和整理信息的能力；根据文献资料结合学过的理论知识和实验原理进行综合分析，确定实验的材料与方法，注意事项和预期结果，确立实验方案，此过程可培养学生综合分析问题和解决问题的能力，归纳整理能力，运用所学的知识和方法创造性地建立新方案的能力，从而培养学生创新意识和创新思维；再通过方案的实施，从实验准备，实验设备选型，实验时间安排，实验具体操作安排，到实验小组内人员分工，实验现象、结果和数据分析与处理等均由学生自己进行，从中可培养学生独立动手能力，善于发现问题的能力，克服困难的科研精神和运用现代化工具处理实验数据、分析实验结果的能力。同时设计性实验多选择综合性和研究性的题目，克服了过去"单一实验、单一过程、单一方法"的模式在培养高素质创新型人才上的不足，这样给学生创造一个宽松的思维、想象空间，尽展自己智慧和才华，使心情愉悦，大脑充分的发挥，即有人所说的"快乐实验"。

(二) 设计性实验的操作过程

实验设计是科学研究计划中关于研究方法与步骤的一项内容，是实验研究所涉及的各项基本问题的合理安排。严密合理的实验设计是顺利进行研究工作的保证，同时也能最大限度地减少实验误差以获得精确可靠的实验结论，甚至可以使研究工作事半功倍。

在教师选定课题大方向的基础上，让学生通过独立查阅文献和专题报告会确定要做的实验，并制定和实施实验方案。整个实验过程均由学生自己完成，教师只是处于指导地位。设计性(探索性)实验基本过程大致可分为立题(选题)、获取信息、设计方案、师生讲评、实验实施、总结论文、座谈总结和成绩评定等 8 个部分，基本操作过程大致可分为三个阶段：

1. 制订实验方案阶段

这是实验的研究阶段，是重要的打基础的阶段。教师指导学生在实验教学大纲给出的设计性实验中，结合学生兴趣、爱好及个性特点，考虑到实际实验条件以及教师本人的实际情况确定设计性实验；或根据学生的实际，学生自己提出设计性实验课题。实验设计者除应充分运用所掌握的专业知识外，还可以通过查阅文献、访问有经验的教师等多种形式收集与该实验相关的资料，为制订实验方案做好充分的知识准备。制订实验方案的主要任务是根据实验目的和具体要求，寻求科学、可靠的有说服力的实验原理；依据实验原理，拟定实验方法；根据实验方法合理选择仪器，准备实验器材；周密分析实验中可能出现的问题来源，并拟定好消除或减少这些问题的措施和办法；最后确定实验的具体步骤并提出实验实施中应注意的事项。

(1)慎重选题：由于本科生尚不具备选题能力，加上由学生选题，势必导致选题的多样化，给实验的实施造成困难，所以理性的选题是学生自行设计实验成功的关键因素之一。

选题是探索实验中的首要问题，选题正确与否决定着实验的新颖性和实验的意义，甚至决定着实验的成败。选题时一定要注意所选课题应具有科学性、创新性、可行性和实用性，特别应是创新性和可行性的辩证统一。

1)科学性：是指选题应建立在前人的科学理论和实验研究基础之上，应符合科学规律，而不是毫无根据的胡思乱想。

2)创新性：是指选题具有自己的独到之处，或提出新规律、新见解、新技术、新方法，或是对旧有的规律、技术、方法有所修改和补充。

3)可行性：是指选题切合研究者的学术水平、技术水平和实验室条件，使实验能够顺利得以实施。

4)实用性：是指实验题目应具有明确的理论意义和实践意义。

作为教学实验，选题应该符合以下标准：①要有理论或实践(临床)意义，能激发学生的兴趣。②要和细胞生物学与遗传学课堂教学内容相关，即将教学和科研相结合。③课题必须是生物医学发展的前沿问题或目前尚没有解决的问题，面不能太窄，能给学生一定发挥和创造的空间。④实验室必需有一定的研究基础，否则指导实施会有困难。

(2)查阅文献，举办研讨会：根据参加人数，将报名参加的学生分组，每组4—5人，每组选定一位负责人，负责组织、督促本组学生的实验活动，并及时与教师交流联系。在题目布置下去之后，召集学生进行一次简单的文献检索知识的培训，并列出常用的文献检索网站和一些与实验密切相关的期刊目录。然后，由学生自己查阅相关文献，在此期间，相关教师也应广泛查阅、熟读国内外文献，先期进行归纳总结，以做到心中有数。了解本题目近年来已取得的成果和存在的问题，找出要探索的课题关键所在，提出自己新的构思或假说，从而确定研究的方案。2周左右后，组织学生在实验室举办一次研讨会，交流国内外文献资料，包括所选用的动物、实验方案、观察指标等。然后，各组根据各自的兴趣、经费、实验所需时间等实际情况给予协助选择，最后，确定各组的基本研究题目。

(3)作开题报告：在掌握文献的基础上各组自行设计实验，并写出设计性实验方案即开题报告，开题报告(申请书)内容包括：实验题目，实验的理论依据(实验研究的意义、实验的目的、实验原理、主要参考文献及出处等)，实验方案(实验目标、实验内容和关键问题，拟采用的实验方法、技术路线、检测方法和观察指标、实验方案及可行性分析，创新之处，实验时间安排等)，设计小组人员(项目负责人及项目组成员姓名、分工)，实验基础要求(实验材料、仪器设备、所需的动物、试剂及配制等)，预期结果和尚存在的困难；申请者承诺，教师推荐意见，实验室(中心)评审意见等。这个过程可让学生了解科研课题申报的程序，培养学生用精炼语言表达自己的创新思想和设计方案，锻炼学生综合归纳的能力。

每组选一位代表在实验室或教研室作开题报告，大家针对可能出现的问题进行提问，该组的组员进行答辩，其他各组的学生也共同讨论其实验设计上的优缺点。教师则重点在技术路线的可行性和方法学方面进行点评。学生再根据讨论结果修改实验方案，递交一份规范完整的开题报告和一份详细的实验材料清单，包括实验动物的品种及所需数量、试剂、仪器设备等，以方便教师和实验室提前做好实验前的准备工作。

2. 实验实施阶段

这一阶段是实验的关键阶段，也是实验的主体阶段。实验者的主要任务是根据自己"最佳"的设计方案，准备实验器材，正确组装好实验仪器和准备实验药品。

学生主要是按照自己设计的实验步骤、采用的实验方法和安排实验时间，有条不紊地完成实验的过程。此过程要求认真操作，细心观察，动脑分析，准确无误地记录实验数据。

应注意系统、客观和准确的记录，在进行实验时，实验记录的格式也同时要设计好，不至遗漏重要的观察项目，同时便于整理统计分析结果。实验记录一般包括：

(1)实验项目。

(2)实验材料的条件：如材料种类、质量、编号、数量、来源等。

(3)实验药品的条件：如药品的名称、规格、浓度、产地等。

(4) 实验环境的条件：如时间、温度等。

(5) 实验设备条件：如设备的技术指标、型号、产地等。

(6) 实验日程、步骤及方法。

(7) 观察现象的变化、数据图谱与标准品的数据图谱的不同处等。然后进行数据统计与分析。这阶段可充分利用现代化的方法进行实验数据处理，力求实验结果的分析准确性。

这个阶段很可能出现预想不到的现象或发生突发事件，此时头脑要冷静，要及时分析，查找原因，并找到合理解决的方法。在实验过程中不可避免地遇到些预料之外的困难，教师除了进行现场指导外，每天实验结束后及时组织学生针对实验过程暴露出的问题进行讨论，并修正和改进实验方案。

3. 实验结果形成的阶段

实验结果形成的阶段是整个实验的最后阶段，这一阶段的任务是通过对实验现象的观察，对获得的产品、取得的有关数据和资料运用学过的相关知识，通过作图、列表和统计学等方法和手段，进行分析、综合、判断和推理等活动，或对产品进行纯度分析，对产品的物理和化学性质等进行分析鉴定，获得设计性实验的结果（或产品）。在获得实验结果（或产品）之后，还应该对实验研究的各个步骤进行反思和讨论，这是使知识巩固、方法迁移和能力提高的重要环节。

在此阶段中，学生还应就自己的设计性实验情况写出实验报告或一篇小学术论文，对实验全过程予以总结。教师与其他同学也可对其设计性实验情况进行分析和讨论，考察借鉴其对疑难问题的解决方式及相关策略，以达到相互激励的目的。同时，也应该指出研究中的不足、需改进的地方及尚待进一步解决的问题，供学有余力的同学进一步探索。

撰写实验报告和小学术论文时，应总结成败的经验教训。在总结讨论会上，教师对如何忠实地、系统化和条理化地记录原始实验数据，如何撰写规范的实验报告，如何进行实验数据的统计分析等进行指导。同时应强调指出，在对实验结果解释时，应高度重视新的实验现象的解释，重视前人知识的应用及自己观点的阐述。目的在于培养学生重视实验报告写作的良好习惯，使实验不仅仅停留在操作的水平上，而是上升到对理论进行归纳总结的思考阶段。

学生按论文的格式要求，每人递交一份报告。这份实验报告的格式应参照科研论文的格式，论文可以由以下几个部分组成：

(1) 实验题目：题目要准确、鲜明、简练。

(2) 摘要：对文章内容做一准确扼要的表述，文字在 250 字左右。

(3) 引言：是向读者揭示论文主题的总纲，可对实验题目研究的历史、现状和发展趋势作简要的叙述，并提示研究所用的新方法和新技术以及所得的新结果等。

(4) 正文：是论文的主体部分。对于实验性质的论文，一般包括两个部分：

1) 材料与方法。

2) 结果与讨论，重点应放在结果的分析和讨论上。

(5) 结论：根据实验结果，经过判断和推理的过程形成自己的总观点。

(6) 参考文献：将文中引用他人的定理、论述、结论和数据等，在参考文献中列出。

4. 论文答辩

在论文答辩前，以小组为单位，讨论在实验中遇到的问题和与实验相关的理论和实验知识，通过讨论提高学生学习的热情，增强学生之间的交流，遇到疑难问题，查阅相关资料，以提高学生自我解决问题的能力。

在答辩会上，每组推举一名学生主讲，将实验的目的、方法、材料、结果分析及讨论汇报给在场的教师和同学，然后，由教师对每位参与实验的学生提出相关的问题，最后结合论文的质量、回答问题的能力以及实验的参与情况，做出一个综合评定。

由三位左右任课教师组成的答辩委员会及其他同学对实验结果进行提问。通过这一阶段的训练，使学生对论文的撰写和答辩过程有所了解。

(三) 实验设计的实例分析

强化生物医学实验设计训练，是培养学生实验设计能力的必经之路。学生在明确了实验设计的基本原理后，只有通过必要的实验设计训练，才能真正掌握实验设计的方法，提高实验设计能力。

〖一〗胞生长需要特定的环境条件"实验设计实例

1. 实验题目

pH（或温度、营养条件、细胞因子等）对体外培养细胞的影响。

2. 实验目的

验证细胞生长与增殖需要特定的环境条件。比较不同 pH 的培养液（或温度、营养条件、细胞因子等）对细胞生长状况和细胞生长曲线变化的影响。在条件允许的情况下，改变培养温度、分析培养液中添加不同的生物活性物质（如生长因子、激素等）和添加不同比例的小（胎牛）血清，对细胞生长的影响，从而筛选出合适的细胞培养液和培养条件。

3. 实验原理

学生可根据实验设计的题目，通过查阅文献，熟悉并了解本实验设计的基本原理。

个体和细胞的生长和细胞的增殖依赖于新陈代谢，而新陈代谢是在各种酶促反应的基础上进行的。大部分的酶活力受其环境 pH 的影响，在一定 pH 下，酶反应具有最大速度，高于或低于此值，反应速度下降。极端 pH 破坏酶的构象，使酶变性而失活。影响细胞的新陈代谢，直接影响细胞的生长和生殖。

细胞生长曲线是观察细胞生长基本规律的重要方法。只有具备自身稳定生长特性的细胞才适合在观察细胞生长变化的实验中应用。因而，在细胞系细胞和非建系细胞生长特性观察中，生长曲线的测定是最基本的指标之一。

同一种细胞在不同的培养条件下，细胞生长曲线和细胞倍增时间可以直接反应细胞在该培养条件下的增值速度，是对培养条件进行选择的主要依据。通过不同培养条件下细胞生长曲线的差异，筛选出最适合细胞生长的条件（pH、温度、营养条件和细胞因子等）。

在细胞生长曲线上，细胞数量增加 1 倍时间为细胞倍增时间，可以从曲线上换算出。细胞倍增的时间区间即为细胞对数生长期，细胞传代、细胞冻存等实验操作多应在此区间进行。

4. 提示

(1) 实验对象：体外培养的不同细胞株，生长状态良好的小鼠成纤维细胞或上皮细胞。

(2) 实验条件：二氧化碳培养箱或隔水式恒温培养箱、高压灭菌锅等细胞培养必须设备和试剂。

(3)实验设计的基本原则：不同 pH 培养条件下的细胞培养结果与正常对照进行比较。

(4)实验方法与步骤

1)严格无菌操作和细胞培养常规设备的使用，培养液的制备过程要严格操作，避免混入杂质。

2)所用细胞应用不同 pH 的 RPMI-1640 和 M199(或其他培养液)为基础液制成细胞悬液，经细胞计数后，精确地将细胞分别接种于 24 孔的细胞板中或加有不同 pH 培养液的培养瓶中，要求每孔(瓶)加入的细胞总数一致，加入的不同 pH 的培养液量要一致。

3)细胞接种浓度不能过多或过少，一般以 $(1—5)×10^4$/mL 为宜。

4)定期(每天)观察细胞生长状况，并消化细胞，进行细胞计数，计算平均值。

5)以培养时间为横轴，细胞浓度为纵轴，将定期观察记录的细胞浓度标在坐标纸上，制成细胞生长曲线。

5. 讨论

(1)根据上述实验结果，分别绘制出不同培养条件下的同种细胞的细胞生长曲线，并从细胞生长曲线上区分潜伏期、对数生长期和平台期的时间，计算并比较出不同培养条件下细胞倍增的时间和细胞浓度。

(2)撰写研究论文，分析不同培养条件下的同种细胞的细胞生长曲线的差异以及产生差异的原因，筛选出细胞生长的最适 pH 的培养液。

〖二〗利用胸腺嘧啶和秋水仙素获得同步培养的细胞

1. 实验目的

了解胸腺嘧啶和秋水仙素对细胞分裂的影响，进一步了解胸腺嘧啶和秋水仙素对细胞分裂过程中的作用原理。

2. 实验原理

学生可根据实验设计的题目，通过查阅文献，熟悉并了解本实验设计的基本原理。

高浓度的胸腺嘧啶能够阻断 DNA 合成所需的核苷酸的合成，因此将细胞群体培养在具有高浓度的胸腺嘧啶的培养液中时，非同步的、化地细胞能够正常地通过细胞周期，但到达 S 期时，因 DNA 的合成被阻断，这些细胞不能顺利通过 S 期进入 G2 期，经过对 S 期的短暂阻断，再改变胸腺嘧啶的浓度，解除抑制，所有细胞都开始 DNA 的合成，即获得处于同步生长的细胞。

秋水仙素可抑制微管的聚合，因而抑制有丝分裂器的形成，将细胞阻断在有丝分裂的中期，适当时间后解除秋水仙素的作用，即获得处于中期的同步化的细胞。这一方法成为中期阻断法。

3. 提示

(1)实验对象：小鼠骨髓细胞或人外周血细胞。

(2)实验条件：二氧化碳培养箱或隔水式恒温培养箱、高压灭菌锅等细胞培养必须设备和试剂。

(3)实验设计的基本原则：培养液中加不同浓度胸腺嘧啶以及秋水仙素培养条件下的细胞培养结果与正常对照进行比较。

(4)实验方法与步骤

1)严格无菌操作和细胞培养常规设备的使用，培养液的制备过程要严格操作，避免混入杂质。

2) 所用细胞应用不同浓度胸腺嘧啶以及秋水仙素的RPMI-1640和M199(或其他培养液)为基础液制成细胞悬液，经细胞计数后，精确地将细胞分别接种于24孔的细胞板中或加有不同浓度胸腺嘧啶以及秋水仙素培养液的培养瓶中，要求每孔(瓶)加入的细胞总数一致，加入的不同浓度胸腺嘧啶以及秋水仙素培养液量要一致。

3) 细胞接种浓度不能过多或过少，一般以$(1\sim 5)\times 10^4$/mL为宜。

4) 定期(每天)观察细胞生长状况。

4. 讨论

(1) 根据上述实验结果，分别绘制出不同培养条件下的同种细胞的细胞生长曲线。

(2) 撰写研究论文，分析不同培养条件下细胞生长曲线的差异以及产生差异的原因，筛选出获得同步培养的细胞最佳胸腺嘧啶的浓度、解除抑制的时间；加入和解除秋水仙素作用的时间。

(苏 露)

参 考 文 献

蔡文琴. 2002.现代细胞与分子生物学实验方法.北京:人民军医出版社.
陈力. 1998.生物电子显微镜教程.北京:北京师范大学出版社.
郝福英,朱玉贤. 1998.分子生物学实验技术.北京:北京大学出版社.
洪涛.1980.生物医学超微结构与电子显微镜技术.北京:科学出版社.
李风霞. 2006.遗传学实验指导及图谱. 长春:吉林人民出版社.
刘鼎新,吕证宝.1997.医学生物学研究方法与技术.北京:北京医科大学中国协和医科大学联合出版社.
刘全章. 1992.人类染色体方法学. 北京:人民卫生出版社.
彭瑞云,王德文. 2008.实验细胞学. 北京:军事医学科学出版社.
宋今丹. 2004.学细胞生物. 北京:人民卫生出版社.
王金发,戚康标,何炎明. 2008.遗传学实验教程.北京:高等教育出版社.
薛庆善. 2001.体外培养的原理与技术. 北京:科学出版社.
杨抚华. 2002.细胞生物学. 北京:科学出版社.
杨勇骥. 2003.实用生物医学电子显微镜技术. 上海:第二军医大学出版社.
章静波,黄东阳,方瑾.2004.医学细胞生物学实验指导及习题集. 北京:人民卫生出版社.
章静波,张世馥,黄东阳.2002.组织和细胞培养技术.北京:人民卫生出版社
章静波. 2004.细胞生物学实用方法和技术.北京:北京医科大学.